全国呼吸/结核营养师培训教材

呼吸系统疾病临床营养诊疗习题与解析

组织编写｜中国防痨协会
　　　　　中国营养学会
　　　　　湖南省防痨协会

主　审｜成诗明　马爱国
主　编｜唐细良　白丽琼

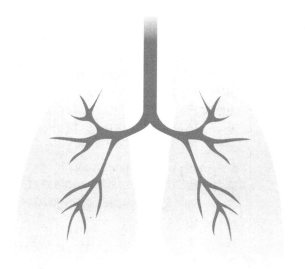

人民卫生出版社
·北　京·

图书在版编目（CIP）数据

呼吸系统疾病临床营养诊疗习题与解析 / 唐细良，
白丽琼主编. -- 北京 ：人民卫生出版社，2024. 8
（2025. 2重印）. -- ISBN 978-7-117-36754-7

Ⅰ. R56

中国国家版本馆 CIP 数据核字第 2024DT0979 号

人卫智网	www.ipmph.com	医学教育、学术、考试、健康，购书智慧智能综合服务平台
人卫官网	www.pmph.com	人卫官方资讯发布平台

呼吸系统疾病临床营养诊疗习题与解析

Huxi Xitong Jibing Linchuang Yingyang Zhenliao Xiti yu Jiexi

主　　编：唐细良　　白丽琼
出版发行：人民卫生出版社（中继线 010-59780011）
地　　址：北京市朝阳区潘家园南里 19 号
邮　　编：100021
E - mail: pmph @ pmph.com
购书热线：010-59787592　　010-59787584　　010-65264830
印　　刷：天津市银博印刷集团有限公司
经　　销：新华书店
开　　本：787×1092　1/16　印张：23
字　　数：488 千字
版　　次：2024 年 8 月第 1 版
印　　次：2025 年 2 月第 2 次印刷
标准书号：ISBN 978-7-117-36754-7
定　　价：69.00 元

打击盗版举报电话：**010-59787491**　**E-mail: WQ @ pmph.com**
质量问题联系电话：**010-59787234**　**E-mail: zhiliang @ pmph.com**
数字融合服务电话：**4001118166**　**E-mail: zengzhi @ pmph.com**

呼吸系统疾病临床营养诊疗
习题与解析

编写委员会

主　审　成诗明　中国防痨协会
　　　　　马爱国　中国营养学会

主　编　唐细良　白丽琼

副主编　李园园　彭　红　任国峰　范　琳　何　晓　张胜康　陈　薇

编　委　（按姓氏笔画排序）
　　　　　马皎洁　首都医科大学附属北京胸科医院
　　　　　王　起　湖南省结核病防治所　湖南省胸科医院
　　　　　王广玲　江西省人民医院
　　　　　王金会　齐齐哈尔市结核病防治院
　　　　　方　喆　湖南省结核病防治所　湖南省胸科医院
　　　　　石　蕾　沈阳市第十人民医院
　　　　　卢春丽　广州市胸科医院
　　　　　叶一农　佛山市第四人民医院
　　　　　申阿东　首都医科大学附属北京儿童医院
　　　　　白丽琼　湖南省结核病防治所　湖南省防痨协会
　　　　　宁华英　天津市海河医院
　　　　　任国峰　中南大学湘雅公共卫生学院
　　　　　刘　明　南昌大学第一附属医院
　　　　　刘培培　中国营养学会
　　　　　杜逸枚　西安市胸科医院
　　　　　李园园　中南大学湘雅医院
　　　　　李新威　中国疾病预防控制中心营养与健康所
　　　　　何　晓　湖南省结核病防治所　湖南省胸科医院
　　　　　何水清　湖南省结核病防治所　湖南省胸科医院
　　　　　汪求真　青岛大学公共卫生学院

宋　敏　中南大学湘雅二医院
张少俊　同济大学附属上海市肺科医院
张胜康　湖南省结核病防治所 湖南省胸科医院
张哲民　同济大学附属上海市肺科医院
陈　怡　成都市公共卫生临床医疗中心
陈　薇　同济大学附属上海市肺科医院
陈园园　杭州市红十字会医院
范　琳　同济大学附属上海市肺科医院
林小马　湖南省结核病防治所 湖南省胸科医院
周　琳　昆明市儿童医院
郑蓉蓉　厦门市疾病预防控制中心
赵冰融　中南大学湘雅医院
侯　茜　中南大学湘雅医院
施伎蝉　温州市中心医院
贺建清　四川大学华西医院
唐细良　湖南省防痨协会
唐寒梅　湖南省结核病防治所 湖南省胸科医院
曹涵涓　湖南省结核病防治所 湖南省胸科医院
彭　红　中南大学湘雅二医院
谢雯霓　深圳市第三人民医院
蔡　静　青岛大学公共卫生学院
熊　姿　长沙市疾病预防控制中心
樊海英　中国防痨协会
颜　觅　湖南省结核病防治所 湖南省胸科医院
薛　白　青岛市疾病预防控制中心

秘　书　杜芳芳　中国防痨协会
　　　　黄国军　湖南省结核病防治所 湖南省胸科医院

序一

　　呼吸系统疾病是临床常见的疾病,治疗和康复方式多样。结核病是由结核分枝杆菌感染引发的传染性疾病,主要以肺结核为主,也是一种以营养消耗为主要特征的疾病。对于呼吸系统疾病以及结核病患者而言,除了药物治疗和必要的医疗干预外,营养支持在治疗和康复过程中起着至关重要的作用。因此,为呼吸系统疾病患者提供科学、合理的营养诊疗方案是临床营养学的重要任务之一。据调查,在我国综合性医疗机构和结核病定点医疗机构从事营养工作的人员严重不足,从而影响了呼吸系统疾病和结核病临床营养诊疗水平。加强呼吸系统疾病临床营养师队伍建设,也是这本《呼吸系统疾病临床营养诊疗习题与解析》的编写初衷。

　　本书适用于营养师、医师、护士、药师、健康管理师、科研人员、研究生等。为了提高学习效率,中国防痨协会在官方网站设置了数字化学习演练平台。本书具有 3 个特点:一是系统性强,涵盖了呼吸系统疾病、结核病以及营养学的基础知识,临床营养诊疗原则,具体疾病营养诊疗方案等多个方面,内容全面、系统;二是实用性强,习题设计紧密结合临床实际,帮助读者提高解决实际问题的能力,解析部分详细、深入,有助于读者理解和掌握相关知识;三是针对性强,针对呼吸系统疾病以及结核病患者的特点,本书提供了个性化的营养诊疗方案实例分析,具有较强的针对性和实用性。

　　本书搭建了一个系统学习呼吸系统疾病营养诊疗知识与实践的平台,采用习题与解析的形式,不仅可以帮助读者加深对营养诊疗理论知识的理解,还可以帮助读者提高临床实践能力和问题解决能力。希望本书为呼吸系统疾病和结核病的营养诊疗提供科学、合理的指导,为促进我国呼吸系统疾病临床营养诊疗水平的提高贡献力量。

中国防痨协会理事长

刘剑君

2024 年 4 月

序二

　　呼吸系统疾病是威胁人类健康的重要疾病之一,其防治工作一直备受关注。在防治工作中,营养支持作为辅助治疗手段,对于促进患者康复、提高生活质量具有重要意义。然而,呼吸系统疾病的临床诊疗在我国各级综合医院和结核病定点医院还没有得到足够的重视,从事营养工作的人员欠缺,甚至部分医院还没有设置独立的临床营养科室,严重制约了呼吸系统疾病临床营养诊疗水平的提高。加强临床营养专业的学科建设,提升呼吸系统疾病和结核病的诊疗水平,正是这本《呼吸系统疾病临床营养诊疗习题与解析》的编写目的。

　　本书旨在通过习题与解析的形式,帮助读者系统掌握呼吸系统疾病临床营养诊疗的基本理论和实践技能。紧密结合临床实际,注重理论与实践的有机结合,力求使内容具有科学性、系统性和实用性。本书涵盖了呼吸系统疾病、结核病和营养学的基础知识和技能,特别是营养评估、营养治疗以及特殊情况下的营养支持等内容。每一章节都配备了丰富的习题,帮助读者巩固所学知识,提高临床思维能力。同时,我们还对每一道习题进行了详细的解析,帮助读者深入理解题目背后的知识点和解题思路。

　　鉴于营养支持在呼吸系统疾病的治疗中发挥着不可替代的作用,作为营养工作者,我们应当不断学习和探索,努力提高自己的专业水平和实践能力,为患者提供更加科学、有效的营养支持服务。

　　我们希望读者通过本书的学习,能够掌握呼吸系统疾病临床营养诊疗的基本知识和技能,为临床工作打下坚实的基础。愿本书成为广大读者在呼吸系统疾病临床营养诊疗领域的学习助手和实践指南。同时,我们也要感谢广大读者对本书的关注和支持,希望本书能够成为呼吸/结核营养师队伍培养的重要参考资料,为推动我国呼吸系统疾病临床营养诊疗水平的提高贡献一份力量,共同推动临床营养诊疗事业的发展。

中国营养学会理事长

杨月欣

2024 年 4 月

前言

营养是人类生命的源泉和物质基础,营养失衡是百病之源,饮食科学合理、均衡多样,是防治疾病的物质基础,是保障人类健康长寿的关键,也是保护社会生产力发展的重要措施。随着现代营养学和医学的发展,临床营养的重要性越来越受到重视,在临床疾病治疗措施中,营养治疗安全、有效、经济、方便的特点突出。营养的核心是平衡,而推动营养工作的核心是人。虽然国家近几年对于营养工作逐渐重视,要求二级及以上的公立医院建立营养科,但从事营养工作的人员严重不足,这在呼吸系统疾病与结核病的定点专科医院尤显突出。面对这一矛盾,培养一支能直接投入临床工作的呼吸/结核营养师队伍显得迫在眉睫,为此,本书应运而生。

两千多年前,苏格拉底指出,求得知识的最好办法是有系统的问和答。持续提出问题和解决问题是人类前进的正能量。本书主要特色是问题和答案的集合,并加以权威与完整的解析,让读者不光"知其然",还要"知其所以然"。作为长期工作在临床、管理一线的营养专业人员,我们深切地体会到营养治疗对于疾病预防和康复的重要性。本书从呼吸系统疾病和结核病基础知识、营养学基础知识以及案例分析入手,采取问题、答案、解析的形式,由相关领域的专家、教授和青年学者,查阅国内外文献,结合临床经验体会进行编写,分为呼吸篇、结核篇、营养篇和案例分析四篇。习题内容包含了常见呼吸系统疾病的临床诊疗、结核病临床诊疗及预防、营养学基础、人群营养、临床营养以及食品卫生学等,通过具体案例分析,强调基础与临床相结合,重点突出,层次分明,易于阅读。

本书的读者为医师、护士、药师、营养师、健康管理师、科研人员、研究生等。本书能顺利出版需要感谢中国防痨协会、中国营养学会、中国防痨协会营养专业分会、湖南省防痨协会、湖南省胸科医院等单位与专家们的大力支持。

由于本书编写时间紧迫,加之水平有限,难免有错误及疏漏之处,请不吝指正。

编 者

2024 年 4 月

目录

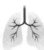

第一篇

呼吸篇

第一章
慢性支气管炎和慢性阻塞性肺疾病

学习目的

1. 了解慢性支气管炎、慢性阻塞性肺疾病的发病机制。
2. 熟悉慢性支气管炎、慢性阻塞性肺疾病的病因、临床表现。
3. 掌握慢性阻塞性肺疾病、慢性肺源性心脏病的诊断、鉴别诊断和治疗原则。

慢性支气管炎是指在除外慢性咳嗽的其他已知原因后，患者每年咳嗽、咳痰 3 个月以上并连续 2 年或 2 年以上。慢性阻塞性肺疾病（chronic obstructive pulmonary disease，COPD）简称慢阻肺，是一种常见的、可以预防和治疗的疾病，其特征是持续存在的呼吸系统症状和气流受限，通常与显著暴露于有害颗粒或气体引起的气道和 / 或肺泡异常有关。肺功能检查对确定气流受限有重要意义，在吸入支气管扩张剂后，第 1 秒用力呼气容积（FEV_1）占用力肺活量（FVC）之比值（FEV_1/FVC）< 70% 表明存在持续气流受限。慢阻肺主要临床表现为慢性咳嗽、咳痰，逐渐加重的呼吸困难。慢阻肺可分为稳定期和急性加重期，其重要的并发症为慢性呼吸衰竭和慢性肺源性心脏病。慢阻肺的治疗包括教育与管理、药物治疗、氧疗、康复治疗、外科治疗等。

1. 慢性肺源性心脏病的首要死亡原因是（　　　　）

   A. 肺性脑病

   B. 弥散性血管内凝血（DIC）

   C. 上消化道出血

   D. 心律失常

【答案】A

【解析】慢性肺源性心脏病的患者长期肺功能不全，易发生严重的缺氧和二氧化碳（CO_2）潴留，进而影响脑部功能，是其常见的死亡原因。相较于 DIC、上消化道出血、心律失常，肺性脑病直接影响中枢神经系统的功能，导致患者死亡风险升高。

2. 慢性肺源性心脏病肺动脉高压形成的最主要原因,也是临床治疗能减轻肺动脉高压的病理生理主要基础是( )

    A. 血液黏稠度增加   B. 缺氧引起肺动脉痉挛

    C. 肺小动脉炎   D. 血容量增加

【答案】B

【解析】在慢性肺部疾病中,气道阻塞或其他因素导致气体交换不足,引起体循环缺氧,缺氧是引起肺动脉痉挛的直接原因,这种痉挛状态会导致肺动脉压力上升,是形成肺动脉高压最主要的原因,而氧疗能改善缺氧所导致的肺动脉痉挛,从而减轻肺动脉高压。

3. 急性支气管炎与流行性感冒的鉴别要点是( )

    A. 发热程度   B. 白细胞计数

    C. 胸部 X 线检查   D. 病毒分离和血清学检查

【答案】D

【解析】流行性感冒是由流行性感冒病毒引起的急性呼吸道感染,有特定的感染致病病原体。急性支气管炎是支气管黏膜的急性炎症,可由多种病原体导致。病毒分离和血清学检查可以直接检测到引起感染的病原体,以区分这两种疾病。

4. 慢性支气管炎/肺气肿患者出现下列哪项症状体征提示并发慢性肺源性心脏病( )

    A. 肺动脉瓣听诊区第二心音亢进   B. 活动后呼吸困难

    C. 剑突下心脏搏动   D. 双肺闻及哮鸣音及湿啰音

【答案】C

【解析】慢性支气管炎/肺气肿患者并发慢性肺源性心脏病时,由于右心室肥大,会出现相应体征,剑突下可触及心脏搏动是右心室肥大的体征,故剑突下心脏搏动提示并发慢性肺源性心脏病。

5. 下述急性气管-支气管炎的临床表现不正确的是( )

    A. 主要表现为咳嗽、咳痰

    B. 肺部听诊散在干、湿啰音

    C. 鼻咽部症状较明显

    D. 胸部 X 线检查可正常或肺纹理增粗

【答案】C

【解析】急性气管-支气管炎主要影响下呼吸道,故主要临床表现包括咳嗽、咳痰,以及可能的发热和全身不适,而鼻咽部症状较明显通常是上呼吸道感染的特点,如普通感冒或急性鼻咽炎。

6. 慢性支气管炎的诊断标准中,咳嗽、咳痰的时间规定是(　　　)

    A. 每年发病至少 2 个月,持续 1 年以上

    B. 每年发病至少 2 个月,持续 2 年以上

    C. 每年发病至少 3 个月,持续 2 年或 2 年以上

    D. 每年发病至少 1 个月,持续 3 年以上

【答案】C

【解析】慢性支气管炎的诊断标准是每年发病至少 3 个月,持续 2 年或 2 年以上。根据这一定义,患者必须在连续的 2 年或 2 年以上里,每年至少有 3 个月出现咳嗽、咳痰的症状,这个标准有助于将慢性支气管炎与其他短期的呼吸道感染或疾病区分开来。

7. 不属于慢性支气管炎并发症的是(　　　)

    A. 支气管肺炎　　　　B. 阻塞性肺气肿　　　　C. 支气管扩张　　　　D. 支气管哮喘

【答案】D

【解析】慢性支气管炎是一种慢性炎症性疾病,主要影响气管、支气管,导致咳嗽、咳痰。典型并发症包括支气管肺炎、阻塞性肺气肿和支气管扩张。支气管哮喘是一种与慢性支气管炎不同的疾病,其特点是气道高反应性导致的可逆性气道狭窄。

8. 慢性支气管炎急性发作期最重要的治疗措施是(　　　)

    A. 平喘　　　　　　　B. 祛痰　　　　　　　C. 控制感染　　　　　　　D. 镇咳

【答案】C

【解析】在慢性支气管炎急性发作期,病情往往因为细菌或病毒感染而加重,导致痰液增多、黏稠,咳嗽加重,甚至出现发热、气促等症状。此时,控制感染是缓解症状、防止病情进一步恶化的关键。

9. 关于慢性支气管炎的临床分型,下列哪项是正确的(　　　)

    A. 单纯型、喘息型　　　　　　　　　　B. 单纯型、喘息型、混合型

    C. 急性发作型、喘息型　　　　　　　　D. 急性发作型、慢性迁延型、混合型

【答案】A

【解析】慢性支气管炎的临床分型包括单纯型和喘息型。单纯型主要表现为咳嗽、咳痰;喘息型除有咳嗽、咳痰外,尚有喘息症状,并伴有哮鸣音。

10. 关于慢性支气管炎诊断必备条件错误的是(　　　)

    A. 症状表现为咳嗽、咳痰或伴喘息

    B. 每年发病持续 3 个月,持续 2 年或 2 年以上

    C. 排除其他心、肺疾患

    D. 肺部啰音

【答案】D

【解析】慢性支气管炎的诊断标准包括:症状为咳嗽、咳痰或伴喘息,每年发病持续 3 个月,并持续 2 年或 2 年以上,排除可引起类似症状的其他疾病,可作出诊断。肺部啰音不是其诊断的必备条件。

11. 下列不属于慢性支气管炎咳嗽、咳痰特点的是(　　　)

    A. 常于寒冷季节加重　　　　　　　　B. 一般夜间咳痰较多

    C. 多为白色泡沫痰或黏液痰　　　　　D. 合并感染时痰呈黄色

【答案】B

【解析】慢性支气管炎患者咳嗽、咳痰常于寒冷季节加重,因为冷空气可刺激气道,加剧炎症反应和痰的产生,多为白色泡沫痰或黏液痰,一般以晨间咳嗽、咳痰为主,慢性支气管炎患者合并感染时,痰量增多,呈黄色脓痰。

12. 阻塞性肺气肿的胸部 X 线检查表现为(　　　)

    A. 两肺野透亮度增加　　　　　　　　B. 双肺纹理增多

    C. 肺纹理增粗、紊乱　　　　　　　　D. 肺纹理呈条索状

【答案】A

【解析】阻塞性肺气肿的胸部 X 线检查表现为两肺野透亮度增加。这是因为肺内含气量增多,而正常的肺组织相对减少,使得 X 线通过肺部的能力增强,从而表现为透亮度增加。

13. 诊断慢性阻塞性肺疾病(COPD),吸入支气管舒张剂后 FEV_1/FVC,下列哪项正确(　　　)

    A. < 90%　　　　B. < 80%　　　　C. < 70%　　　　D. < 60%

【答案】C

【解析】诊断 COPD 需要在给予支气管舒张剂后进行肺功能测试,如果 FEV_1/FVC 低于 0.70(即 70%),则支持 COPD 的诊断,这反映了气道的不可逆性阻塞。

14. 慢性肺源性心脏病最常见的心律失常是(　　　)

    A. 房性期前收缩和室上性心动过速　　B. 心房颤动

    C. 心房扑动　　　　　　　　　　　　D. 室性期前收缩

【答案】A

【解析】慢性肺源性心脏病最常见的心律失常是房性期前收缩和室上性心动过速,其中以紊乱性房性心动过速最具有特征性,也可以出现心房颤动和心房扑动。

15. 目前用于判断慢性阻塞性肺疾病（COPD）严重程度的肺功能指标是（　　　）

    A. 用力肺活量（FVC）占预计值的百分比

    B. 功能残气量肺总量百分比（FRC/TLC）

    C. 一秒率（FEV_1/FVC）

    D. 第 1 秒用力呼气容积（FEV_1）占预计值的百分比

【答案】D

【解析】吸入支气管扩张剂后 FEV_1/FVC < 70% 是 COPD 的诊断标准，再依据 FEV_1 占预计值的百分比对气流受限的严重程度分为四级。所以 FEV_1 占预计值的百分比是判断 COPD 严重程度的肺功能指标。

16. 治疗慢性肺源性心脏病急性发作最重要的措施是（　　　）

    A. 控制心律失常　　　　　　　　　　B. 兴奋呼吸中枢

    C. 控制呼吸系统感染　　　　　　　　D. 降低血液黏稠度

【答案】C

【解析】呼吸系统感染是导致慢性肺源性心脏病急性加重，致肺、心功能失代偿的主要原因，因此控制呼吸系统感染是缓解症状和防止病情进一步恶化的关键。

17. 慢性肺源性心脏病心力衰竭的临床表现不包括（　　　）

    A. 颈静脉充盈　　　　B. 水肿　　　　C. 腹水　　　　　　D. 咳粉红色泡沫样痰

【答案】D

【解析】慢性肺源性心脏病心力衰竭的临床表现主要为右心衰竭体征，包括颈静脉充盈、水肿、腹水。咳粉红色泡沫样痰通常见于急性左心衰竭。

18. 在慢性肺源性心脏病心功能失代偿期，出现皮肤潮红、多汗等表现的病理基础是（　　　）

    A. 高碳酸血症　　　B. 呼吸性酸中毒　　　C. 肝脏肿大　　　D. 醛固酮增加

【答案】A

【解析】慢性肺源性心脏病心功能失代偿期，患者血液中 CO_2 浓度升高，形成高碳酸血症，而高碳酸血症可引起周围血管扩张，进而导致皮肤潮红、多汗等症状。

19. 慢性阻塞性肺疾病（COPD）急性加重时，常见的致病菌是（　　　）

    A. 肺炎链球菌　　　B. 铜绿假单胞菌　　　C. 金黄色葡萄球菌　D. 军团菌

【答案】A

【解析】COPD 急性加重常见的致病菌依次为肺炎链球菌、流感嗜血杆菌、卡他莫拉菌、肺炎克雷伯菌。

20. 下列各项检查,对诊断慢性阻塞性肺疾病(COPD)最有意义的是(　　)

　　A. 桶状胸、发绀

　　B. 胸部 X 线检查:肺透亮度增加,肋间隙增宽

　　C. 血气分析:动脉血氧分压(PaO_2) < 60mmHg,动脉血二氧化碳分压($PaCO_2$) > 50mmHg

　　D. 肺功能 FEV_1/FVC < 60%,最大自主通气量(MVV)实测值 / 预计值 < 60%

【答案】D

【解析】COPD 诊断主要依赖于肺功能检查,吸入支气管舒张剂后 FEV_1/FVC < 70% 即可诊断。

21. 慢性阻塞性肺疾病(COPD)的主要特征是(　　)

　　A. 大气道阻塞　　　　B. 小气道阻塞　　　　C. 双肺哮鸣音　　　　D. 桶状胸

【答案】B

【解析】COPD 的主要特征是小气道阻塞。

22. 慢性阻塞性肺疾病(COPD)肺气肿常见的病理类型是(　　)

　　A. 灶性　　　　　　B. 小叶中央型　　　　C. 全小叶型　　　　D. 混合型

【答案】B

【解析】按肺气肿累及肺小叶的部位,肺气肿可分为小叶中央型、全小叶型及混合型三类。其中,COPD 肺气肿的病理类型以小叶中央型多见。

23. 慢性阻塞性肺疾病(COPD)的标志性症状是(　　)

　　A. 心悸　　　　　　　　　　　　B. 夜间阵发性呼吸困难

　　C. 突发性呼吸困难　　　　　　　D. 逐渐加重的呼吸困难,以活动后为重

【答案】D

【解析】COPD 的标志性症状为呼吸困难,早期在较剧烈活动时出现,后逐渐加重,日常活动或休息时也出现呼吸困难。

24. 关于慢性阻塞性肺疾病(COPD)肺气肿的体征,下列不正确的是(　　)

　　A. 呼气延长伴哮鸣音　　　　　　B. 心音遥远

　　C. 胸膜摩擦音　　　　　　　　　D. 桶状胸

【答案】C

【解析】COPD 肺气肿时,肺组织弹性减弱,小气道狭窄、阻塞,呼气时气流受限,导致呼气延长,可伴哮鸣音;肺内含气量过多,使心脏远离胸壁,心音低沉、遥远;肺内残气量增多和呼吸肌麻痹使胸廓的前后径增大,胸廓呈桶状。胸膜摩擦音是胸膜炎的体征之一,不是 COPD 肺

气肿的体征。

25. 下列各组疾病中属于慢性阻塞性肺疾病（COPD）范畴的是（　　）
    A. 支气管哮喘,舒张试验（+）　　　　B. 伴有气流受限慢性支气管炎、肺气肿
    C. 伴有气流受限的囊性纤维化　　　　D. 没有气流受限的慢性支气管炎、肺气肿

【答案】B

【解析】COPD 的主要特征是气流受限,这种受限通常是不完全可逆的。慢性支气管炎和肺气肿患者出现持续气流受限就可以诊断 COPD,其他慢性肺部疾病如囊性纤维化等也可以导致气流受限,但不属于 COPD。

26. 对于慢性阻塞性肺疾病（COPD）并发慢性呼吸衰竭患者,以下哪项是家庭氧疗的指征
（　　）
    A. 血气分析显示 PaO_2 57mmHg,并有肺动脉高压
    B. 支气管痉挛
    C. 慢性消耗和体重减轻
    D. 慢性肺泡通气不足

【答案】A

【解析】长程家庭氧疗的指征是:①动脉血氧分压（PaO_2）≤ 55mmHg,有或没有高碳酸血症;②动脉血氧分压（PaO_2）在 56 ~ 60mmHg,并有肺动脉高压、右心衰竭或红细胞增多症。

27. 肺源性心脏病心力衰竭时,可出现以下常见症状、体征,除了（　　）
    A. 水肿　　　　　B. 肝肿大、压痛　　　　C. 尿少　　　　　D. 咳粉红色泡沫样痰

【答案】D

【解析】肺源性心脏病心力衰竭时,由于右心衰竭,静脉血液回流受阻,静脉淤血,毛细血管内静水压增高,组织液回流吸收减少而漏出于血管外,形成水肿,引起肝肿大、压痛;心排血量减少,肾血流量减少,肾小球滤过率下降,导致尿少。咳粉红色泡沫样痰为左心衰竭时肺淤血和肺水肿的表现。

28. 以下各项中,不是慢性肺源性心脏病心电图表现的是（　　）
    A. 电轴右偏　　　　　　　　　　　　B. $S_{v1} + R_{v5} \geq 1.05mV$
    C. V_1 ~ V_2 导联出现 QS 波　　　　D. 肺型 P 波

【答案】B

【解析】慢性肺源性心脏病心电图特征主要是肺型 P 波、低电压、电轴右偏、顺钟向转位和右束支传导阻滞、$R_{v1} + S_{v5} \geq 1.05mV$。

29. 慢性阻塞性肺疾病（COPD）合并慢性肺源性心脏病,最常见的死亡原因是（　　）

    A. 心律失常　　　　　　　　　　B. 休克

    C. 消化道出血　　　　　　　　　　D. 呼吸衰竭

【答案】D

【解析】COPD合并慢性肺心病时,患者多存在严重的低氧血症和高碳酸血症,此时患者会有明显的呼吸困难、气促、口唇紫绀等症状。随着病情进展,患者会逐渐出现呼吸衰竭,从而导致死亡,因此呼吸衰竭是其最常见的死亡原因。

30. 关于慢性肺源性心脏病急性加重期使用强心药的指征,以下各项中不正确的是（　　）

    A. 感染控制,呼吸功能改善,但仍有反复水肿的心力衰竭患者

    B. 合并冠心病出现急性左心衰竭者

    C. 合并高血压性心脏病出现急性左心衰竭者

    D. 心率（HR）＞120次/分,有房性期前收缩者

【答案】D

【解析】仅心率升高和房性期前收缩,并不能说明存在心力衰竭,且心率升高和房性期前收缩可能是由感染、缺氧、电解质紊乱等导致,此时应用强心药可能会诱发心律失常,加重心力衰竭。

31. 慢性肺源性心脏病急性加重期使用利尿剂可能引起（　　）

    A. 低钾低氯性碱中毒　　　　　　　B. 代谢性酸中毒

    C. 呼吸性酸中毒合并代谢性酸中毒　　D. 呼吸性碱中毒合并代谢性酸中毒

【答案】A

【解析】由于利尿剂促进钾和氯的排泄,可导致血液中的钾和氯浓度下降。在出现低氯时,肾小管的Cl^-减少,Na^+、K^+、HCO_3^-的重吸收增加,从而出现代谢性碱中毒,因此出现低钾低氯性碱中毒。

32. 慢性肺源性心脏病出现右心衰竭时,以下哪项可能不是心力衰竭的表现（　　）

    A. 肝肿大、压痛　　　　　　　　　B. 双下肢水肿

    C. 胸膜摩擦音　　　　　　　　　　D. 肝颈静脉回流征（+）

【答案】C

【解析】慢性肺源性心脏病出现右心衰竭时,主要的临床表现与右心衰竭的体征相关。胸膜摩擦音是由胸膜疾病引起的胸膜表面摩擦所产生的声音,它更多关联于肺部疾病或胸膜病变,并不直接反映心力衰竭状态。

33. 治疗慢性肺源性心脏病心力衰竭的首要措施是（　　　）
    A. 卧床休息、低盐饮食　　　　　　　B. 使用小剂量作用缓和的利尿剂
    C. 使用小剂量强心药　　　　　　　　D. 积极控制感染、改善呼吸功能

【答案】D

【解析】慢性肺源性心脏病心力衰竭往往由呼吸系统感染诱发,为右心衰竭,此时体循环静脉淤血,有效循环血量减少,会加重肺淤血、水肿,从而加重缺氧和二氧化碳潴留,进而抑制呼吸中枢,加重呼吸衰竭。因此,积极控制感染、改善呼吸功能是治疗慢性肺源性心脏病心力衰竭的首要措施。

34. 慢性肺源性心脏病最常见的病因是（　　　）
    A. 慢性阻塞性肺疾病（COPD）　　　　B. 支气管哮喘
    C. 支气管扩张症　　　　　　　　　　D. 肺结核

【答案】A

【解析】慢性肺源性心脏病是由肺组织、肺动脉血管或胸廓的慢性病变引起肺组织结构和功能异常,致肺血管阻力增加,肺动脉压力增高,使右心扩张、肥大,伴或不伴有右心衰竭的心脏病。其中,COPD 是最为常见的病因,约占 80% ~ 90%。

35. 以下不能作为诊断肺源性心脏病主要依据的是（　　　）
    A. 右下肺动脉扩张,横径 ≥ 15mm　　　B. 肺动脉段突出
    C. 肺型 P 波　　　　　　　　　　　　D. 右束支传导阻滞

【答案】D

【解析】诊断肺源性心脏病的主要依据是右下肺动脉扩张,横径 ≥ 15mm、肺动脉段突出和肺型 P 波。右束支传导阻滞可见于正常人,也可见于冠心病、高血压性心脏病、急性心肌梗死后等情况,不能作为诊断肺源性心脏病的主要依据。

36. 下列不符合肺源性心脏病体征的是（　　　）
    A. 颈静脉怒张　　　　　　　　　　　B. 剑突下心脏收缩期搏动
    C. 下肢水肿　　　　　　　　　　　　D. 心浊音界向左下扩大

【答案】D

【解析】肺源性心脏病体征:颈静脉怒张是由肺源性心脏病右心衰竭导致体循环淤血、颈静脉回流受阻所致;剑突下心脏收缩期搏动是右心室肥大的体征;下肢水肿是由肺源性心脏病右心衰竭导致体循环淤血所致。肺源性心脏病患者右心扩大,心浊音界向右下扩大,而非向左下扩大。

37. 慢性阻塞性肺疾病(COPD)并发慢性肺源性心脏病的患者,胸部 X 线检查可出现以下征象,除了(　　)

    A. 肺纹理紊乱　　　　　　　　　　B. 右下肺动脉干扩张

    C. 两肺透亮度增加　　　　　　　　D. 克利 B 线(Kerley B-line)

【答案】D

【解析】COPD 并发肺源性心脏病患者,X 线检查可出现肺纹理紊乱,右下肺动脉干扩张,两肺透亮度增加。而克利 B 线比较常见于风湿性心脏病二尖瓣狭窄的患者,以及慢性左心衰竭患者的胸部 X 线影像中。

38. 在慢性肺源性心脏病的发生、发展过程中,导致肺血管阻力增加的最主要因素是(　　)

    A. 缺氧　　　　　　　　　　　　　B. 高碳酸血症

    C. 呼吸性酸中毒合并代谢性碱中毒　D. 电解质紊乱

【答案】A

【解析】缺氧时收缩血管的活性物质增多,使肺血管收缩,血管阻力增加,导致肺动脉高压,是肺源性心脏病发生、发展过程中导致肺血管阻力增加的最主要因素。

第二章

支气管哮喘

学习目的

1. 了解支气管哮喘的常见病因、发病机制。
2. 熟悉支气管哮喘治疗药物机制及用法。
3. 掌握支气管哮喘的临床表现、诊断、分期、严重程度评估、鉴别诊断、并发症。
4. 掌握支气管哮喘急性发作期、慢性持续期及缓解期的防治方法。

支气管哮喘（bronchial asthma）简称哮喘，是一种以慢性气道炎症和气道高反应性为特征的异质性疾病。主要特征包括气道慢性炎症，气道对多种刺激因素呈现高反应性，多变的可逆性气流受限，以及随病程延长出现的一系列气道结构改变，即气道重构。临床表现为反复发作的喘息、气急、胸闷或咳嗽等症状，常在夜间及凌晨发作或加重，多数患者可自行缓解或经治疗缓解。哮喘可分为急性发作期、慢性持续期和临床缓解期，急性发作期可分为轻度、中度、重度和危重度。哮喘的治疗包括确定危险因素并减少接触、药物治疗、教育和管理。虽然目前哮喘不能根治，但长期规范化治疗可使大多数患者达到良好或完全的临床控制。

1. 关于典型哮喘的临床表现，下列哪项描述是正确的（　　　）
   A. 进行性呼吸困难　　　　　　　　　B. 病情越重哮鸣音越强
   C. 双肺闻及哮鸣音及湿啰音　　　　　D. 发作性呼气性呼吸困难伴哮鸣音

【答案】D

【解析】哮喘典型症状为发作性伴有哮鸣音的呼气性呼吸困难，其发作常与吸入外源性变应原有关，其他选项均不是哮喘的典型临床表现。

2. 哮喘患者气道高反应性的最重要的病理基础是（　　　）
   A. β 受体功能低下　　B. 迷走神经张力高　　C. 气道炎症　　　　　D. 支气管平滑肌痉挛

【答案】C

【解析】哮喘气道高反应性的病理基础是气道慢性炎症,表现为气道上皮下肥大细胞、嗜酸性粒细胞、巨噬细胞、淋巴细胞及中性粒细胞等的浸润,以及气道黏膜下组织水肿、微血管通透性增加、支气管平滑肌痉挛、纤毛上皮细胞脱落、杯状细胞增殖及气道分泌物增加等病理改变。

3. 抑制哮喘气道炎症的首选药物是( )

    A. 拟肾上腺素类药物　　　　　　　　B. 黄嘌呤类药物

    C. 色甘酸钠　　　　　　　　　　　　D. 糖皮质激素

【答案】D

【解析】哮喘的本质是气道慢性炎症,糖皮质激素是抑制气道炎症最有效的药物,可作用于气道炎症形成过程中的诸多环节,如抑制嗜酸性粒细胞等炎症细胞在气道的聚集、抑制炎症因子的生成和介质释放等,能有效抑制气道炎症。

4. 哮喘急性发作患者血气分析显示动脉血二氧化碳分压($PaCO_2$)增高,提示( )

    A. 病情好转　　　　　　　　　　　　B. 出现呼吸性碱中毒

    C. 病情恶化　　　　　　　　　　　　D. 出现心力衰竭

【答案】C

【解析】哮喘急性发作时,气道阻力增加,进入肺泡的氧气减少,动脉血氧分压(PaO_2)降低刺激颈动脉化学感受器通过反射性机制使呼吸加深加快,过度通气导致 $PaCO_2$ 下降,出现呼吸性碱中毒;随着病情的恶化,可同时出现缺氧和二氧化碳(CO_2)潴留,$PaCO_2$ 增高,表现为呼吸性酸中毒。

5. 哮喘急性发作时肺部叩诊呈( )

    A. 鼓音　　　　　B. 浊音　　　　　C. 清音　　　　　D. 过清音

【答案】D

【解析】哮喘急性发作时肺部呈过度充气状态,所以叩诊呈过清音。鼓音为腹部的正常叩诊音。浊音生理情况下见于被肺覆盖的心脏或肝脏。清音为肺部正常叩诊音。

6. 哮喘与心源性哮喘难以鉴别时,宜用( )

    A. 沙丁胺醇　　　　　　　　　　　　B. 去乙酰毛花苷或毒毛花苷 K

    C. 氨茶碱　　　　　　　　　　　　　D. 地塞米松

【答案】C

【解析】哮喘与心源性哮喘均存在喘息症状,两者鉴别困难时,宜用氨茶碱。氨茶碱能松弛支气管平滑肌,从而解除支气管痉挛,改善通气功能,又能扩张外周血管,减轻心脏负荷,缓

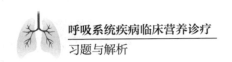

解肺水肿。

7. 关于吸入性糖皮质激素治疗哮喘的副作用,下列哪项错误(　　)
    A. 咽部不适　　　　　　　　　　　　B. 声音嘶哑
    C. 下丘脑 - 垂体 - 肾上腺轴抑制　　　D. 继发感染

【答案】C

【解析】吸入性糖皮质激素主要作用于呼吸道局部,副作用主要包括咽部不适、声音嘶哑、口腔念珠菌感染及局部不良反应。因为吸入性糖皮质激素进入全身血液循环剂量较小,一般无下丘脑 - 垂体 - 肾上腺轴抑制等全身副作用。

8. 氨茶碱治疗哮喘的作用机制是(　　)
    A. 降低环鸟苷酸(cGMP)浓度　　　　B. 抑制磷酸二酯酶
    C. 激活腺苷酸环化酶　　　　　　　　D. 稳定肥大细胞细胞膜

【答案】B

【解析】氨茶碱通过抑制磷酸二酯酶,提高平滑肌细胞内的 cAMP 浓度,拮抗腺苷受体,增强呼吸肌的力量以及增强气道纤毛清除功能等,从而起到舒张支气管和气道抗炎作用,是目前治疗哮喘的有效药物之一。

9. 在以下临床表现中,除哪一项外,均为哮喘危重表现(　　)
    A. 呼吸性酸中毒和 / 或代谢性酸中毒
    B. 心电图表现电轴左偏
    C. 意识模糊或昏迷
    D. 呼吸困难加重,哮鸣音反而减少

【答案】B

【解析】哮喘危重表现为患者不能说话,嗜睡或意识模糊,胸腹矛盾运动,哮鸣音减弱甚至消失,脉率变慢或不规则,严重者可出现呼吸性酸中毒和 / 或代谢性酸中毒。心电图表现电轴左偏为左心室肥大表现,不是哮喘的危重表现。

10. 哮喘的预防措施不包括(　　)
    A. 去除病因和诱因　　　　　　　　　B. 应用色甘酸二钠或酮替芬
    C. 抗原脱敏治疗　　　　　　　　　　D. 应用免疫抑制剂

【答案】D

【解析】哮喘的预防措施包括:避免接触过敏原、用药物控制症状、抗原脱敏治疗等。免疫抑制剂通常用于治疗自身免疫性疾病或防止移植排斥反应,不用于预防哮喘。

11. 哮喘典型的临床症状是(　　　)

　　A. 胸闷

　　B. 胸痛

　　C. 干咳

　　D. 反复发作性伴有哮鸣音的呼气性呼吸困难

【答案】D

【解析】哮喘典型的临床症状是发作性伴有哮鸣音的呼气性呼吸困难,可伴有气促、胸闷或咳嗽症状。

12. 哮喘气流受限的原因不包括(　　　)

　　A. 腺体分泌亢进、黏液清除障碍

　　B. 气道平滑肌痉挛

　　C. 气道壁炎性细胞浸润

　　D. 肺泡弹性回缩力下降、肺泡破坏

【答案】D

【解析】肺泡弹性回缩力下降、肺泡破坏是慢性阻塞性肺疾病,特别是肺气肿的特征,而非哮喘的特征。这会影响肺部的正常换气功能,但不是引起哮喘气流受限的直接原因。其他三项均是哮喘气流受限的重要原因。

13. 参与速发型哮喘的炎症细胞主要为(　　　)

　　A. 肥大细胞　　　　B. 巨噬细胞　　　　C. 中性粒细胞　　　　D. T 淋巴细胞

【答案】A

【解析】参与速发型哮喘的炎症细胞主要为肥大细胞。巨噬细胞和 T 淋巴细胞参与迟发型哮喘的慢性炎症反应,中性粒细胞是炎症反应中最早出现并发挥重要作用的免疫细胞,主要参与迟发型哮喘的慢性炎症反应。

14. 哮喘中度急性发作时,下述检测结果可能有误的是(　　　)

　　A. 动脉血二氧化碳分压($PaCO_2$)↓

　　B. 动脉血二氧化碳分压($PaCO_2$)↑

　　C. pH ↓

　　D. 动脉血氧饱和度(SaO_2)正常

【答案】B

【解析】哮喘轻度急性发作者动脉血气分析可完全正常。中度急性发作者血气分析典型表现是 $PaO_2 > 60mmHg$,而 $PaCO_2$ 偏低,并可能有呼吸性碱中毒。重症者 $PaO_2 < 60mmHg$,$PaCO_2$ 正常甚至偏高,可以出现失代偿的酸中毒(性质为代谢性酸中毒和 / 或呼吸性酸中毒)。

15. 下面有关哮喘特征的描述不准确的是(　　　)

　　A. 凡气道高反应性者都是哮喘

　　B. 不同程度的可逆性气道阻塞

　　C. 典型发作时可闻及哮鸣音

　　D. 可自行缓解或治疗后缓解

【答案】A

【解析】哮喘患者的气道反应性增高,但并不是所有气道反应性增高的疾病都是哮喘。其他三项都是哮喘的特征。

16. 哮喘急性发作不会出现(　　　)

    A. 第 1 秒用力呼气容积占预计值百分比(FEV$_1$/FVC% pred)↓

    B. 功能残气量(FRC)↑

    C. 功能残气量肺总量百分比(FRC/TLC)↑

    D. 一氧化碳弥散量(D$_L$CO)↑

【答案】D

【解析】哮喘急性发作时,D$_L$CO 一般正常。哮喘发作时呈阻塞性通气功能障碍表现,FEV/FVC%pred 会下降,RV/TLC 增加,FRC 通常会上升。

17. 哮喘重度急性发作的处理,不包括(　　　)

    A. 补液　　　　　　B. 给予糖皮质激素　　C. 注射毛花苷 C　　　D. 静脉滴注氨茶碱

【答案】C

【解析】哮喘重度急性发作的处理应包括:持续雾化吸入短效 β$_2$ 受体激动剂,联合雾化吸入短效抗胆碱药、激素混悬液以及静脉滴注茶碱类药物,吸氧,尽早静脉应用激素,补液等。毛花苷 C 属于洋地黄类强心剂,主要用于急性左心衰竭治疗。

18. 哮喘急性发作禁用(　　　)

    A. 氨茶碱　　　　　　B. 沙丁胺醇　　　　　C. 肾上腺素　　　　　D. 吗啡

【答案】D

【解析】哮喘发作时应禁用:①非选择性受体阻滞剂,如普萘洛尔;②新斯的明、加兰他敏、有机磷酸酯类等抗胆碱酯酶药,毛果芸香碱和甲酚胆碱等拟胆碱药;③氯氮卓、甲喹酮、可待因、吗啡、芬太尼、硫酸镁、白消安可引起呼吸抑制,加重哮喘。

19. 心源性哮喘与支气管哮喘的不同点在于(　　　)

    A. 咳粉红色泡沫样痰　　　　　　　　　B. 呼吸困难

    C. 肺部听诊哮鸣音　　　　　　　　　　D. 心率升高

【答案】A

【解析】心源性哮喘是由左心衰竭和急性肺水肿等引起的发作性喘息,典型症状为咳粉红色泡沫样痰。呼吸困难、肺部听诊哮鸣音和心率升高既可出现在支气管哮喘中,也可出现在心源性哮喘中。

20. 哮喘合并慢性阻塞性肺疾病(COPD)引起广泛支气管痉挛,则出现( )
    A. 呼吸困难　　　　　　　　　　B. 呼气性哮鸣音
    C. 阵发性呼吸困难　　　　　　　D. 呼气性呼吸困难

【答案】B

【解析】哮喘和 COPD 均可出现呼气性呼吸困难,但哮喘合并 COPD 导致的广泛支气管痉挛为疾病的严重状态,体格检查可出现呼气性哮鸣音。

21. 哮喘急性发作时动脉血气分析动脉血氧分压(PaO_2)降低,动脉血二氧化碳分压($PaCO_2$)正常或升高,最可能表示( )
    A. 病情好转　　　　　　　　　　B. 呼吸肌疲劳
    C. 需要给予呼吸兴奋剂　　　　　D. 病情较为严重

【答案】D

【解析】哮喘急性发作时可出现缺氧,由于过度通气可使 $PaCO_2$ 下降,pH 上升,表现为呼吸性碱中毒,若病情进一步恶化,可同时出现缺氧和 CO_2 滞留,表现为呼吸性酸中毒,若 $PaCO_2$ 较前增高,即使在正常范围内,也要警惕严重气道阻塞的发生。

22. 控制哮喘急性发作最好( )
    A. 吸入倍氯米松　　B. 吸入色甘酸钠　　C. 吸入沙丁胺醇　　D. 口服氨茶碱

【答案】C

【解析】短效 β_2 受体激动剂为治疗哮喘急性发作的首选药物,有吸入、口服和静脉滴注 / 推注三种制剂,首选吸入给药。常用药物有沙丁胺醇和特布他林等。

23. 与哮喘急性发作有关的免疫球蛋白是( )
    A. IgA　　　　　　B. IgG　　　　　　C. IgE　　　　　　D. IgD

【答案】C

【解析】哮喘发病机制十分复杂,许多因素参与其中,主要因素包括过敏,个体接触过敏原后,在 B 细胞介导下,浆细胞产生 IgE。

24. 哮喘患者的痰液涂片中可见到较多的( )
    A. 嗜碱性粒细胞　　B. 脓细胞　　　　C. 淋巴细胞　　　　D. 嗜酸性粒细胞

【答案】D

【解析】哮喘的主要病理特征是气道内以嗜酸性粒细胞浸润为主的变态反应性炎症,痰液涂片染色后镜检可见较多的嗜酸性粒细胞。

25. 哮喘患者居室环境可（ ）

    A. 铺垫全毛地毯　　B. 悬挂布艺窗帘　　C. 使用羽毛枕头　　D. 放置鲜花

【答案】B

【解析】毛织物、羽毛、鲜花等可引起过敏症状的物品,不适合哮喘患者接触。

26. 以下不是哮喘肺功能特点的是（ ）

    A. 支气管激发试验阳性

    B. 支气管舒张试验阳性

    C. 平均每日呼气流量峰值（PEF）昼夜变异率 > 10% 或周变异率 > 20%

    D. 弥散功能降低

【答案】D

【解析】哮喘的肺功能检查特点是可变气流受限。支气管激发和舒张试验阳性、平均每日 PEF 昼夜变异率 > 10% 或周变异率 > 20% 均是可变气流受限的客观依据,弥散功能下降是间质性肺疾病而不是哮喘的肺功能特点。

27. 患者哮喘急性发作时,最佳体位是（ ）

    A. 平卧位　　　　B. 端坐位　　　　C. 半卧位　　　　D. 俯卧位

【答案】B

【解析】坐位减少右心回流血量,降低心脏负担,有利于呼吸的恢复。坐位使膈肌相对下移,胸腔容积增大,患者能够更深呼吸,获得更多氧气,缓解呼吸困难和缺氧等症状。

28. 治疗伴有心功能不全的哮喘急性发作宜选用（ ）

    A. 氨茶碱　　　　B. 色甘酸钠　　　　C. 丙酸倍氯米松　　D. 麻黄碱

【答案】A

【解析】氨茶碱能抑制磷酸二酯酶,减少 cAMP 的分解,使 cAMP 水平增高;抑制腺苷受体;降低支气管平滑肌细胞内钙浓度;增加儿茶酚胺的释放,从而使支气管扩张。同时能够增强心肌收缩,增加心输出量,扩张冠状动脉和外周血管。因此,氨茶碱可用于伴有心功能不全的哮喘急性发作。

29. 哮喘患者呼气比吸气更为困难,是因为（ ）

    A. 吸气是被动的,呼气是主动的

    B. 吸气时肺弹性阻力减小,呼气时肺弹性阻力增大

    C. 吸气时胸廓弹性阻力减小,呼气时胸廓弹性阻力增大

    D. 吸气时气道阻力减小,呼气时气道阻力增大

【答案】D

【解析】气道阻力与呼吸道口径和气体流速有关,哮喘患者肺弹性减退,回缩力下降,呼气阻力增大,呼气肌参与主动呼气,使胸膜腔内压增高(可达正值),致使气道外压力增高而大于呼吸道内压,从而挤压管腔,造成呼气困难。

30. 哮喘属于下列哪型变态反应(　　　)

    A. Ⅰ型超敏反应　　　B. Ⅱ型超敏反应　　　C. Ⅲ型超敏反应　　　D. Ⅳ型超敏反应

【答案】A

【解析】当哮喘患者吸入外源性变应原时产生 IgE 抗体,吸附在肥大细胞和嗜酸性粒细胞表面,变应原再次进入体内时会与 IgE 抗体结合,致肥大细胞脱颗粒,释放炎症介质,诱发炎症反应,使支气管腔迅速发生狭窄,为Ⅰ型超敏反应。

31. 下列哪种药物可诱发哮喘(　　　)

    A. 肾上腺素　　　　B. 普萘洛尔　　　　C. 酚妥拉明　　　　D. 硝普钠

【答案】B

【解析】普萘洛尔是一种 β_2 受体阻断剂,可引起呼吸道支气管平滑肌收缩,增加呼吸道阻力,诱发哮喘,因而禁用于严重左心功能不全、哮喘。

32. 下列因素哪项不提示哮喘控制不良(　　　)

    A. 白天哮喘症状无或 ≤ 2 次 / 周　　　　 B. 每日夜间因哮喘症状憋醒

    C. 因为哮喘而影响活动　　　　 D. 须使用快速缓解药物 3 次 / 周

【答案】A

【解析】哮喘控制水平分为控制、部分控制和未控制。达到哮喘控制标准须同时满足下列状态:每周白天哮喘症状无或 ≤ 2 次,不因为哮喘而影响活动,没有夜间因哮喘憋醒,每周需要应用短效 β_2 受体激动剂缓解症状的次数 ≤ 2 次,肺功能测定值正常,没有哮喘恶化。

33. 下列关于鉴别哮喘与慢性阻塞性肺疾病(COPD),说法正确的是(　　　)

    A. 支气管舒张试验阳性可诊断哮喘

    B. 不能单纯依靠支气管舒张试验鉴别

    C. 支气管舒张试验阴性可诊断 COPD

    D. 使用支气管舒张剂后一秒率(FEV$_1$/FVC) < 70% 可诊断 COPD

【答案】B

【解析】使用支气管舒张剂后 FEV$_1$/FVC < 70% 是不可逆阻塞性通气功能障碍的诊断标准,除 COPD 外,哮喘患者晚期也可出现。且 COPD 患者可出现气道高反应性导致支气管舒张

试验阳性,哮喘患者也可以出现支气管舒张试验阴性,因此不可单纯依靠支气管舒张试验鉴别。

34. 以下哪种情况不属于哮喘（   ）

　　A. 咳嗽变异性哮喘　　B. 胸闷变异性哮喘　　C. 心源性哮喘　　　　D. 运动性哮喘

【答案】C

【解析】临床上存在一些不典型哮喘,如以咳嗽为唯一症状的称咳嗽变异性哮喘,以胸闷为唯一症状的称胸闷变异性哮喘,哮喘症状在运动时出现的为运动性哮喘。心源性哮喘是急性左心衰竭时出现的喘息和呼吸困难,症状类似哮喘,但不是真正的哮喘。

35. 下列哪项不是哮喘发病的有关因素（   ）

　　A. 体液免疫反应　　　　　　　　B. 神经因素

　　C. 气道炎症　　　　　　　　　　D. α 肾上腺素受体功能低下

【答案】D

【解析】哮喘的发病机制尚未完全阐明,目前可概括为气道免疫 - 炎症机制、神经调节机制及其相互作用。哮喘患者 β 肾上腺素受体功能低下,而非 α 肾上腺素受体功能低下。

36. 下列哪项不是哮喘发作时快速缓解的药物（   ）

　　A. 糖皮质激素　　　　　　　　　B. 抗白三烯类药物

　　C. 抗胆碱药　　　　　　　　　　D. 短效吸入 β₂ 受体激动剂

【答案】B

【解析】哮喘急性发作治疗的药物主要包括支气管舒张剂(短效 β₂ 受体激动剂、抗胆碱药)、吸入性糖皮质激素和全身性糖皮质激素。这些药物能够快速有效缓解支气管痉挛,改善气道炎症,从而达到快速缓解哮喘症状的目的。抗白三烯类药物属于非激素类抗炎药物,可收缩呼吸道平滑肌,增加血管通透性,治疗轻度哮喘,但不属于缓解哮喘急性发作药物,不能迅速起效。

37. 哮喘严重发作时,下列哪项是通气不足的最可靠指标（   ）

　　A. 广泛哮鸣音　　　　　　　　　B. 出现奇脉

　　C. 动脉血氧分压（PaO_2）< 60mmHg　　D. 动脉血二氧化碳分压（$PaCO_2$）> 50mmHg

【答案】D

【解析】CO_2 蓄积是通气不足最敏感的指标,其次是低氧血症。哮喘严重发作时可同时出现缺氧和 CO_2 滞留,通气功能障碍主要影响 CO_2 排出,换气和弥散功能障碍主要是影响 O_2 的交换,哮喘主要是通气功能障碍,因此选 D。

第三章

支气管扩张症

学习目的

1. 了解支气管扩张症的病因和发病机制。
2. 了解支气管扩张症的预防。
3. 掌握支气管扩张症的临床表现、诊断和治疗原则。
4. 熟悉支气管扩张症鉴别诊断。

支气管扩张症（bronchiectasis）是指各种病因引起支气管及其周围组织化脓性感染反复发生，导致中小支气管反复损伤和/或阻塞，致使支气管壁结构破坏，引起支气管异常和持久性扩张。临床表现为慢性咳嗽，大量咳痰和/或间断咯血，伴或不伴气促和呼吸衰竭等轻重不等的症状。支气管扩张可呈双肺弥漫性分布，也可为局限性病灶。病理可见支气管呈柱状、囊状和不规则扩张，支气管壁血管增多，支气管动脉扩张及支气管动脉和肺动脉吻合。部分患者仅表现为反复咯血而无咳嗽、咳脓痰等症状，临床上称为干性支气管扩张。治疗目的为治疗潜在病因以延缓疾病进展和减少急性加重，改善症状，维持或改善肺功能，提高患者的生活质量。

1. 支气管扩张症最常见的发病机制是（　　　）
   A. 支气管内结石　　　　　　　　　　B. 肿瘤压迫
   C. 支气管、肺组织感染和支气管阻塞　　D. 遗传因素

【答案】C

【解析】既往有下呼吸道感染，尤其是婴幼儿和儿童时期患有下呼吸道感染是支气管扩张症最常见的病因。

2. 支气管扩张症的病理类型包括（　　　）
   A. 柱状扩张　　　　B. 囊状扩张　　　　C. 不规则扩张　　　　D. 以上都是

【答案】D

【解析】支气管扩张症的病理类型包括支气管呈柱状扩张、囊状扩张和不规则扩张。可见支气管壁血管增多,支气管动脉扩张及支气管动脉和肺动脉吻合。

3. 支气管扩张时常出现(　　　　)
　　A. 急性刺激性干咳　　　　　　　　B. 变换体位时咳嗽
　　C. 带喉音的咳嗽　　　　　　　　　D. 带金属音的咳嗽

【答案】B

【解析】由于支气管扩张部位分泌物潴留,改变体位时分泌物刺激支气管黏膜引起咳嗽和排痰。常在晨起或夜间卧床转动体位时咳嗽,咳痰量增多。

4. 干性支气管扩张是指(　　　　)
　　A. 干咳为主　　　　　　　　　　　B. 病变局限于上叶
　　C. 仅有反复咯血,一般无咳嗽、咳痰　　D. 仅有早晨咳嗽、咳痰

【答案】C

【解析】干性支气管扩张是指患者以反复咯血为唯一症状,无慢性咳嗽、咳痰、不适,病变多位于引流良好的上叶支气管。

5. 干性支气管扩张的主要症状是(　　　　)
　　A. 急性咳嗽、大量脓痰　　　　　　B. 长期咳嗽、咳痰
　　C. 发热、贫血　　　　　　　　　　D. 仅表现为反复咯血

【答案】D

【解析】部分支气管扩张患者以反复咯血为唯一症状,称为干性支气管扩张。

6. 下列哪项不是支气管扩张症的临床表现(　　　　)
　　A. 局限性吸气性呼吸困难　　　　　B. 反复咳脓痰
　　C. 反复咯血　　　　　　　　　　　D. 固定性湿啰音

【答案】A

【解析】支气管扩张症主要表现为慢性咳嗽、咳痰或咳脓痰、反复咯血,支气管阻塞或牵拉,气道分泌物潴留,体检可闻及湿啰音,且部位往往比较固定。

7. 支气管扩张症最典型的体征是(　　　　)
　　A. 局限性哮鸣音　　　B. 局限性湿啰音　　　C. 贫血貌　　　　　D. 杵状指

【答案】B

【解析】支气管扩张症患者肺部相对固定的部位支气管长期病理性扩张,呼吸道分泌物排出不畅,形成了肺部固定部位出现湿啰音的典型症状。

8. 支气管扩张症在听诊时可闻及( )
    A. 双肺满布湿啰音   B. 局限性湿啰音
    C. 双肺满布干啰音   D. 局限性干啰音
【答案】B
【解析】支气管扩张症患者肺部相对固定的部位支气管长期病理性扩张,呼吸道分泌物排出不畅,形成了肺部固定部位出现湿啰音的典型症状。

9. 支气管扩张症最好发部位为( )
    A. 右上肺   B. 右中叶
    C. 右肺下叶   D. 左肺下叶
【答案】D
【解析】由普通细菌感染引起的支气管扩张以弥漫性支气管扩张常见,并以双肺下叶多见,尤其是左肺下叶。左侧支气管与气管分叉角度较右侧为大,左侧支气管较右侧细长,并受心脏和大血管的压迫,从而导致左侧支气管引流效果较差。

10. 关于支气管扩张主要累及的部位,以下正确的是( )
    A. 直径 2mm 中等大小的近端支气管   B. 直径 2mm 细小的远端支气管
    C. 直径 5mm 中等大小的近端支气管   D. 直径 5mm 细小的远端支气管
【答案】A
【解析】支气管扩张主要累及直径为 2mm 左右的中等大小口径的近端支气管。

11. 关于支气管扩张症,下列描述错误的是( )
    A. 好发于段以下的支气管,右肺中叶支气管细长,常因周围淋巴结炎形成压迫,引起肺不张,并发支气管扩张
    B. 下叶多于上叶,左下叶多于右下叶
    C. 上叶尖后段和下叶背段者多为结核性支气管扩张
    D. 左下叶与舌叶的支气管扩张常不同时存在
【答案】D
【解析】支气管扩张好发于段以下的支气管,且下叶多于上叶,左下叶多于右下叶,左下叶与舌叶的支气管扩张常同时存在。

12. 支气管扩张症的诊断流程包括（　　　　）

    A. 高危人群筛查　　　　　　　　　B. 胸部高分辨率 CT 影像学表现和临床症状

    C. 病因学诊断和疾病严重度评价　　D. 以上都是

【答案】D

【解析】支气管扩张症的临床诊断流程包括高危人群筛查、影像学诊断、病因学诊断、疾病严重度评价和临床分期的诊断。

13. 支气管扩张症最常见的诊断要点是（　　　　）

    A. 遗传因素　　　　　　　　　　　B. 慢性阻塞性肺疾病

    C. 麻疹、百日咳　　　　　　　　　D. 支气管肺组织感染

【答案】C

【解析】既往患有下呼吸道感染，尤其是婴幼儿和儿童时期下呼吸道感染是支气管扩张症最常见的病因，如麻疹、百日咳、肺结核、肺炎（包括细菌、病毒和支原体引起的肺炎）。

14. 关于支气管扩张症说法不正确的是（　　　　）

    A. 有慢性咳嗽、咳脓痰，且和体位有关

    B. 常见病原体为铜绿假单胞菌、金黄色葡萄球菌、流感嗜血杆菌、肺炎链球菌、卡他莫拉菌

    C. 干性支气管扩张病变多位于下叶支气管

    D. 同一肺段常反复发生肺炎

【答案】C

【解析】干性支气管扩张病变多位于引流良好的上叶支气管。

15. 支气管扩张症常见并发症包括（　　　　）

    A. 慢性呼吸衰竭　　　　　　　　　B. 慢性肺源性心脏病

    C. 肺动脉高压　　　　　　　　　　D. 以上都是

【答案】D

【解析】支气管扩张症的常见并发症包括肺动脉高压、肺源性心脏病、慢性呼吸衰竭等。

16. 支气管扩张症的治疗最主要是（　　　　）

    A. 手术治疗　　　　　　　　　　　B. 控制感染和保持呼吸道通畅

    C. 中草药治疗　　　　　　　　　　D. 接种肺炎疫苗

【答案】B

【解析】支气管扩张为不可逆性解剖结构改变，治疗原则是缓解症状，控制感染，保持引流通畅，避免发展成慢性肺源性心脏病、慢性呼吸衰竭等疾病。

17. 最常伴有咯血的支气管疾病是（　　　）

    A. 良性支气管瘤   B. 支气管内异物

    C. 支气管扩张症   D. 支气管结石

【答案】C

【解析】咯血是支气管扩张症最常见的并发症,常由气道炎症反应加剧和 / 或血管畸形引起。

18. 支气管扩张症大咯血的原因为（　　　）

    A. 小动脉被侵蚀或增生的血管被破坏   B. 支气管发生囊性扩张

    C. 支气管黏膜溃疡   D. 支气管动脉先天性解剖畸形

【答案】A

【解析】支气管扩张出现大咯血主要是因为小动脉被侵蚀、增生的血管被破坏等。

19. 支气管扩张症大咯血的病理基础是（　　　）

    A. 感染所致黏膜充血水肿   B. 病灶部位毛细血管通透性增高

    C. 慢性炎症   D. 小动脉被侵蚀、增生的血管被破坏

【答案】D

【解析】支气管扩张症大咯血常由小动脉被侵蚀、增生的血管被破坏所致,咯血的特点为发生快,来势较汹涌,咯血量大。

20. 疑似支气管扩张症的咯血患者,应尽早进行下列哪项检查（　　　）

    A. 胸部高分辨率 CT   B. 纤维支气管镜

    C. 磁共振成像（MRI）   D. 胸部 X 线片

【答案】A

【解析】支气管扩张症的临床诊断是基于影像学表现和临床症状的综合判断,影像学检查已由胸部高分辨率 CT 替代了传统的支气管造影。

21. 支气管扩张症患者并发大咯血的判断是（　　　）

    A. 一次性咯血 ≥ 50ml 或 24 小时咯血量 ≥ 500ml

    B. 一次性咯血量 ≥ 100ml 或 24 小时咯血量 ≥ 500ml

    C. 一次性咯血量 ≥ 150ml 或 24 小时咯血量 ≥ 500ml

    D. 一次性咯血量 ≥ 200ml 或 24 小时咯血量 ≥ 500ml

【答案】B

【解析】咯血是支气管扩张症的常见并发症之一,大咯血是最严重的并发症。一次咯血量 ≥ 100ml 或 24 小时咯血量 ≥ 500ml 为大咯血。

22. 咯血的诊断程序是（   ）

    A. 咯血诊断   B. 评估病情严重程度

    C. 确定咯血病因   D. 以上都是

【答案】D

【解析】咯血是指声门以下呼吸道或肺组织出血经口腔咯出。咯血为临床常见急症,轻者表现为痰中带血,重者可致窒息而亡。咯血的诊断程序包括咯血诊断、评估病情严重程度和确定咯血原因。

23. 支气管扩张症合并咯血时,治疗一般不主张用（   ）

    A. 抗生素   B. 止血药

    C. 镇咳药和镇静药   D. 支气管扩张药

【答案】D

【解析】A、B、C 选项均属于咯血的治疗药物。支气管扩张导致的咯血一般不使用支气管扩张药,会导致病情加重

24. 支气管扩张症患者发生大咯血时首选的止血药物是（   ）

    A. 鱼精蛋白   B. 矛头蝮蛇血凝酶   C. 垂体后叶素   D. 凝血酶

【答案】C

【解析】垂体后叶素是缩血管药,有"内科止血钳"之称,是治疗支气管扩张大咯血的首选药物。其作用机制是通过收缩小动脉和肺小动脉,使肺循环血量减少而达到较好的止血效果。

25. 对支气管扩张症患者咯血进行的护理不包括哪项（   ）

    A. 大咯血暂禁食,小咯血进少量温凉流质食物,避免刺激性饮食

    B. 大咯血伴剧烈咳嗽应用镇咳药

    C. 止血药物,常用缩血管药物垂体后叶素

    D. 冠心病、高血压、二尖瓣狭窄患者和妊娠妇女均可采用垂体后叶素止血

【答案】D

【解析】垂体后叶素是缩血管药物,容易加重内脏缺血,导致心悸、胸闷、呕吐、腹痛、血压升高等,因此冠心病、高血压、二尖瓣狭窄患者和妊娠妇女慎用。

26. 关于支气管扩张症患者体位引流排痰,哪项不正确（   ）

    A. 病变肺应处于高处   B. 每日应引流 2 ~ 4 次,每次 15 ~ 30 分钟

    C. 可用生理盐水先做雾化吸入,便于排痰   D. 痰量多的患者,应尽快将痰排出

【答案】D

【解析】给支气管扩张症患者施行体位引流排痰时,要根据患者病情和患者体质,每日观察引流痰量及性状,一次不可过量,需要逐步排痰,一天排痰量不应超过 500ml,以免加重心脏负荷,导致心力衰竭。痰量逐渐减少至 30ml 以下时,可停止体位排痰。

27. 关于支气管扩张症患者体位引流护理,不正确的是（　　　）

    A. 宜饭前进行,早晨清醒后效果最好,或餐后 1～2 小时进行

    B. 根据病变部位选择体位

    C. 引流时间每次 5～10 分钟,逐渐增加到每次 15～20 分钟,间歇做深呼吸后用力咳痰,轻拍患部,引流完毕后漱口

    D. 胸廓或脊柱骨折、近期大咯血、心力衰竭患者均可采取体位引流

【答案】D

【解析】支气管扩张症的痰多为脓性痰,宜采用体位引流。体位引流禁忌证包括无法耐受所需体位、无力排出分泌物、胸廓或脊柱骨折、近期大咯血和严重骨质疏松。

28. 反复感染的支气管扩张症患者,在抗感染治疗时应覆盖的病原菌是（　　　）

    A. 金黄色葡萄球菌　　　B. 铜绿假单胞菌　　　　C. 白念珠菌　　　　　　D. 肺炎球菌

【答案】B

【解析】相对其他病原菌,支气管扩张症更常见铜绿假单胞菌定植。针对性有效清除病原体,可以降低急性加重风险。

29. 提示支气管扩张症患者混合性厌氧菌感染的是（　　　）

    A. 痰有恶臭　　　　　　　　　　　　　B. 慢性咳嗽,大量脓痰,伴高热

    C. 大量脓液伴不等量的咯血　　　　　　D. 背部有持久性的湿啰音

【答案】A

【解析】支气管扩张症患者存在混合性厌氧菌感染时,一般有慢性咳嗽、咳大量脓痰等症状,出现痰和呼吸气息有臭味的情况。

30. 支气管扩张症患者手术治疗指征不包括（　　　）

    A. 反复呼吸道急性感染或大咯血

    B. 病变范围比较局限,在一叶或一侧肺组织

    C. 药物治疗效果不佳

    D. 病变范围累及双侧肺,伴有严重呼吸功能障碍

【答案】D

【解析】支气管扩张的病变范围较广,累及双肺,或伴有严重呼吸功能损害者,不宜手术治疗。

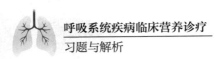

31. 对支气管扩张症患者进行口腔护理的目的是(　　　)

    A. 去除口臭　　　　　　　　　　　　B. 促进唾液分泌

    C. 减少呼吸道感染机会　　　　　　　D. 增进食欲和减少痰量

【答案】C

【解析】支气管扩张症患者进行口腔护理的目的主要是减少误吸,降低呼吸道感染风险。

第四章
肺炎

学习目的

1. 了解肺炎的发病机制。
2. 熟悉肺炎的临床特点。
3. 掌握肺炎的检查要点。
4. 掌握肺炎的治疗方法。

肺炎(pneumonia)指终末气道、肺泡和肺间质的炎症,可由病原微生物、理化因素、免疫损伤、过敏及药物所致。肺炎是一种严重的呼吸系统疾病,常见症状包括发热、咳嗽、呼吸急促和胸痛等。结合临床表现、实验室检查、影像学特点进行诊断是肺炎诊断的关键。肺炎的治疗包括针对病原体的抗感染治疗和支持治疗。及时有效的治疗可以显著改善预后,而治疗不当或延迟则可能导致严重并发症甚至死亡。因此,肺炎的早期诊断和治疗对于提高治愈率和降低死亡率具有至关重要的意义。

1. 下列不属于肺炎感染途径的是（　　　　）
   A. 血行播散　　　　　　　　　　　B. 消化道误吸
   C. 空气吸入　　　　　　　　　　　D. 病原体量多、毒力强

【答案】D

【解析】病原体量多、毒力强属于肺炎病因之一,但不属于感染途径。

2. 诺卡氏菌引起的疾病主要是（　　　　）
   A. 肺炎　　　　　B. 腹膜炎　　　　　C. 脑脓肿　　　　　D. 败血症

【答案】A

【解析】诺卡氏菌经呼吸道与皮肤软组织侵入,引起的疾病以肺部感染最为常见,其次为皮肤软组织感染,在部分免疫功能低下人群中,可由肺部或软组织等原发病灶血行播散。

3. 肺炎链球菌肺炎患者发热的热型为（　　　）

    A. 间歇热　　　　　B. 弛张热　　　　　C. 不规则热　　　　　D. 稽留热

【答案】D

【解析】稽留热是指体温持续在 39 ～ 40℃及以上达数天或数周,24 小时内体温波动范围不超过 1℃,常见于肺炎链球菌肺炎、伤寒等。

4. 关于腺病毒肺炎的临床特点,以下不正确的是（　　　）

    A. 多为稽留热　　　　　　　　　　B. 肺部体征出现较晚

    C. 晚期才会出现全身中毒症状　　　D. 喘憋、呼吸困难

【答案】C

【解析】腺病毒肺炎常伴有全身中毒症状,如发热、乏力等,这些症状在疾病的早期即可出现。

5. 肺炎链球菌的主要致病物质是（　　　）

    A. 荚膜　　　　　B. 内毒素　　　　　C. 外毒素　　　　　D. 凝固酶

【答案】A

【解析】肺炎链球菌的主要致病物质是荚膜。荚膜是一种多糖结构,使细菌能有效抵抗吞噬细胞的吞噬作用,从而增强了细菌的致病性。另外,肺炎链球菌不产生外毒素。

6. 医院获得性肺炎最常见的致病菌是（　　　）

    A. 病毒　　　　　B. 厌氧菌　　　　　C. 革兰氏阳性菌　　　　　D. 革兰氏阴性菌

【答案】D

【解析】医院获得性肺炎最常见的致病菌是革兰氏阴性菌,如鲍曼不动杆菌、铜绿假单胞菌、肺炎克雷伯菌、大肠埃希菌等。

7. 社区获得性肺炎最常见的致病菌是（　　　）

    A. 肺炎链球菌　　　B. 金黄色葡萄球菌　　C. 铜绿假单胞菌　　D. 嗜肺军团菌

【答案】A

【解析】在社区获得性肺炎中,肺炎链球菌是最常见的致病菌之一。金黄色葡萄球菌、铜绿假单胞菌常与医院获得性肺炎相关,而在社区获得性肺炎中相对少见。嗜肺军团菌引起的肺炎较少见,不是社区获得性肺炎的常见致病菌。

8. 肺炎链球菌肺炎患者若高热持续不退,外周血白细胞计数持续升高,胸腔积液体征明显,应考虑的并发症是（　　　）

A. 肺脓肿　　　　　　B. 结核性胸膜炎　　　C. 脓胸　　　　　　D. 感染性心内膜炎

【答案】C

【解析】当肺炎链球菌肺炎患者出现高热持续不退、白细胞计数持续升高、胸腔积液体征明显时,应考虑并发症为脓胸。

9. 关于医院获得性肺炎的特点,错误的是（　　　　）

A. 病死率高　　　　　　　　　　　　B. 革兰氏阴性菌可高达 50%

C. 耐药菌株少　　　　　　　　　　　D. 继发于各种原发疾病

【答案】C

【解析】医院获得性肺炎的特点之一就是耐药菌株的出现频率较高。

10. 关于社区获得性肺炎病原学检查,以下描述正确的是（　　　　）

A. 痰定量培养分离的致病菌浓度 ≥ 10^5cfu/ml 即可认为是肺部感染致病菌

B. 合格痰标本为每高倍视野白细胞 > 25 个,鳞状上皮细胞 < 10 个

C. 胸腔积液培养阳性即可认为是肺部感染致病菌

D. 尿抗原检测是检测军团菌的重要方法

【答案】D

【解析】尿抗原检测是检测军团菌感染的重要方法。痰定量培养分离致病菌浓度 ≥ 10^7cfu/ml 可确认是肺部感染致病菌。合格痰标本为每低倍视野白细胞 > 25 个,鳞状上皮细胞 < 10 个。胸腔积液培养标本采集经过皮肤,结果须排除操作过程中皮肤细菌污染。

11. 关于新型冠状病毒感染的临床表现,下列不正确的是（　　　　）

A. 以咽干、咽痛、咳嗽、发热为主要表现

B. 中枢神经系统受累较为常见

C. 重症患者多在发病 5 ~ 7 天后出现呼吸困难和 / 或低氧血症

D. 患者病程中发热多为中低热,部分患者可出现高热

【答案】B

【解析】新型冠状病毒感染的临床表现以咽干、咽痛、咳嗽、发热为主,发热多为中低热,部分病例可为高热,热程多不超过 3 天;重症患者多在发病 5 ~ 7 天后出现呼吸困难和 / 或低氧血症。仅极少数患者有中枢神经系统受累表现。

12. 关于新型冠状病毒感染的实验室表现,下列正确的是（　　　　）

A. 发病早期外周血白细胞总数升高明显,淋巴细胞计数增多

B. 多数患者 C 反应蛋白和血沉降低

    C. 部分患者出现肝酶、肌酶增高

    D. 降钙素原明显升高

【答案】C

【解析】新型冠状病毒感染患者发病早期外周血白细胞总数正常或减少,淋巴细胞计数减少,部分患者可出现肝酶、肌酶增高。多数患者 C 反应蛋白和血沉升高,降钙素原正常。

13. 有关病毒性肺炎,以下描述错误的是(　　)

    A. 冬春季节为好发季节　　　　　　B. 病毒性肺炎呈小片浸润

    C. 病毒性肺炎的确诊有赖于病原学检查　　D. 常规应用抗生素预防细菌感染

【答案】D

【解析】病毒性肺炎通常在冬春季节更容易流行,其影像学表现可以是小片、大片、斑片状或节段性浸润。确诊病毒性肺炎通常需要进行病原学检查,如病毒核酸检测。在病毒性肺炎的治疗中,抗生素通常不会被用于预防细菌感染。

14. 对于确诊变应性支气管肺曲霉病(allergic bronchopulmonary aspergillosis,ABPA),下列检查中意义最小的是(　　)

    A. 肺功能检查　　　　　　　　　　B. 血清 IgE

    C. 血清烟曲霉 IgG 抗体　　　　　　D. 下呼吸道分泌物病原学检测

【答案】A

【解析】肺功能测定可辅助评估 ABPA 肺功能损害的严重程度,常作为治疗效果的评价指标,不作为 ABPA 的主要诊断标准。

15. 真菌球多见于哪种肺真菌病(　　)

    A. 隐球菌病　　　　　　　　　　　B. 念珠菌病

    C. 耶氏肺孢子菌病　　　　　　　　D. 肺曲霉菌病

【答案】D

【解析】真菌球是由真菌在肺部形成的球状结构,通常由曲霉菌引起。其他肺真菌病,如隐球菌病、念珠菌病和耶氏肺孢子菌病,一般不会形成真菌球。

16. 在治疗肺炎链球菌肺炎时,正确使用抗生素的原则不包括(　　)

    A. 使用前必须等待细菌培养结果　　　　B. 用药途径及剂量应根据病情轻重而定

    C. 抗菌药物疗程通常为 5 ~ 7 天　　　D. 首选青霉素 G 治疗

【答案】A

【解析】肺炎链球菌肺炎需要及时治疗,以避免并发症发生。在临床实践中通常会进行经验性治疗,而不会等待细菌培养结果再治疗。

17. 关于肺炎链球菌肺炎不正确的描述是(　　　)
　　A. 多发生于冬春季节　　　　　　　　　B. 常咳粉红色乳样或脓性痰
　　C. 病理改变主要为肺实变　　　　　　　D. 病原菌为革兰氏阳性球菌

【答案】B

【解析】肺炎链球菌肺炎患者通常咳铁锈色痰,而不是粉红色乳样或脓性痰。

18. 大叶性肺炎患者缺氧的原因主要是(　　　)
　　A. 限制性通气功能障碍　　　　　　　　B. 病变处通气 / 血流比值失调
　　C. 弥散功能障碍　　　　　　　　　　　D. 气道阻力增加

【答案】B

【解析】大叶性肺炎患者缺氧的主要原因是病变处通气 / 血流比值失调。在肺炎病变区域,肺泡通气受限,而肺血流未受限,导致通气 / 血流比值失调,从而引起机体缺氧。

19. 下列哪项不是肺炎链球菌肺炎的并发症(　　　)
　　A. 脓胸　　　　　　B. 心包炎　　　　　　C. 风湿性心肌炎　　　　D. 败血症

【答案】C

【解析】肺炎链球菌肺炎的并发症包括脓胸、心包炎和败血症等,风湿性心肌炎通常与链球菌感染引起的风湿热相关,而不是肺炎链球菌肺炎的并发症。

20. 关于葡萄球菌肺炎,下列叙述正确的是(　　　)
　　A. 以肺部慢性纤维素性炎为主要表现
　　B. 病原菌可经呼吸道或由皮肤感染灶经血行到达肺部
　　C. 不会引起全身多发性化脓性病变
　　D. 不易出现周围循环衰竭

【答案】B

【解析】葡萄球菌肺炎常表现为肺部急性化脓性炎,通常是由于病原菌通过呼吸道感染或者由皮肤感染灶经血行到达肺部引发的。在菌血症或败血症时,葡萄球菌可以引起全身多发性化脓性病变,严重时可导致周围循环衰竭的发生。

21. 肺炎克雷伯菌肺炎的胸部 X 线检查显示叶间隙下坠,原因是(　　　)
　　A. 肺泡内的渗出液由 Cohn 孔向周围肺泡蔓延
　　B. 细菌在肺泡内生长繁殖,引起组织坏死、液化

C. 病变中的炎性渗出液黏稠而重

D. 肺泡内的渗出液含有较多的红、白细胞

【答案】C

【解析】肺炎克雷伯菌肺炎胸部 X 线检查显示叶间隙下坠的原因是病变中的炎性渗出液黏稠而重,使得病变区域的肺组织密度增加。

22. 肺炎链球菌肺炎痰呈铁锈色,与哪一病理分期有关(　　)

  A. 水肿期   B. 消散期   C. 灰色肝变期   D. 红色肝变期

【答案】D

【解析】在肺炎链球菌肺炎的红色肝变期时痰液呈现铁锈色。

23. 肺炎链球菌肺炎的特征性症状是(　　)

  A. 寒战、高热   B. 患侧胸部疼痛 C. 咳铁锈色痰 D. 气急、发绀

【答案】C

【解析】肺炎链球菌肺炎的特征性症状之一是咳铁锈色痰,铁锈色痰通常与肺泡内出血有关,是肺炎链球菌肺炎红色肝变期的典型表现。

24. 大叶性肺炎最常见的病原菌为(　　)

  A. 溶血性链球菌 B. 肺炎链球菌 C. 葡萄球菌   D. 结核分枝杆菌

【答案】B

【解析】大叶性肺炎最常见的病原菌为肺炎链球菌。

25. 大叶性肺炎肺实变时,对患侧进行体格检查,下列哪一项体征不会出现(　　)

  A. 叩诊浊音   B. 肺泡呼吸音 C. 支气管呼吸音 D. 语音震颤增强

【答案】B

【解析】大叶性肺炎肺实变时叩诊浊音,语音震颤增强并可闻及支气管呼吸音。

26. 关于肺炎支原体肺炎的叙述正确的是(　　)

  A. 常伴有肺外症状   B. 易在春季发生

  C. 治疗首选头孢菌素   D. 常引起肺上叶浸润

【答案】A

【解析】肺炎支原体肺炎终年散发,可表现为乏力、头痛、咽痛、发热、肌肉酸痛,咳嗽明显,多为发作性干咳,夜间明显,也可产生脓痰。胸部 X 线检查显示多种形态浸润影,肺下野多见,治疗首选大环内酯类抗生素。

27. 早期肺脓肿与肺炎链球菌肺炎在症状和胸部 X 线片上表现很相似,但后者多伴有
(   )

    A. 高热、肌痛、脉缓   B. 口周疱疹,咳铁锈色痰

    C. 毒血症症状明显   D. 大量脓臭痰

【答案】B

【解析】肺炎链球菌肺炎的特征性表现包括口周疱疹和咳铁锈色痰。

第五章

肺癌

学习目的

1. 了解肺癌的发病机制、分型及特点。
2. 掌握各类肺癌临床表现、影像学表现。
3. 掌握肺癌肺外表现的特点。
4. 掌握肺癌的诊断、分期标准与鉴别诊断。
5. 掌握各类肺癌的主要治疗方法。

肺癌(lung cancer)或称原发性支气管癌或原发性支气管肺癌(primary bronchogenic carcinoma),是气管、支气管黏膜或腺体起源的最常见肺部恶性肿瘤。肺癌有明显的家族聚集性和遗传易感性,吸烟、职业致癌因子、空气污染、电离辐射等是常见病因。根据组织病理学特点,肺癌可分成小细胞肺癌和非小细胞癌肺。发病高峰在 55 ~ 65 岁,男性多于女性。临床症状多隐匿,以咳嗽、咳痰、咯血和消瘦等为主要表现,胸部 X 线检查主要表现为肺部结节、肿块影等。

1. 在肺癌的组织病理学分型中,最为常见的类型是(　　　)

    A. 类癌   B. 腺癌   C. 鳞癌   D. 大细胞癌

【答案】B

【解析】肺癌的组织病理学分型包括非小细胞肺癌和小细胞肺癌两大类,以非小细胞肺癌最为常见,约占肺癌总发病率的 85%。非小细胞肺癌可分为鳞癌、腺癌、大细胞癌和其他类型,其中腺癌最为常见。

2. 原发性肺癌中,恶性程度最高的是(　　　)

    A. 大细胞肺癌   B. 小细胞肺癌   C. 鳞癌   D. 腺癌

【答案】B

【解析】小细胞肺癌是一种低分化的神经内分泌肿瘤,以增殖快速和早期广泛转移为特征,恶性程度较其他类型高。

3. 对化疗最敏感的肺癌类型是(   )
    A. 鳞癌
    B. 腺癌
    C. 小细胞肺癌
    D. 支气管腺体癌

【答案】C

【解析】小细胞肺癌多为中央型,典型表现为肺门肿块和肿大的纵隔淋巴结引起的咳嗽和呼吸困难,对化疗和放疗较敏感。非小细胞肺癌对化疗的反应较差。鳞癌对化疗和放疗敏感性不如小细胞肺癌。

4. 放疗效果最好的肺癌类型是(   )
    A. 小细胞肺癌
    B. 鳞癌
    C. 腺癌
    D. 大细胞肺癌

【答案】A

【解析】肺癌对放疗的敏感性,以小细胞肺癌为最高,其次为鳞癌和腺癌。

5. 40 岁以上长期大量吸烟患者合并如下哪一情况,需考虑肺癌可能(   )
    A. 刺激性咳嗽持续 2 ~ 3 周,治疗无效;持续痰中带血而无其他原因可解释
    B. 胸部 X 线检查提示局限性肺气肿或段、叶性肺不张,孤立性圆形病灶和单侧肺门影增大
    C. 反复发作的同一部位的肺炎,特别是段性肺炎,但抗感染治疗效果不明显
    D. 以上全是

【答案】D

【解析】吸烟是肺癌的常见病因,A、B、C 选项符合肺癌的临床表现、影像学表现,以及在治疗效果方面排除了其他需鉴别诊断疾病的可能。

6. 关于支气管肺癌出现副癌综合征,以下不正确的是(   )
    A. 库欣综合征
    B. 肌无力综合征
    C. 类癌综合征
    D. 中叶综合征

【答案】D

【解析】副癌综合征有肥大性肺性骨关节病、血小板减少性紫癜、血栓性静脉炎、库欣综合征、抗利尿激素不当分泌综合征、类癌综合征、异位促性腺激素、高钙血症、周围神经病变、肌无力综合征、精神异常等。

7. 周围型肺癌的 X 线征象表现为（　　　）

    A. 可出现段或叶的局限性肺气肿,但因存在时间短而易被忽视

    B. 圆形或类圆形常呈分叶状,有脐样切迹或有毛刺样表现

    C. 常导致远端肺部有继发感染而出现阻塞性肺炎

    D. 可出现囊状的空洞或有斑片状浸润,空洞内可见气液平面

【答案】B

【解析】周围型肺癌的 X 线表现主要是肺部外周带出现结节状或者肿块状影,伴有毛刺征,也可表现为分叶状或脐凹征,癌组织坏死与支气管相通后,表现为厚壁、偏心、内缘凹凸不平的癌性空洞,继发感染时,空洞内可出现气液平面。

8. 小细胞肺癌的特点是（　　　）

    A. 早期常引起肺不张

    B. 癌细胞较大,呈实性巢状排列,常见大片出血性坏死

    C. 多为圆形、卵圆形或梭形,胞浆少,类似淋巴细胞

    D. 倾向易于管外生长,易形成空洞

【答案】C

【解析】小细胞肺癌细胞胞浆稀少,呈圆形、卵圆形或梭形,以增殖快速和早期广泛转移为特征。影像学表现为肺门肿块,常伴有纵隔淋巴结肿大和肺叶萎陷。肿瘤以黏膜下和环状生长方式沿支气管扩散,常侵及淋巴管。

9. 肺炎型肺癌典型的临床表现是（　　　）

    A. 咯血　　　　　　　　　　　　B. 咳大量泡沫样痰

    C. 咳黄脓痰　　　　　　　　　　D. 长期低热

【答案】B

【解析】肺炎型肺癌属于细支气管肺泡癌,多数情况是由肺癌和肺炎并存造成的,患者会出现肺炎样症状,如咳嗽、咳痰、咯血、胸痛、发热和呼吸困难等,其中咳嗽、咳泡沫样痰较为常见,且痰量较多。

10. 肺炎型肺癌最常见的病理学类型是（　　　）

    A. 鳞状细胞癌　　　　　　　　　B. 小细胞癌

    C. 腺癌　　　　　　　　　　　　D. 肉芽肿性炎

【答案】C

【解析】肺炎型肺癌属于细支气管肺泡癌的一种类型,而细支气管肺泡癌又是肺腺癌的一个特殊亚型,约占非小细胞肺癌的 3% ~ 30%。

11. 肺炎型肺癌形成的较为特异性的空洞为（   ）

    A. 薄壁空洞　　　　　　　　　　B. 厚壁空洞

    C. 假空洞（肺泡结构断裂融合成大的空腔）D. 无壁空洞

【答案】C

【解析】肺炎型肺癌主要表现为空泡征及支气管充气征，即结节内小灶性透光区或含气腔隙，形状不规则，有时呈宽窄不一的条状或囊状。其病理基础是肿瘤中含有正常的肺组织或尚未完全破坏侵蚀的支气管，系假空洞。

12. 肺炎型肺癌主体病灶通常起源于（   ）

    A. 肺外周、胸膜下　　B. 肺门侧　　　　　C. 支气管　　　　　D. 肺血管

【答案】A

【解析】肺炎型肺癌多位于肺组织周边的脏层胸膜下。

13. 肺炎型肺癌的影像学特点为（   ）

    A. 边界清晰磨玻璃边缘　　　　　　B. 病灶整体膨隆

    C. 可出现周边磨玻璃结节　　　　　D. 以上都是

【答案】D

【解析】肺炎型肺癌的影像学特点为，部分结节周边可有片絮状磨玻璃影或小片状实变影，即可出现边界清晰磨玻璃边缘、病灶整体膨隆和周边磨玻璃结节表现。

14. 肺炎型肺癌增强后表现为血管破坏的特点包括（   ）

    A. 血管粗细不均　　B. 血管截断　　　C. 血管边界不清　　D. 以上都是

【答案】D

【解析】肺炎型肺癌增强后表现为血管破坏的特点包括血管粗细不均、截断、边界不清等。

15. 肺炎型肺癌与肺结核影像学鉴别征象中符合肺炎型肺癌的为（   ）

    A. 小叶性实变　　B. 大叶实变　　　C. 多结节，少树芽　D. 少结节，多树芽

【答案】C

【解析】肺炎型肺癌常见于黏液型细支气管肺泡癌，CT 表现为双肺广泛的粟粒性结节，大小 2～3mm，分布以中下叶为甚。而肺结核 CT 表现主要为斑点状、斑片状、条索状，甚至钙化，当出现树芽征时要警惕是否出现结核的支气管播散。

16. 以下支气管改变为肺炎型肺癌特异性影像改变的是（   ）

    A. 枯树枝征　　　　B. 青枝征　　　　C. 支气管扩张　　D. 支气管狭窄后扩张

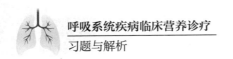

【答案】A

【解析】枯树枝征是肺炎型肺癌的特异性影像改变,表现为在肺大片实变阴影中,较小的支气管不显影,较大的充气支气管管壁不规整,凹凸不平,广泛性狭窄、僵硬、扭曲,似枯树枝样,多见于肺泡癌。

17. 黏液腺癌分泌黏液的较为有特异性的影像征象是（　　　）

    A. 磨玻璃重力趋势　　B. 完全实变　　　　　　C. 树芽征　　　　　　　D. 胸腔积液

【答案】A

【解析】黏液腺癌分泌黏液的较为有特异性的影像征象是磨玻璃重力趋势,主要是因为黏液阻塞细支气管和肺泡管,形成单向活瓣,黏液的表面张力作用。

18. 以下哪种肺癌的放射治疗剂量最小（　　　）

    A. 鳞癌　　　　　　　　B. 腺癌　　　　　　　　C. 细支气管肺泡癌　　D. 小细胞肺癌

【答案】D

【解析】肺癌对放疗的敏感性,以小细胞肺癌为最高,其次为鳞癌和腺癌,故照射剂量以小细胞肺癌最小,腺癌最大。

19. 肺癌的综合治疗不包括（　　　）

    A. 手术治疗　　　　　　　　　　　　　　B. 放射、化学药物疗法

    C. 中医中药治疗　　　　　　　　　　　　D. 激素冲击治疗

【答案】D

【解析】肺癌的治疗方法包括手术治疗、化疗、放疗、靶向治疗、免疫治疗、介入治疗和中医治疗等。

20. 以下不符合细支气管肺泡癌表现的是（　　　）

    A. 两肺多有结节状播散病灶　　　　　　　B. 病灶结节大小一致、分布均匀、密度较淡

    C. 结节病灶边界清楚、密度较高　　　　　D. 病灶常呈进行性发展和增大

【答案】B

【解析】弥漫性或多结节型细支气管肺泡癌的影像学表现主要为双肺广泛的粟粒性结节,分布以中下叶为甚,双肺结节影对称或不对称,常呈进行性发展和增大。

21. 下列哪项不是周围型肺癌的特点（　　　）

    A. 易误诊为炎症和结核　　　　　　　　　B. 组织学以腺癌为多见

    C. X线片上阴影呈圆形或类圆形　　　　　D. 易形成厚壁空洞,但空洞不伴有液平

【答案】D

【解析】周围型肺癌是指起自三级支气管以下、呼吸性细支气管以上的肺癌,以腺癌多见。X 线检查主要表现为肺内球形肿块,肿块常见不规则分叶、短毛刺、不规则的厚壁空洞,可伴有液平等。须与炎性假瘤、结核球及肺错构瘤鉴别。

22. 关于支气管腺癌的特点,论述正确的是(   )

    A. 男性多见　　　　　　　　　　　　B. 与吸烟有明显相关性

    C. 常常表现为中心型肺癌　　　　　　D. 易转移至肝、脑、胸膜

【答案】D

【解析】支气管腺癌多见于女性,与吸烟并无明显相关性,以周围型肺癌多见,容易转移至肝、脑等部位。

23. 以下为小细胞肺癌的是(   )

    A. 燕麦细胞癌　　　　B. 类癌　　　　　　C. 透明细胞癌　　　　D. 巨细胞癌

【答案】A

【解析】根据光学显微镜下的细胞形态、组织类型,小细胞肺癌可分为燕麦细胞型、中间型、复合燕麦细胞型。

24. 下面哪种类型肺癌的治疗以化疗为主,辅以手术治疗和 / 或放疗(   )

    A. 鳞癌　　　　　　B. 腺癌　　　　　　C. 大细胞癌　　　　　D. 小细胞肺癌

【答案】D

【解析】小细胞肺癌的手术治疗效果较差,原则以化疗为主,肿瘤分期不同,化疗方案不同,辅以手术治疗和 / 或放疗、免疫靶向治疗等。

25. 容易变性、坏死,形成空洞的肺癌是(   )

    A. 小细胞肺癌　　　　B. 肺泡细胞癌　　　　C. 腺癌　　　　　D. 鳞癌

【答案】D

【解析】鳞癌的癌组织易变性、坏死,形成空洞或癌性肺脓肿。多发于老年男性、长期吸烟的患者。在不同类型的支气管肺癌中,鳞癌发生坏死、空洞的比例最高。

26. 诊断肺癌最可靠的手段是(   )

    A. 依据病史及体征　　　　　　　　　B. 胸部 X 线检查

    C. 痰细胞学检查或气管镜检查　　　　D. 胸部磁共振检查

【答案】C

【解析】肺癌确诊最准确的方法是支气管镜取活检或细胞学病理检查。

27. 非小细胞肺癌包括（　　）

    A. 鳞癌、腺癌、大细胞癌　　　　　　B. 中心型肺癌

    C. 周围型肺癌　　　　　　　　　　　D. 细支气管肺泡癌

【答案】A

【解析】肺癌的组织病理学分型包括非小细胞肺癌和小细胞肺癌两大类。非小细胞肺癌包括鳞癌、腺癌、大细胞癌、腺鳞癌、肉瘤样癌、淋巴上皮瘤样癌、唾液腺型癌（腺样囊性癌、黏液表皮样癌）等。

28. 下列不属于肺癌肺外表现的是（　　）

    A. 肥大性骨关节病　　B. 男性乳房发育　　C. 高血压、高血糖　　D. 局限性哮鸣音

【答案】D

【解析】肺癌的肺外表现主要为内分泌综合征、骨骼 - 结缔组织综合征、血液异常等表现，可有库欣综合征表现的高血压、高血糖、高钙血症、原发性肥大性骨关节病、男性乳房发育等。局限性哮鸣音属于肺内表现。

29. 肺癌性空洞的胸部 X 线片典型表现为（　　）

    A. 薄壁空洞，内壁光滑　　　　　　　B. 厚壁空洞，厚薄不均

    C. 厚壁空洞，有液平　　　　　　　　D. 薄壁空洞，周围有卫星灶

【答案】B

【解析】肺癌性空洞的胸部 X 线片主要表现为一个厚壁空洞，有偏心性、厚薄不均匀等特点。

30. 对于正电子发射计算机体层显像仪（positron emission computed tomography，PET/CT）检查对肺癌诊断，错误的是（　　）

    A. 可用于对肺癌及淋巴结转移的定性诊断

    B. 对肺癌骨转移的诊断优于单光子发射计算机断层显像（SPECT）

    C. 对发现转移灶也很敏感

    D. 对肺泡细胞癌也很敏感

【答案】D

【解析】PET/CT 检查对发现早期肺癌和其他部位的转移灶，以及肿瘤分期与疗效评价均优于现有的其他影像学检查，但在肺内磨玻璃结节检查方面尚没有明显优势，而磨玻璃样改变是肺泡细胞癌的典型表现。

31. 放射治疗不能控制或改善哪项肺癌的并发症（   ）
    A. 支气管阻塞引起的呼吸困难   B. 转移性骨痛
    C. 脑转移引起的颅内压增高   D. 全血细胞减少

【答案】D

【解析】放射治疗会抑制骨髓造血,导致外周全血细胞减少,所以放射治疗不能控制或改善全血细胞减少的症状,反而可能加重病情。

32. 关于肺腺癌,描述错误的是（   ）
    A. 对放疗、化疗较敏感   B. 周围型多见
    C. 易侵犯胸膜引起胸腔积液   D. 倾向管腔外生长

【答案】A

【解析】肺腺癌主要起源于支气管黏液腺,可发生于细小支气管或中央气道,临床多表现为周围型腺癌,可在气管外生长。由于腺癌富含血管,局部浸润和血行转移较早,易累及胸膜引起胸腔积液。对化疗、放疗的反应较差。

33. 肺癌的发病与以下哪些因素有关（   ）
    A. 吸烟   B. 职业致癌因子   C. 空气污染   D. 以上都是

【答案】D

【解析】肺癌的发病主要与吸烟、职业致癌因子、空气污染、电离辐射、饮食与体力活动、遗传与基因改变等因素有关。

34. 关于肺癌痰脱落细胞学检查的阳性率,下列说法正确的是（   ）
    A. 与标本是否合格有关   B. 与病理科医生水平有关
    C. 与肺癌的组织病理类型有关   D. 以上均是

【答案】D

【解析】痰脱落细胞学检查是肺癌的重要诊断方法之一。要提高痰检阳性率,必须获得气道深部的痰液,及时送检,至少送检 3 次。检查的阳性率也与病理科医生水平、肺癌的组织病理类型等有关。

35. 下列哪项不是恶性胸腔积液最常见的三大病因之一（   ）
    A. 结肠癌   B. 淋巴瘤   C. 乳腺癌   D. 肺癌

【答案】A

【解析】恶性胸腔积液由恶性肿瘤侵犯胸膜引起,常由肺癌、乳腺癌和淋巴瘤等直接侵犯或转移至胸膜所致。

36. 关于肺鳞癌描述不正确的是（　　　　）

　　A. 中央型多见　　　　　　　　　　　B. 生长缓慢,治疗以手术治疗为主

　　C. 癌组织不易坏死形成空洞　　　　　D. 与吸烟关系密切

【答案】C

【解析】肺鳞癌多见于老年男性,与吸烟有密切关系。以中央型肺癌多见,并有胸管腔内生长的倾向,癌组织易变性、坏死,形成空洞或癌性肺脓肿。

37. 关于肺癌治疗描述不正确的是（　　　　）

　　A. 小细胞肺癌推荐以化疗为主的综合治疗　　B. 肿瘤侵犯胸壁即不能手术

　　C. 非小细胞肺癌能够手术就尽可能手术　　　D. 有恶性胸腔积液者不考虑手术

【答案】B

【解析】根据肺癌的 TNM 分期,肿瘤侵犯胸壁属于 T_3 期,T_3N_1、T_3N_{2a} 的 ⅢA 期患者须通过多学科讨论采取综合治疗的方法,包括手术治疗联合术后化疗或序贯放化疗,或同步放化疗等。

38. 肺鳞状上皮细胞癌引起支气管阻塞的主要原因是（　　　　）

　　A. 支气管继发感染　　　　　　　　　B. 支气管肿大压迫淋巴结

　　C. 肿瘤向管腔内生长　　　　　　　　D. 支气管内黏稠分泌物积聚

【答案】C

【解析】发生在段及以上支气管的中央型肺癌,以鳞状上皮细胞癌和小细胞肺癌较多见,其直接征象为向管腔内生长可引起支气管阻塞征象。

第六章

呼吸衰竭

学习目的

1. 熟悉呼吸衰竭的定义、分类、发病机制、病理生理机制。
2. 掌握呼吸衰竭的病因、临床表现、诊断与治疗原则。
3. 掌握呼吸衰竭并发症的识别及处理，低氧血症和高碳酸血症对机体的影响。
4. 掌握机械通气模式与呼吸支持技术适应证、禁忌证及相关并发症。

  呼吸衰竭（respiratory failure，RF）是指由多种原因导致的肺通气和/或换气功能严重受损，使得在静息状态下，人体无法维持足够的气体交换，进而引发低氧血症伴或不伴高碳酸血症的病理生理过程。呼吸衰竭的发生机制涉及多个方面，包括肺通气不足、弥散障碍、通气血流比例失调、肺内动脉-静脉解剖分流以及氧耗量增加等。在临床上，呼吸衰竭主要可表现出呼吸困难、发绀、精神神经症状、循环系统异常以及消化和泌尿系统症状等，呼吸衰竭的诊断主要依赖于动脉血气分析，根据结果可分为Ⅰ型呼吸衰竭（低氧血症型呼吸衰竭）和Ⅱ型呼吸衰竭（高碳酸血症型呼吸衰竭）。呼吸衰竭的治疗须遵循一定的原则：首先要加强呼吸支持，包括保持呼吸道通畅、改善缺氧和纠正二氧化碳潴留；其次要积极治疗呼吸衰竭的病因，去除诱发因素；此外，还须加强一般支持治疗和对其他重要脏器功能的监测与支持，以确保患者的整体健康状况。

1. 下列血气分析变化属于Ⅱ型呼吸衰竭的是（ ）

  A. PaO_2 65mmHg，$PaCO_2$ 40mmHg   B. PaO_2 55mmHg，$PaCO_2$ 45mmHg

  C. PaO_2 50mmHg，$PaCO_2$ 60mmHg   D. PaO_2 85mmHg，$PaCO_2$ 55mmHg

【答案】C

【解析】Ⅱ型呼吸衰竭的特点是缺氧的同时伴有二氧化碳潴留，动脉血气分析中既有动脉血氧分压（PaO_2）< 60mmHg，同时也会伴有动脉血二氧化碳分压（$PaCO_2$）> 50mmHg。多由慢性阻塞性肺疾病、慢性肺源性心脏病等疾病所致。

2. 最适合Ⅱ型呼吸衰竭患者的吸氧浓度是（　　　）

    A. 15% ～ 20%　　　　B. 25% ～ 33%　　　　C. 33% ～ 40%　　　　D. 40% ～ 50%

【答案】B

【解析】Ⅱ型呼吸衰竭患者缺氧的同时伴有二氧化碳潴留,缺氧对于呼吸中枢有一定兴奋作用,刺激呼吸中枢将二氧化碳排出体外;高浓度吸氧会解除低氧对外周化学感受器的刺激,加剧二氧化碳潴留,吸氧浓度应控制在 25% ～ 33%。

3. 下列哪项不是Ⅱ型呼吸衰竭的特点（　　　）

    A. $PaO_2 < 50mmHg$　　　　　　　　　　B. $PaCO_2 > 55mmHg$

    C. 有效肺泡通气量增加　　　　　　　　　D. 常见于慢性阻塞性肺疾病

【答案】C

【解析】Ⅱ型呼吸衰竭的血气分析特点是有动脉血氧分压（PaO_2）< 60mmHg,同时伴有动脉血二氧化碳分压（$PaCO_2$）> 50mmHg,常见于慢性阻塞性肺疾病。Ⅱ型呼吸衰竭时肺通气功能障碍,有效肺泡通气量显著降低。

4. 下列哪种疾病不是慢性呼吸衰竭的常见病因（　　　）

    A. 大叶性肺炎　　　B. 阻塞性肺气肿　　　C. 脊柱严重后凸　　　D. 重症肌无力

【答案】A

【解析】大叶性肺炎属于急性病变,病程短,一般不会导致慢性呼吸衰竭。

5. Ⅰ型呼吸衰竭的血气分析诊断标准为（　　　）

    A. 动脉血氧饱和度（SaO_2）< 95%　　　　B. 动脉血氧分压（PaO_2）< 60mmHg

    C. pH < 7.35　　　　　　　　　　　　　　D. 动脉血二氧化碳分压（$PaCO_2$）> 50mmHg

【答案】B

【解析】Ⅰ型呼吸衰竭的血气分析的诊断表标准是 $PaO_2 < 60mmHg$,$PaCO_2$ 正常或下降,没有二氧化碳潴留,主要表现为呼吸困难、口唇发绀等。

6. 呼吸衰竭的患者临床上出现最早的症状是（　　　）

    A. 胸部疼痛　　　　B. 发绀　　　　C. 呼吸困难　　　　D. 精神错乱

【答案】C

【解析】呼吸困难是呼吸衰竭患者出现最早的症状。随着呼吸限制和缺氧的病情发展,患者可能出现发绀、精神错乱等症状,但通常出现在呼吸困难之后。胸部疼痛并不是呼吸衰竭的典型症状,可能与其他呼吸系统疾病或胸廓疾病有关。

7. 呼吸衰竭患者血气分析结果:pH 7.188,动脉血二氧化碳分压(PaCO$_2$)75mmHg,动脉血氧分压(PaO$_2$)50mmHg,HCO$_3^-$ 27.6mmol/L,碱剩余(BE)-5mmol/L,据此结果诊断该患者酸碱失衡类型是(　　　)

    A. 呼吸性酸中毒合并代谢性酸中毒　　　　B. 呼吸性酸中毒合并代谢性碱中毒

    C. 代谢性碱中毒　　　　D. 代谢性酸中毒

【答案】A

【解析】血气分析结果:pH 降低,提示酸中毒;PaCO$_2$ 显著升高,HCO$_3^-$ 轻度升高,提示为呼吸性酸中毒;BE 负值增大,提示代谢性酸中毒。综合上述结果,该患者酸碱失衡类型是呼吸性酸中毒合并代谢性酸中毒。

8. 呼吸衰竭通常是(　　　)

    A. 空气中氧含量过低的结果　　　　B. 血液运输氧的能力降低

    C. 外呼吸功能障碍的结果　　　　D. 内呼吸功能障碍的结果

【答案】C

【解析】呼吸衰竭主要由外呼吸功能障碍引起,即肺通气和 / 或换气功能障碍。空气氧含量过低、血液运输氧能力降低,只是引起呼吸衰竭的外 / 内部因素。内呼吸功能障碍指细胞内氧化过程障碍,呼吸链中断,无法产生足够 ATP 供能。

9. 慢性呼吸衰竭最常见的原因是(　　　)

    A. 过量使用麻醉药、镇静药　　　　B. 胸腔积液

    C. 气胸　　　　D. 慢性阻塞性肺疾病(COPD)

【答案】D

【解析】COPD 是慢性呼吸衰竭最常见的原因。过量使用麻醉药、镇静药是急性呼吸衰竭常见原因之一。胸腔积液、气胸大多是急性过程,不是慢性呼吸衰竭的常见病因。

10. 慢性呼吸衰竭最常引起的酸碱平衡紊乱是(　　　)

    A. 混合性酸碱平衡紊乱　　　　B. 呼吸性酸中毒

    C. 代谢性碱中毒　　　　D. 呼吸性碱中毒

【答案】B

【解析】慢性呼吸衰竭常有二氧化碳潴留,导致呼吸性酸中毒。长期慢性呼吸衰竭可引起混合性酸碱平衡紊乱,但最常见的是呼吸性酸中毒。

11. 关于经鼻高流量氧疗的生理学效应,下列说法错误的是(　　　)

    A. 生理无效腔冲刷效应　　　　B. 维持黏液纤毛清除系统功能

C. 呼气末正压效应   D. 增加患者上气道阻力和呼吸功

【答案】D

【解析】经鼻高流量氧疗的生理学效应包括 A、B、C 选项,此外,经鼻高流量氧疗可提供满足患者吸气流速需求、恒温恒湿的高流量气体,患者吸气时不需要用力和对吸入气体进行加温加湿,降低了吸气阻力和患者呼吸做功。

12. 呼吸衰竭时,发生二氧化碳潴留的主要机制是(　　)

  A. 动 - 静脉样分流   B. 肺组织通气不足

  C. 通气血流比例(V/Q)失调   D. 弥散障碍

【答案】B

【解析】当肺组织通气不足时,肺泡内的二氧化碳无法有效排出而潴留。动 - 静脉样分流并不直接导致二氧化碳潴留;V/Q 失调、弥散障碍通常主要导致低氧血症,而不是二氧化碳潴留。

13. Ⅱ型呼吸衰竭最常见于下列哪一种疾病(　　)

  A. 急性呼吸窘迫综合征   B. 特发性肺间质纤维化

  C. 慢性阻塞性肺疾病   D. 大叶性肺炎

【答案】C

【解析】Ⅱ型呼吸衰竭最常见于慢性阻塞性肺疾病、严重肺结核等疾病。急性呼吸窘迫综合征、特发性肺间质纤维化、大叶性肺炎血气分析特点符合Ⅰ型呼吸衰竭。

14. 关于呼吸衰竭的叙述,下列不正确的是(　　)

  A. 急性呼吸衰竭主要静脉给药

  B. 慢性Ⅱ型呼吸衰竭,在迅速纠正呼吸性酸中毒时易出现代谢性酸中毒

  C. 保持呼吸道通畅是治疗的基本措施

  D. 急性呼吸衰竭较之慢性呼吸衰竭更易合并代谢性酸中毒

【答案】B

【解析】慢性Ⅱ型呼吸衰竭二氧化碳潴留,导致呼吸性酸中毒,机体常通过增加碱储备来代偿,迅速纠正呼吸性酸中毒,原已增加的碱储备会使 pH 升高,故在迅速纠正呼吸性酸中毒时,易出现代谢性碱中毒。

15. 慢性呼吸衰竭急性加重常见诱因是(　　)

  A. 呼吸兴奋剂使用不当   B. 肺部感染

  C. 高浓度吸氧   D. 呼吸机使用不当

【答案】B

【解析】感染是慢性呼吸衰竭急性加重的常见诱因之一,特别是呼吸道感染。

16. 诊断Ⅱ型呼吸衰竭主要的检验指标是(　　　)
    A. 标准碳酸氢盐增高
    B. 二氧化碳结合力降低
    C. 血液 pH 降低
    D. 动脉血氧分压(PaO$_2$) < 60mmHg,动脉血二氧化碳分压(PaCO$_2$) > 50mmHg

【答案】D

【解析】Ⅱ型呼吸衰竭的主要诊断指标是动脉血气分析结果:PaO$_2$ < 60mmHg,PaCO$_2$ > 50mmHg。

17. 机体对慢性Ⅱ型呼吸衰竭所进行的代偿反应是(　　　)
    A. 血钾增加
    B. 阴离子间隙增加
    C. 肾脏重吸收 HCO$_3^-$ 增加
    D. 潮气量增加

【答案】C

【解析】慢性Ⅱ型呼吸衰竭时动脉血二氧化碳分压(PaCO$_2$) > 50mmHg,二氧化碳潴留,肾脏会减少 HCO$_3^-$ 的排出,增加 HCO$_3^-$ 的重吸收,以维持 pH 的恒定,从而防止酸碱失衡。

18. 支气管哮喘患者发生Ⅰ型呼吸衰竭最主要的机制是(　　　)
    A. 肺泡通气量下降
    B. 通气血流比例失调
    C. 弥散性功能障碍
    D. 肺内分流

【答案】B

【解析】Ⅰ型呼吸衰竭主要发病机制为换气功能障碍,主要有通气血流比例失调和弥散功能障碍两种。支气管哮喘患者存在可逆性气流受限,导致通气血流比例失调,是导致Ⅰ型呼吸衰竭的主要原因。

19. 肺弥散功能障碍最常出现(　　　)
    A. PaO$_2$ 正常,PaCO$_2$ 上升
    B. PaO$_2$ 下降,PaCO$_2$ 上升
    C. PaO$_2$ 下降,PaCO$_2$ 正常或下降
    D. PaO$_2$ 正常,PaCO$_2$ 下降

【答案】C

【解析】肺弥散功能障碍是指 O$_2$ 和 CO$_2$ 通过肺泡膜进行气体交换的过程受到阻碍。由于 CO$_2$ 的溶解度是 O$_2$ 的 24 倍,在通过肺泡膜时扩散速度快,更容易通过肺泡膜。因此当肺弥散功能受损时,O$_2$ 的交换首先受影响,PaO$_2$ 下降,PaCO$_2$ 正常或下降。

20. 下列关于影响静脉 - 静脉体外膜肺氧合（extracorporeal membrane oxygenation，ECMO）患者氧合的因素不包括（　　）

　　A. ECMO 血流量　　　B. 静脉回心血量　　　C. ECMO 气体流速　　D. 患者残存肺功能

【答案】C

【解析】影响 ECMO 患者氧合的因素包括：① ECMO 血流量；②静脉回心血量；③再循环血容量；④混合静脉血氧饱和度；⑤患者残存肺功能。ECMO 气体流速影响气体输送至膜肺器的速度，但不直接影响氧合过程。

21. 若对Ⅰ型呼吸衰竭患者给予高浓度氧疗仍无效，其原因很可能为（　　）

　　A. 严重肺通气功能障碍　　　　　　　　B. 严重肺动 - 静脉样分流

　　C. 通气血流比例增大　　　　　　　　　D. 肺弥散功能障碍

【答案】B

【解析】若给予高浓度氧疗后仍无法有效改善氧合，很可能是因存在严重肺动 - 静脉样分流，即肺动脉内的静脉血未经氧合直接进入肺静脉，因此即便吸入高浓度氧，也不能使流经分流部位的静脉血充分氧合，导致氧分压难以提高。

22. 缺氧和二氧化碳潴留对中枢神经系统可产生的影响，不包括（　　）

　　A. 出现烦躁不安、谵妄　　　　　　　　B. 出现神志不清、昏迷

　　C. 导致脑组织碱中毒　　　　　　　　　D. 导致脑细胞内水肿

【答案】C

【解析】缺氧和二氧化碳潴留会导致脑细胞内水肿，但不会导致脑组织碱中毒。缺氧能导致神经系统功能障碍，出现烦躁不安、谵妄等症状；而二氧化碳潴留则会引起神志不清、昏迷等症状。

23. 呼吸性酸中毒所致的电解质紊乱为（　　）

　　A. 低钾血症　　　　B. 高钠血症　　　　C. 低钙血症　　　　D. 低氯血症

【答案】D

【解析】呼吸性酸中毒时机体内二氧化碳潴留，肾脏通过减少 HCO_3^- 的排出以维持 pH 的恒定，HCO_3^- 也持续维持在较高水平。由于血中主要阴离子 HCO_3^- 和 Cl^- 之和相对恒定（电中性原理），当 HCO_3^- 持续增加时，血中 Cl^- 相应减少，引起低氯血症。

24. 中枢性呼吸衰竭的表现为（　　）

　　A. 吸气性呼吸困难　　B. 呼气性呼吸困难　　C. 混合性呼吸困难　　D. 呼吸节律不规则

【答案】D

【解析】中枢性呼吸衰竭常导致呼吸节律不规则及呼吸频率改变。

25. 呼吸衰竭时应特别慎用（　　）
    A. 呼吸兴奋剂　　　　B. 强心药　　　　　C. 镇静催眠药　　　D. 脱水药

【答案】C

【解析】呼吸衰竭患者应特别慎用镇静催眠药,因为这些药物(如地西泮、咪达唑仑等)具有抑制呼吸中枢的作用。当患者服用这些药物时,其呼吸运动可能受到明显限制,导致肺通气功能进一步下降,从而加重呼吸衰竭的程度。

26. 急性呼吸衰竭主要治疗措施不包括（　　）
    A. 治疗原发病　　　　　　　　　B. 尽早肠外营养支持,保障能量供给
    C. 保持呼吸道通畅　　　　　　　D. 氧疗

【答案】B

【解析】急性呼吸衰竭的主要治疗措施包括治疗原发病、保持呼吸道通畅和氧疗。尽管营养支持在患者康复过程中是重要的,但在急性呼吸衰竭的早期治疗中,尚不包括肠外营养支持。

27. 下列选项不属于体外膜肺氧合(extracorporeal membrane oxygenation,ECMO)治疗并发症的是（　　）
    A. 肺性脑病　　　　　　　　　　B. 出血性脑卒中
    C. 心腔内血栓形成　　　　　　　D. 血源性感染

【答案】A

【解析】ECMO治疗的并发症包括出血、溶血、血栓栓塞、下肢缺血坏死、神经系统并发症、血源性感染等。肺性脑病通常是指肺部疾病引起的脑功能障碍,而不是ECMO引起的。

28. 呼吸衰竭治疗中最基本、最首要的措施是（　　）
    A. 氧疗　　　　　　　　　　　　B. 机械通气
    C. 保持呼吸道通畅　　　　　　　D. 病因治疗

【答案】C

【解析】呼吸衰竭最主要的原因是呼吸道阻塞。通畅的呼吸道有助于确保气体的顺利进出,从而维持正常的氧合和通气。保持呼吸道通畅是呼吸衰竭治疗的最基本、最首要的措施。

29. 引起的呼吸衰竭属于泵衰竭的疾病是（　　）
    A. 重症支气管哮喘　　　　　　　B. 肺栓塞

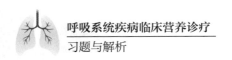

    C. 急性间质性肺炎   D. 吉兰 - 巴雷综合征

【答案】D

【解析】泵衰竭指呼吸驱动不足引起的呼吸衰竭,包括中枢神经、周围神经、胸廓与呼吸肌的病变引起的呼吸衰竭。吉兰 - 巴雷综合征是一种影响神经 - 肌肉连接的自身免疫性疾病,可导致神经冲动传递受损,肌肉无法收缩,呼吸肌可能受累。

30. 慢性呼吸衰竭并发右心衰竭的最主要机制是(　　　)

    A. 外周血管扩张、阻力降低,静脉回流量增加

    B. 肺泡缺氧和二氧化碳潴留引起肺小动脉收缩

    C. 红细胞数目增多,血液黏滞度增高

    D. 慢性缺氧后血容量增多

【答案】B

【解析】慢性呼吸衰竭导致的肺泡缺氧和二氧化碳潴留可引起肺血管收缩,增加肺动脉阻力,使右心负荷增加,最终导致右心衰竭的发生。

31. 不属于呼吸衰竭患者机械通气目的的是(　　　)

    A. 改善通气   B. 减少呼吸功耗

    C. 纠正休克   D. 改善肺气体交换功能

【答案】C

【解析】呼吸衰竭患者机械通气的目的主要是改善通气和肺气体交换功能,减少呼吸功耗,并提供足够的氧合。纠正休克通常需要其他治疗措施,而不是机械通气。

32. 成人气管插管气囊压力的正常范围是(　　　)

    A. 15 ~ 20cmH$_2$O   B. 30 ~ 35cmH$_2$O   C. 25 ~ 30cmH$_2$O   D. 20 ~ 25cmH$_2$O

【答案】C

【解析】气管插管中气囊压力的正常范围一般为 25 ~ 30cmH$_2$O,这个范围既可以保持有效封闭气囊与气管间隙的最小压力,又可防止气囊对气道黏膜的压迫性损伤。

33. 下列关于急性呼吸窘迫综合征患者应用俯卧位通气的说法,错误的是(　　　)

    A. 当呼气末正压通气 ≥ 5cmH$_2$O(1cmH$_2$O = 0.098kPa),氧合指数 ≤ 150mmHg 时应积极行俯卧位通气

    B. 严重血流动力学不稳定是俯卧位通气的绝对禁忌证

    C. 建议每隔 4 小时监测 1 次血气与机械通气情况,实时评估俯卧位通气治疗的效果

    D. 持续时间建议不少于 12 小时,但当出现明显并发症时须考虑随时终止

【答案】B

【解析】俯卧位通气无绝对禁忌证,相对禁忌证包括:严重血流动力学不稳定,颅内压增高,急性出血性疾病,颈椎、脊柱损伤需要固定,骨科术后限制体位,近期腹部手术需限制体位或腹侧部严重烧伤,妊娠,颜面部创伤术后等。

34. 酸碱平衡中反映通气性因素的指标是(   )
    A. 动脉血二氧化碳分压($PaCO_2$)   B. 动脉血氧分压(PaO_2)
    C. 阴离子间隙(AG)   D. 标准碳酸氢盐(SB)

【答案】A

【解析】酸碱平衡中反映通气性因素的指标是 $PaCO_2$。$PaCO_2$ 增高提示通气不足,而 $PaCO_2$ 降低则提示通气过度。

第七章
其他呼吸系统疾病

学习目的 ■

1. 了解间质性肺疾病、肺脓肿、胸腔积液、气胸、肺血栓栓塞症、睡眠呼吸暂停低通气综合征等呼吸系统疾病的定义、临床表现和分类。
2. 熟悉间质性肺疾病等呼吸系统疾病的实验室检查和影像学检查特点。
3. 掌握间质性肺疾病等呼吸系统疾病的诊断和处理原则。

间质性肺疾病（interstitial lung disease，ILD）是一组主要累及肺间质和肺泡腔，以活动性呼吸困难、胸部 X 线和 CT 显示弥漫性浸润阴影、限制性通气障碍、弥散功能降低和低氧血症为临床表现的不同种类疾病群构成的疾病总称。肺脓肿是指多种病因引起的肺组织化脓性病变，早期为化脓性炎症，继而坏死、液化，形成脓肿。气胸是指气体进入胸膜腔造成积气状态。肺栓塞是指体循环的各种栓子脱落阻塞肺动脉及其分支引起肺循环障碍的临床病理生理综合征，其中最常见的是肺血栓栓塞，是由来自静脉系统或右心的血栓阻塞肺动脉引起的肺栓塞。睡眠呼吸暂停低通气综合征是由多种原因导致睡眠状态下反复出现低通气和/或呼吸中断，引起慢性间歇性低氧血症伴高碳酸血症以及睡眠结构紊乱，进而使机体发生一系列病理生理改变的临床综合征。

1. 间质性肺疾病最可能出现的结果是（　　　）
   A. 弥散功能下降
   B. 高碳酸血症
   C. 阻塞性通气功能障碍
   D. 一秒率（FEV_1/FVC）降低

【答案】A

【解析】间质性肺疾病以限制性通气功能障碍和气体交换障碍为特征，限制性通气功能障碍表现为肺容量减少，肺顺应性降低，气体交换障碍表现为弥散功能下降。

2. 下列哪项不符合特发性肺纤维化(idiopathic pulmonary fibrosis,IPF)的临床表现(   )

A. 通常没有肺外表现,但可有一些伴随症状

B. 晚期可出现发绀等呼吸衰竭和肺心病的表现

C. 通常为隐匿性起病

D. 80% 的患者有杵状指 / 趾

【答案】D

【解析】IPF 通常为隐匿性起病,一般无肺外表现,但可有一些伴随症状,如食欲减退、乏力。晚期出现发绀等呼吸衰竭和肺心病的表现。体格检查时超过 80% 的病例双肺底闻及吸气末期 velcro 啰音,20% ~ 50% 的患者有杵状指 / 趾,而不是 80%。

3. 特发性肺纤维化(IPF)最常见于(   )

A. 年轻女性　　　　B. 年轻男性　　　　C. 老年女性　　　　D. 老年男性

【答案】D

【解析】IPF 是临床最常见的特发性间质性肺炎,病因不详,好发于老年人,男性多于女性。

4. 肺活检或支气管肺泡灌洗液过碘酸希夫染色(periodic acid-Schiff staining,PAS)阳性符合下列哪一种疾病(   )

A. 结节病　　　　　　　　　B. 系统性红斑狼疮肺损害

C. 特发性肺纤维化　　　　　D. 肺泡蛋白沉积症

【答案】D

【解析】肺泡蛋白沉积症是肺泡表面活性物质代谢异常引起的罕见病。起病隐匿,临床表现缺乏特异性,须结合临床表现、影像学检查及肺活检 PAS 染色阳性确诊。

5. 系统性硬化症患者的肺总量减少,最可能的原因为(   )

A. 肺小动脉内膜增厚　　　　B. 胸部皮肤弹性减退

C. 肺纤维化　　　　　　　　D. 肋椎关节硬化

【答案】C

【解析】系统性硬化病病变可累及全身,尤其以肺和皮肤常见,肺部受累可出现肺纤维化,肺功能检查显示限制性通气功能障碍和弥散功能障碍,肺总量减少。

6. 胸腔积液需要最少多少毫升(ml)时胸部 X 线检查才能表现出肋膈角变钝(   )

A. 150ml　　　　B. 250ml　　　　C. 350ml　　　　D. 450ml

【答案】B

【解析】胸腔积液达到 250ml,胸部 X 线检查可显示肋膈角变钝。

7. 判断自发性气胸的类型最可靠的依据是（　　　　）

    A. 呼吸困难的程度　　　　　　　　　B. 胸廓鼓音区的范围

    C. 胸腔测压动态观察　　　　　　　　D. 有无循环衰竭

【答案】C

【解析】临床上判断自发性气胸的类型,主要根据空气进入胸腔的状态、胸膜腔压力变化及对呼吸功能影响程度,将自发性气胸分三类:闭合性气胸,胸膜腔内压力低于大气压;开放性气胸,胸膜腔内压力等于大气压;张力性气胸,胸膜腔内压力大于大气压。

8. 可能伴有气管移位的是（　　　　）

    A. 支气管扩张　　　　　　　　　　　B. 慢性阻塞性肺疾病

    C. 胸腔积液、气胸　　　　　　　　　D. 肺纤维化

【答案】C

【解析】胸腔积液、气胸可引起纵隔偏向健侧,导致气管移位。

9. 下列哪种疾病不会出现胸腔积液的蛋白含量超过 30g/L,比重 > 1.016（　　　　）

    A. 肾病综合征　　　　　　　　　　　B. 肺炎

    C. 系统性红斑狼疮　　　　　　　　　D. 结核性渗出性胸膜炎

【答案】A

【解析】肾病综合征多伴有低蛋白血症等,导致胸膜毛细血管内胶体渗透压降低,产生漏出液。漏出液蛋白含量较低（< 30g/L）,以白蛋白为主,李凡他试验（Rivalta test）阴性,清澈透明,静置不凝固,比重 <（1.016 ~ 1.018）。

10. 关于肺结节病 I 期的临床表现,以下正确的是（　　　　）

    A. 肺纤维化　　　　B. 弥漫性肺阴影　　　　C. 累及支气管黏膜　　　D. 肺门淋巴结肿大

【答案】D

【解析】肺结节病分期为 0 期、I 期、II 期、III 期、IV 期。肺结节病 I 期胸部 X 线表现为两侧肺门纵隔淋巴结肿大、无肺部浸润影。

11. 结节病的病理特点是（　　　　）

    A. 肺泡内出血　　　　　　　　　　　B. 弥漫性间质纤维化

    C. 非干酪样上皮样细胞性肉芽肿　　　D. 肺泡炎和间质性肺炎

【答案】C

【解析】结节病的病理特征表现为非干酪样上皮样细胞性肉芽肿,主要由高分化的单核吞噬细胞（上皮样细胞和巨细胞）与淋巴细胞组成。

12. 结节病进行组织活检显示非干酪样上皮细胞性肉芽肿病变时,下列哪项不是常见的活检部位（　　）

    A. 肺   B. 淋巴结

    C. 泪腺   D. 胫骨前侧皮肤表面的疼痛红肿结节

【答案】D

【解析】结节病是一种全身性肉芽肿性疾病,可侵犯多个器官和组织,包括肺、眼、淋巴结、皮肤等。累及皮肤可表现为结节性红斑、皮下结节等。胫骨前侧皮肤表面的疼痛红肿结节不是结节病的典型表现,因此不是常见的活检部位。

13. 继发性肺脓肿可来源于（　　）

    A. 阿米巴肝脓肿、膈下脓肿   B. 皮肤外伤感染

    C. 中耳炎   D. 吸入带菌分泌物

【答案】A

【解析】某些细菌性肺炎,支气管扩张、支气管囊肿、支气管肺癌、肺结核空洞等继发感染,以及肺部邻近器官化脓性病变局部播散均可致继发性肺脓肿。

14. 下列疾病中较少合并自发性气胸的是（　　）

    A. 金黄色葡萄球菌肺炎   B. 特发性肺纤维化

    C. 肺气肿   D. 肺大疱

【答案】B

【解析】自发性气胸是指因肺部疾病使肺组织和脏层胸膜破裂,或靠近肺表面的肺大疱、细微气肿疱自行破裂,使肺和支气管内空气逸入胸膜腔。特发性肺纤维化是一种慢性进展性的间质性肺病,通常不与自发性气胸直接相关。

15. 下列哪种疾病最容易并发肺栓塞（　　）

    A. 原发性高血压   B. 房间隔缺损   C. 肾盂肾炎   D. 下肢深静脉血栓

【答案】D

【解析】肺血栓栓塞多由来源于下腔静脉径路、上腔静脉径路或右心腔的血栓引起,其中大部分血栓来源于下肢深静脉,特别是从腘静脉上端到髂静脉的下肢近端深静脉。

16. 关于肺栓塞,下列说法不正确的是（　　）

    A. 晕厥可能是唯一症状   B. 常伴发呼吸性酸中毒

    C. 吸烟是肺栓塞的危险因素之一   D. 常表现为突发不明原因的呼吸困难

【答案】B

【解析】肺栓塞后栓塞部位血流减少,肺泡无效腔量增大,气体交换受损,出现低氧血症,此时机体会代偿性过度通气,二氧化碳排出量增加,血液二氧化碳分压降低,引起呼吸性碱中毒,而不是呼吸性酸中毒。

17. 疑似肺血栓栓塞症(pulmonary thromboembolism,PTE)应进行的辅助检查不包括(　　　　)

    A. 血浆 D- 二聚体   B. 心电图

    C. 肺活检   D. 肺动脉计算机体层血管成像

【答案】C

【解析】肺活检并不是诊断 PTE 的常规检查。在临床上,通常依靠影像学检查(如 CT 肺血管造影)来确诊 PTE,心电图、血浆 D- 二聚体、下肢深静脉超声可作为肺血栓栓塞症的辅助诊断。

18. 睡眠呼吸暂停低通气综合征根据病因和发病机制可分为(　　　　)

    A. 中枢型,阻塞型,混合型   B. 中枢型,阻塞型

    C. 中枢型,外周型   D. 中枢型,阻塞型,外周型

【答案】A

【解析】根据病因和发病机制,睡眠呼吸暂停低通气综合征主要分为中枢型、阻塞型和混合型三种。

19. 诊断阻塞性睡眠呼吸暂停低通气综合征的主要手段是(　　　　)

    A. 鼻咽部检查   B. 多导睡眠监测   C. 口腔检查   D. 颅脑 X 线检查

【答案】B

【解析】多导睡眠监测是诊断阻塞性睡眠呼吸暂停低通气综合征的主要手段,通过监测可确定病情严重程度并分型,并与其他睡眠疾病相鉴别。

第二篇

结核篇

第一章
结核潜伏感染

学习目的

1. 了解结核潜伏感染的定义和发生机制。
2. 熟悉结核分枝杆菌感染的免疫学、病理学、细菌学特点。
3. 掌握结核潜伏感染检查方法以及不同方法的特点。
4. 掌握结核潜伏感染预防性治疗的重点人群、治疗方法。

结核潜伏感染（latent tuberculosis infection，LTBI）是指机体感染了结核分枝杆菌（*Mycobacterium tuberculosis*，MTB），但没有发生临床结核病，没有临床细菌学或者影像学方面活动性结核病的证据，是机体在感染结核分枝杆菌后对其抗原刺激产生的一种无活动性结核病临床症状和影像学改变的持续免疫状态。目前，结核潜伏感染诊断尚缺乏"金标准"，现有的检查方法包括结核菌素皮肤试验（tuberculin skin test，TST）和重组结核杆菌融合蛋白（EC）皮肤试验以及 γ 干扰素释放试验（inferferon-γ release assay，IGRA）。开展结核潜伏感染高危人群和重点人群的筛查和预防性治疗，是结核潜伏感染防治策略的重要内容。

1. 引起肺结核的分枝杆菌主要是（　　　）

    A. 结核分枝杆菌　　　B. 牛分枝杆菌　　　　C. 田鼠分枝杆菌　　　D. 猪分枝杆菌

【答案】A

【解析】结核分枝杆菌复合群分为结核分枝杆菌、牛分枝杆菌、非洲分枝杆菌、田鼠分枝杆菌，其中结核分枝杆菌约占 90% 以上，肺结核患者所感染的结核分枝杆菌复合群绝大多数为结核分枝杆菌。

2. 与结核结节形成有关的结核分枝杆菌成分是（　　　）

    A. 蛋白质　　　　　　B. 类脂质　　　　　　C. 多糖　　　　　　　D. 单糖

【答案】B

【解析】结核分枝杆菌菌体中的类脂质成分促使单核细胞增生,并使炎症灶中的巨噬细胞转变为类上皮细胞,从而形成结核结节。

3. 科赫现象(Koch phenomenon)的机制为(　　)
　　A. 首次感染结核分枝杆菌后的剧烈反应
　　B. 结核分枝杆菌再次侵入人体,结核分枝杆菌灶易播散
　　C. 机体对再次感染的结核分枝杆菌已具备免疫力
　　D. 人体对结核分枝杆菌的自然免疫力
【答案】C
【解析】机体对结核分枝杆菌再感染和初感染所表现出不同反应的现象称为科赫现象,1890年由 Koch 观察到,机制为机体对再次感染的结核分枝杆菌已具备免疫力。

4. 关于结核潜伏感染正确的是(　　)
　　A. 无临床结核病症状和体征
　　B. 无结核分枝杆菌细菌学证据以及结核病影像学证据
　　C. 结核分枝杆菌感染免疫学检测阳性
　　D. 以上都是
【答案】D
【解析】结核潜伏感染是指机体感染了结核分枝杆菌,但没有发生临床结核病,没有临床细菌学或者影像学方面活动性结核病的证据,是机体在感染结核分枝杆菌后对其抗原刺激产生的一种无活动性结核病临床症状和影像学改变的持续免疫状态。

5. 一个传染性肺结核患者一年可感染多少人(　　)
　　A. 5 ~ 10 人　　　　B. 10 ~ 15 人　　　　C. 15 ~ 20 人　　　　D. 20 ~ 30 人
【答案】B
【解析】一个传染性肺结核患者在没有接受规范抗结核治疗的情况下,一年可传播 10 ~ 15 人。

6. 人体感染结核分枝杆菌后,一生发生结核病的风险是(　　)
　　A. 5% ~ 10%　　　　B. 10% ~ 20%　　　　C. 20% ~ 30%　　　　D. 30% ~ 49%
【答案】A
【解析】机体对结核分枝杆菌的免疫识别、免疫反应和免疫调节决定了结核病的发生、发展和转归。由于机体免疫反应的平衡和稳态,大多数人体感染结核分枝杆菌后不会进展为活动性结核病,仅 5% ~ 10% 的潜伏感染者一生中在机体免疫功能下降时发生结核病。

7. 关于人体感染结核分枝杆菌,下列说法正确的是( )

   A. 一生中发展成活动性结核病的危险为 5% ~ 10%

   B. 高危人群的感染风险更大

   C. 结核病密切接触者是结核感染和发病的高危人群

   D. 以上都是

【答案】D

【解析】感染结核分枝杆菌后,一部分人群体内可清除结核分枝杆菌,无法清除细菌的机体可先形成结核潜伏感染,当免疫力下降时结核潜伏感染状态可转变为活动性结核病。人体感染结核分枝杆菌后,一生中发展成活动性结核病的危险为 5% ~ 10%,高危人群(比如人类免疫缺陷病毒感染者、恶性肿瘤患者、移植术后人群、需要服用免疫抑制剂人群等)的感染风险较大,结核病密切接触者是结核病高危人群。

8. 关于全球结核潜伏感染现况,以下说法正确的是( )

   A. 全球近 1/4 的人感染了结核分枝杆菌

   B. 估算感染人数为 20 亿

   C. 全球 15 岁以下儿童结核潜伏感染人数为 9 700 万

   D. 以上都是

【答案】D

【解析】世界卫生组织全球结核病报告显示,全球近 1/4 的人感染了结核分枝杆菌,估算感染人数为 20 亿,全球 15 岁以下儿童结核潜伏感染人数为 9 700 万。

9. 2018—2022 年联合国关于结核潜伏感染控制的目标是( )

   A. 全球完成 3 000 万结核潜伏感染高危人群的预防性治疗

   B. 全球完成 4 000 万结核潜伏感染高危人群的预防性治疗

   C. 全球完成 5 000 万结核潜伏感染高危人群的预防性治疗

   D. 全球完成 8 000 万结核潜伏感染高危人群的预防性治疗

【答案】A

【解析】2018—2022 年联合国关于结核潜伏感染控制的目标是全球完成 3 000 万结核潜伏感染高危人群的预防性治疗。

10. 对活动性肺结核患者的密切接触者进行结核病筛查,以下正确的( )

    A. 及早发现新的活动性结核病患者

    B. 及时检出结核潜伏感染者,并开展预防性治疗,防止发病

    C. 关口前移,有效降低结核病发病率

D. 以上都是

【答案】D

【解析】对活动性肺结核患者的密切接触者进行结核病筛查既可尽早检出新的患者,防止进一步传播,又可尽早检出结核潜伏感染者,通过开展预防性治疗防止结核病发病,从而有效降低结核病发病率。

11. 人体初次感染结核分枝杆菌后,大多数人(90%)会(　　　)

    A. 发病　　　　　　　　　　　　B. 发病,但较轻

    C. 死亡　　　　　　　　　　　　D. 没有任何症状,也不发病

【答案】D

【解析】人体初次感染结核分枝杆菌后,大多数人(90%)没有任何症状,也不发病。感染结核分枝杆菌的人中有 5% ~ 10% 的人会在其一生中发展为活动性结核病。

12. 感染结核分枝杆菌,是否发病主要取决于(　　　)

    A. 身体的抵抗力强弱　　　　　　B. 感染的时间长短

    C. 是否与传染性患者在一起　　　D. 感染时的年龄大小

【答案】A

【解析】感染结核分枝杆菌后,是否发病主要取决于身体抵抗力强弱,90% 的结核潜伏感染者因免疫控制的原因不会表现为临床结核病,即细菌在宿主体内潜伏存在但不引起任何发病的症状。

13. 结核潜伏感染的发生机制不包括(　　　)

    A. 结核分枝杆菌被控制在肉芽肿内

    B. 宿主免疫炎性反应调控不当

    C. 结核病免疫保护机制是活化的巨噬细胞和 $CD4^+T$ 细胞

    D. 结核分枝杆菌对 T 细胞识别的逃避

【答案】B

【解析】宿主免疫炎性反应调控不当可能导致活动性结核病的发生而非结核潜伏感染。

14. 人体感染结核分枝杆菌后,在抗原刺激下,处于以下哪种状态(　　　)

    A. 结核分枝杆菌被清除

    B. 体内细胞含有结核分枝杆菌的带菌状态

    C. 结核分枝杆菌复制但无临床表现的亚临床状态

    D. 以上均是

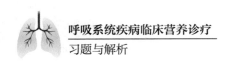
【答案】B

【解析】感染结核分枝杆菌后,一部分人群体内免疫细胞可清除结核分枝杆菌,不能清除细菌的人群形成结核潜伏感染状态,当机体的免疫力下降时,可转变为活动性结核病。因此,处于结核潜伏感染状态的人体细胞内含有结核分枝杆菌,但未给予清除。

15. 关于结核潜伏感染筛查诊断,以下正确的是(　　　　)

　　A. 结核菌素皮肤试验(tuberculin skin test,TST)阳性

　　B. 新型结核菌素皮肤试验(creation tuberculin skin test,C-TST)阳性

　　C. γ 干扰素释放试验(interferon-γ release assay,IGRA)阳性

　　D. 以上都是

【答案】D

【解析】结核潜伏感染的免疫学检查方法有 TST、C-TST、IGRA,均可用于结核潜伏感染高危人群和重点人群筛查。

16. 以下属于结核潜伏感染免疫学检查方法的是(　　　　)

　　A. 结核菌素皮肤试验(tuberculin skin test,TST)

　　B. 新型结核菌素皮肤试验(creation tuberculin skin test,C-TST)

　　C. γ 干扰素释放试验(interferon-γ release assay,IGRA)

　　D. 以上都是

【答案】D

【解析】结核潜伏感染诊断尚缺乏病原学诊断依据,目前主要是通过检测机体的结核病特异性免疫反应来诊断是否受到结核分枝杆菌感染。常用的检查方法包括 TST、C-TST 和 IGRA。

17. 关于重组结核杆菌融合蛋白(EC)皮肤试验,以下说法正确的是(　　　　)

　　A. 重组结核杆菌融合蛋白(EC)皮肤试验被世界卫生组织归类为基于结核分枝杆菌抗原的皮肤试验(*Mycobacterium tuberculosis* antigen-based skin test,TBST)

　　B. 重组结核杆菌融合蛋白(EC)是我国自主研发的新型结核分枝杆菌感染皮肤试验的检测试剂

　　C. 检测结核分枝杆菌感染敏感性高、特异性好

　　D. 以上都是

【答案】D

【解析】重组结核杆菌融合蛋白(EC)是应用基因工程方法表达的结核分枝杆菌 ESAT6 和 CFP10 两种蛋白的融合蛋白。这两种蛋白在卡介菌株和绝大多数非结核分枝杆菌中都缺如。所以,重组结核杆菌融合蛋白(EC)与卡介苗和大多数非结核分枝杆菌(nontuberculous mycobacteria,NTM)无交叉,可避免卡介苗接种和其他非结核分枝杆菌感染造成假阳性。

18. 关于世界卫生组织对重组结核杆菌融合蛋白(EC)皮肤试验评估的结果,下列正确的是
（　　）
  A. 为在儿童、青少年和人类免疫缺陷病毒(HIV)感染者中检测结核分枝杆菌感染与否
提供更可靠的结果
  B. 是准确、可接受、可行和具有成本效益的
  C. 与γ干扰素释放试验(IGRA)相比,具有相似的特异性
  D. 以上都是

【答案】D

【解析】2022年10月世界卫生组织发布了《世界卫生组织结核病整合指南模块3:诊断——结核感染检测》,对我国自主研发的重组结核杆菌融合蛋白(EC)皮肤试验评估结果进行了通报。基于结核分枝杆菌抗原的皮肤试验作为新的结核感染检测技术,为在儿童、青少年和人类免疫缺陷病毒(HIV)感染者中的应用提供更可靠的结果,不受结核病发病率影响,不受中低收入国家的限制,不受使用人群限制,是准确、可接受、可行和具有成本效益的,与γ干扰素释放试验相比具有相似的特异性,是一项新的技术突破,值得加速推广使用。

19. 我国上市使用的重组结核杆菌融合蛋白(EC)制剂产品规格包括（　　）
  A. 每瓶0.1ml、每瓶0.3ml、每瓶0.5ml和每瓶1.0ml共4种
  B. 每瓶0.3ml、每瓶0.5ml和每瓶1.0ml共3种
  C. 每瓶0.1ml、每瓶0.3ml和每瓶0.5ml共3种
  D. 每瓶0.3ml和每瓶0.5ml共2种

【答案】A

【解析】目前我国上市使用的重组结核杆菌融合蛋白(EC)制剂产品规格包括每瓶0.1ml、每瓶0.3ml、每瓶0.5ml、每瓶1.0ml共4种。

20. 重组结核杆菌融合蛋白(EC)皮肤试验的特点是（　　）
  A. 包含针对结核分枝杆菌的特异性抗原ESAT-6和CFP-10
  B. 在卡介菌株和其他大多数非结核分枝杆菌中不含这些抗原
  C. 试验可有效鉴别卡介苗接种与结核分枝杆菌感染
  D. 以上都是

【答案】D

【解析】重组结核杆菌融合蛋白(EC)皮肤试验的特点包括:包含针对结核分枝杆菌的特异性抗原ESAT-6和CFP-10,在卡介菌株和其他大多数非结核分枝杆菌中不含这些抗原,故可

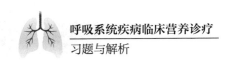

以有效鉴别卡介苗接种与结核分枝杆菌感染。

21. 重组结核杆菌融合蛋白(EC)皮肤试验判定为结核感染的标准为( )
  A. 红晕或硬结平均直径≥ 5mm 为阳性反应,或不论平均直径大小,凡有水疱、坏死或淋巴管炎者均属强阳性反应
  B. 红晕或硬结平均直径≥ 10mm 为阳性反应,或不论平均直径大小,凡有水疱、坏死或淋巴管炎者均属强阳性反应
  C. 红晕或硬结平均直径≥ 15mm 为阳性反应,或不论平均直径大小,凡有水疱、坏死或淋巴管炎者均属强阳性反应
  D. 红晕或硬结平均直径≥ 20mm 为阳性反应,或不论平均直径大小,凡有水疱、坏死或淋巴管炎者均属强阳性反应。

【答案】A
【解析】重组结核杆菌融合蛋白(EC)皮肤试验不受卡介苗接种和非结核分枝杆菌感染的影响,判定为结核感染的标准为红晕或硬结平均直径≥ 5mm,或不论平均直径大小,凡有水疱、坏死或淋巴管炎者均属强阳性反应。

22. 在卡介苗接种地区和 / 或非结核分枝杆菌感染流行地区,下列哪种情况一般不判断为结核感染( )
  A. 结核菌素皮肤试验检测硬结平均直径≥ 5mm 且 < 10mm
  B. 结核菌素皮肤试验检测硬结平均直径≥ 10mm 且 < 15mm
  C. 结核菌素皮肤试验检测硬结平均直径≥ 15mm
  D. 结核菌素皮肤试验检测局部出现双圈、水疱、坏死及淋巴管炎

【答案】A
【解析】①无卡介苗接种史者、人类免疫缺陷病毒(HIV)阳性者、接受免疫抑制剂治疗 > 1 个月者和与病原学阳性肺结核患者有密切接触的 5 岁以下儿童,结核菌素皮肤试验检测硬结 > 5mm 者视为结核分枝杆菌感染;②有卡介苗接种史者,结核菌素皮肤试验检测硬结 > 10mm 者视为结核分枝杆菌感染。检测局部出现水疱、坏死、淋巴管炎、双圈等提示强阳性,考虑存在结核感染。

23. γ 干扰素释放试验检测的主要抗原包括 ESAT-6 和( )
  A. katG   B. inhA   C. rpoB   D. CFP-10

【答案】D
【解析】γ 干扰素释放试验检测的主要抗原包括 ESAT-6 和 CFP-10,均为结核分枝杆菌特异性抗原。

24. 下列结核病实验室诊断技术属于免疫学检测方法的是（　　）

    A. 涂片　　　　　　　　　　　　B. γ- 干扰素释放试验

    C. Xpert® MTB/RIF　　　　　　　D. GenoType® MTBDR

【答案】B

【解析】γ 干扰素释放试验是一种利用体外细胞免疫方法检测机体是否感染结核分枝杆菌的检测试验。

25. 关于结核潜伏感染，以下表述正确的是（　　）

    A. γ 干扰素释放试验阳性，胸部 X 线片未发现活动性结核病灶

    B. 结核菌素皮肤试验强阳性，胸部 X 线片发现疑似结核病灶

    C. 结核菌素皮肤试验中度以上阳性，没有发现临床结核病证据

    D. 结核分枝杆菌病原学检测阴性，胸部 X 线片未发现活动性结核病灶

【答案】C

【解析】结核潜伏感染是指机体感染了结核分枝杆菌，但没有发生临床结核病，没有临床细菌学或者影像学方面活动性结核病的证据。

26. 以下哪项不是结核潜伏感染的检测方法（　　）

    A. 结核菌素皮肤试验　　　　　　B. γ 干扰素释放试验

    C. 结核分枝杆菌分子生物学检查　D. 重组结核杆菌融合蛋白（EC）皮肤试验

【答案】C

【解析】结核潜伏感染的检测方法包括结核菌素皮肤试验、γ 干扰素释放试验、重组结核杆菌融合蛋白（EC）皮肤试验等。结核分枝杆菌分子生物学检查阳性提示活动性结核病。

27. 从结核潜伏感染进展到活动性结核病的风险为 5% ～ 10%，风险的升高与多种因素有关，但不包括（　　）。

    A. 骨髓移植　　　　　　　　　　B. 5 岁以上儿童

    C. 合并硅肺、糖尿病等　　　　　D. 免疫抑制

【答案】B

【解析】从结核潜伏感染进展到活动性结核病与机体的免疫状态密切相关，骨髓移植、合并尘肺导致肺部抵抗力下降，糖尿病或免疫抑制状态时全身抵抗力下降，均是活动性结核病的危险因素。

28. 结核分枝杆菌感染与发病的关系是（　　）

    A. 结核分枝杆菌感染是结核病的一种常见类型

B. 结核分枝杆菌感染是结核病发生的前提和基础

C. 机体感染结核分枝杆菌后,都会形成结核潜伏感染状态

D. 机体感染结核分枝杆菌后,多数人会发病

【答案】B

【解析】结核分枝杆菌感染是结核病发生的前提和基础,感染结核分枝杆菌后大多数人因免疫系统介入不会发病而进入结核潜伏感染状态,少数人会发病。

29. 结核感染皮肤试验检测阴性的意义是( )

A. 未受结核分枝杆菌自然感染

B. 感染时间短,机体免疫及变态反应尚未形成

C. 机体存在严重感染、使用免疫抑制剂、存在免疫缺陷,从而降低机体对结核菌素纯蛋白衍生物(PPD)/ 重组结核杆菌融合蛋白(EC)的反应性

D. 以上都是

【答案】D

【解析】结核感染皮肤试验一般采用结核菌素纯蛋白衍生物(PPD)或重组结核杆菌融合蛋白(EC)皮内注射。PPD 皮试或 EC 皮试阴性的临床意义含有多种情况,除了机体从未感染过结核分枝杆菌以外,机体免疫力低下、病灶严重导致免疫功能低下等均可能造成假阴性的结果,具体包括:未受结核分枝杆菌自然感染;感染时间短,机体免疫及变态反应尚未形成;机体存在严重感染、使用免疫抑制剂、存在免疫缺陷,从而降低机体对结核菌素纯蛋白衍生物(PPD)/ 重组结核杆菌融合蛋白(EC)的反应性。

30. 以下关于结核潜伏感染的描述,错误的是( )

A. 全球结核潜伏感染者约 17 亿,约占全球人口的 1/3

B. 年龄越小,发病风险越高

C. 感染结核分枝杆菌者,具有传染性

D. 可进展为活动性结核病

【答案】C

【解析】结核潜伏感染是指机体感染了结核分枝杆菌,但没有发生临床结核病,没有临床细菌学或者影像学方面活动性结核病的证据;结核潜伏感染者未发病,未检测到体内的活动性结核病灶,因此不具备传染性。

31. 须进行结核潜伏感染检查的入学新生包括( )

A. 幼儿园、小学及非寄宿制初中入学新生有肺结核患者密切接触史或肺结核可疑症状者

B. 高中和寄宿制初中入学新生

    C. 重点学校或来自重点地区的大学入学新生

    D. 以上都是

【答案】D

【解析】须进行结核潜伏感染检查的入学新生包括：幼儿园、小学及非寄宿制初中入学新生有肺结核患者密切接触史或肺结核可疑症状者、高中和寄宿制初中入学新生、重点学校或来自重点地区的大学入学新生。

32. 结核潜伏感染的重点筛查人群包括（　　　　）

    A. 与病原学阳性的活动性肺结核患者接触的儿童

    B. 感染人类免疫缺陷病毒（HIV）的儿童、应用免疫抑制剂或准备接受器官移植的儿童

    C. 与活动性肺结核患者间断接触累计超过 40 小时的儿童

    D. 以上都是

【答案】D

【解析】结核潜伏感染的重点筛查人群包括：与病原学阳性的活动性肺结核患者接触的儿童，感染 HIV 的儿童，应用免疫抑制剂或准备接受器官移植的儿童，与活动性肺结核患者间断接触累计超过 40 小时的儿童等。

33. 关于对结核潜伏感染者开展结核病预防性治疗的目的，下列正确的是（　　　　）

    A. 减少活动性结核病的发生　　　　B. 减少耐药结核病的发生

    C. 减少抗结核药物不良反应的发生　　D. 以上都是

【答案】A

【解析】对结核潜伏感染者开展结核病预防性治疗的目的为减少活动性结核病的发生，降低结核病发病率。

34. 抗结核预防性服药治疗的重点对象是（　　　　）

    A. 与传染性结核病患者密切接触的 5 岁及以下儿童结核潜伏感染者

    B. 排除了活动性肺结核的人类免疫缺陷病毒（HIV）感染者 / 艾滋病（AIDS）患者

    C. 与活动性肺结核患者密切接触的新近结核潜伏感染者

    D. 以上都是

【答案】D

【解析】抗结核预防性服药治疗的重点对象包括：①与病原学阳性肺结核患者密切接触的 5 岁及以下儿童结核潜伏感染者；② HIV 感染者及 AIDS 患者中的结核潜伏感染者；③与活动性肺结核患者密切接触的新近结核潜伏感染者。

35. 结核潜伏感染者预防性服药的注意事项包括(   )

　　A. 获得患者知情同意

　　B. 预防性治疗前,排除活动性肺结核,排除预防性治疗禁忌证

　　C. 服药期间监测肝肾功能

　　D. 以上都是

【答案】D

【解析】在获得患者知情同意后,排除活动性结核病和预防性治疗的禁忌证,在预防性治疗期间监测药物不良反应均是结核潜伏感染者预防性服药应注意的事项。

36. 关于结核潜伏感染的预防性治疗,以下说法不正确的是(   )

　　A. 结核潜伏感染的预防性治疗包括化学预防性治疗和免疫预防性治疗

　　B. 结核潜伏感染的化学预防性治疗通常选用 1 ～ 2 种一线抗结核药物

　　C. 对小于 5 岁的儿童家庭密切接触者,在排除活动性结核病后,不推荐预防性治疗

　　D. 谨慎权衡药物副作用、个体获益以及进展为结核病的风险后,再决定是否进行预防性治疗

【答案】C

【解析】预防性治疗的重点对象:①与病原学阳性肺结核患者密切接触的 5 岁以下儿童结核潜伏感染者;②人类免疫缺陷病毒(HIV)感染者及艾滋病(AIDS)患者中的结核潜伏感染者,或感染检测未检出阳性而临床医生认为确有必要进行治疗的个体;③与活动性肺结核患者密切接触的学生等新近潜伏感染者。

37. 对达到预防性治疗要求但拒绝治疗者,应进行胸部影像学检查的时间点是(   )

　　A. 首次筛查后 3 个月末　　　　　　　　B. 首次筛查后 6 个月末

　　C. 首次筛查后 12 个月末　　　　　　　 D. 以上都是

【答案】D

【解析】对达到预防性治疗要求但拒绝治疗者,应在首次筛查后 3 个月末、6 个月末、12 个月末对其进行胸部影像学检查。

38. 我国结核潜伏感染预防性治疗的重点人群包括(   )

　　A. 与病原学阳性肺结核患者密切接触的结核潜伏感染者,特别是 5 岁以下儿童、与活动性肺结核患者密切接触的学生等

　　B. 人类免疫缺陷病毒(HIV)感染者及艾滋病(AIDS)患者中的结核潜伏感染者,或感染检测未检出阳性而临床医生认为确有必要进行治疗的个体

　　C. 需使用肿瘤坏死因子治疗、长期进行透析治疗、准备做器官移植或骨髓移植、患硅肺

以及长期应用糖皮质激素或其他免疫抑制剂的结核潜伏感染者

    D. 以上都是

【答案】D

【解析】上述人群均为《中国结核病预防控制工作技术规范(2020年版)》中规定的预防性治疗的重点对象。

39. 结核潜伏感染免疫预防性治疗的特点是(　　　　)

    A. 我国批准上市作为免疫预防性治疗的生物制剂为注射用母牛分枝杆菌

    B. 注射用母牛分枝杆菌预防结核潜伏感染者发病的保护率达到54.7%,高于世界卫生组织提出的免疫预防性治疗50%的水平

    C. 注射用母牛分枝杆菌的不良反应不多见,主要表现为轻度皮疹、低热、局部红肿硬结,均为一过性反应,可自行恢复

    D. 以上都是

【答案】D

【解析】我国批准上市作为免疫预防性治疗的生物制剂为注射用母牛分枝杆菌,其预防结核潜伏感染者发病的保护率达到54.7%,超过世界卫生组织提出的免疫预防性治疗50%的水平。不良反应并不多见,主要表现为轻度皮疹、低热、局部红肿硬结,均为一过性反应,可自行恢复。

40. 接受预防性治疗的对象在治疗结束后通常至少应该随访和观察(　　　　)

    A. 半年   B. 1年   C. 2年   D. 10年

【答案】C

【解析】接受预防性治疗的对象治疗结束后需要定期随访观察。研究表明,感染结核分枝杆菌后2年内是发病高风险期,为了评价预防性治疗的效果,通常至少应该随访和观察2年。

41. 开始预防性治疗前,需要通过何种检查排除全身任何部位可能隐蔽的活动性结核病变(　　　　)

    A. 症状筛查   B. 体格检查

    C. 影像学和实验室检查   D. 以上都是

【答案】D

【解析】进行预防性治疗前,需要对患者进行症状筛查、全面体格检查和胸部影像学检查,以排除活动性结核病。因为活动性结核病患者抗结核治疗的方案与结核潜伏感染者的预防性治疗方案不同。

42. 免疫预防性治疗的禁忌证是(　　　)
    A. 对免疫制剂的任何成分过敏者或过敏体质者　　　B. 妊娠期妇女
    C. 极度衰弱及重症贫血者　　　D. 以上都是

【答案】D

【解析】免疫预防性治疗的禁忌证主要包括:对免疫制剂的任何成分过敏者或过敏体质者;妊娠期妇女;急性传染病(麻疹、百日咳等);一般情况差,有其他严重疾病不能耐受者;极度衰弱及重症贫血者。完成规范抗结核治疗 5 年之内的患者可以不必进行预防性抗结核治疗。

43. 建议进行 6 个月异烟肼预防性治疗的人群是(　　　)
    A. 结核病发病率高的国家的成人结核潜伏感染者
    B. 结核病发病率高的国家的儿童结核潜伏感染者
    C. 结核病发病率低的国家的儿童结核潜伏感染者
    D. 以上都是

【答案】D

【解析】建议对结核病发病率高的国家的成人结核潜伏感染者、儿童结核潜伏感染者和结核病发病率低的国家的儿童结核潜伏感染者进行 6 个月的异烟肼预防性治疗。

44. 每日利福平加异烟肼 3 个月方案中,体重 < 50kg 的成人服用利福平的剂量是(　　　)
    A. 300mg/ 次　　　B. 450mg/ 次　　　C. 500mg/ 次　　　D. 600mg/ 次

【答案】B

【解析】此方案中,体重 < 50kg 的成人服用利福平的剂量是 450mg/ 次,体重 ≥ 50kg 的成人服用利福平的剂量是 600mg/ 次。

45. 每周利福喷丁加异烟肼 3 个月方案中,体重 ≥ 50kg 的成人服用异烟肼的剂量是(　　　)
    A. 300mg/ 次　　　B. 450mg/ 次　　　C. 500mg/ 次　　　D. 600mg/ 次

【答案】D

【解析】此方案中,体重 ≥ 50kg 的成人服用异烟肼的剂量是 600mg/ 次。

46. 以下哪一种预防性治疗方案需要用药满 6 个月(　　　)
    A. 异烟肼 + 利福平联合方案　　　B. 异烟肼 + 利福喷丁联合间歇方案
    C. 单用异烟肼方案　　　D. 单用利福平方案

【答案】C

【解析】异烟肼 + 利福平联合方案疗程 3 个月,异烟肼 + 利福喷丁联合间歇方案疗程 3 个月,单用异烟肼方案疗程 6 个月,单用利福平方案疗程 4 个月。

47. 采用注射用母牛分枝杆菌进行免疫预防性治疗,肌内注射频率和疗程为( )

    A. 每天 1 次,共 6 次   B. 每 2 周 1 次,共 6 次

    C. 每周 2 次,共 6 次   D. 每周 1 次,共 6 次

【答案】B

【解析】采用注射用母牛分枝杆菌进行免疫预防性治疗,注射频率为每 2 周 1 次,共 6 次。

48. 在中小学对化学预防性治疗者进行服药管理时,应由谁做督导服药管理员( )

    A. 校医   B. 班主任 / 辅导员   C. 指定的其他人员   D. 以上都可以

【答案】D

【解析】在中小学对化学预防性治疗者进行服药管理时,由家人、学校的校医或社区医护人员,指定的其他人员如班主任、辅导员进行督导服药。

49. 对预防性治疗者进行不良反应监测的时间点是( )

    A. 启动治疗后的 2 周末   B. 启动治疗后的 1 个月末

    C. 启动治疗后的每个月末   D. 以上都是

【答案】D

【解析】对预防性治疗者进行不良反应监测的时间点是启动治疗后的 2 周末、1 个月末及启动治疗后的每个月末。

50. 应用利福平或异烟肼,可能出现的不良反应有( )

    A. 高胆红素血症和转氨酶升高   B. 皮疹、皮肤瘙痒

    C. 恶心、呕吐等胃肠道症状   D. 以上都是

【答案】D

【解析】应用利福平或异烟肼均可出现胃肠道反应如恶心、呕吐等,可出现过敏如皮疹、皮肤瘙痒等,出现肝损伤如转氨酶升高、高胆红素血症等。

51. 在对结核潜伏感染患儿进行结核病预防性治疗的过程中,需要停药的情况有( )

    A. 谷丙转氨酶(ALT)水平高于 3 倍健康人群高限,伴恶心、呕吐等临床症状

    B. 出现皮疹、皮肤瘙痒,症状不严重者

    C. 有恶心、呕吐等胃肠道症状,症状轻中度者

    D. 以上都是

【答案】A

【解析】ALT > 5 倍健康人群高限(upper limit of normal,ULN),或 ALT > 3 倍 ULN 伴有黄疸、恶心、呕吐、乏力等症状,或总胆红素 > 3 倍 ULN,立即停用所有抗结核药物,积极进行保肝治疗。

第二章

敏感性肺结核

学习目的

1. 了解结核病病原学特点以及发病机制。
2. 掌握结核病细菌学、免疫学的基本理论及原理。
3. 掌握肺结核的临床诊断、鉴别诊断及治疗原则。

肺结核（pulmonary tuberculosis）是指结核分枝杆菌侵犯肺部引起的慢性呼吸道传染病，主要通过呼吸道传播，控制传染源、切断传播途径、保护易感人群是控制结核病的策略。肺结核的临床症状有咳嗽、咳痰、低热、咯血等，诊断方法有病原学、免疫学等方法，病原学方法包括涂片法、培养法、分子生物学检测、病理检测等，是肺结核的确诊方法。根据国家行业标准，肺结核可分为原发性肺结核、血行播散性肺结核、继发性肺结核、气管支气管结核和结核性胸膜炎。敏感性肺结核是指肺结核患者痰液经培养或分子生物学检查未发现耐药结核菌。根据肺结核病情和耐药情况，在结核病的治疗方式上将肺结核分为利福平敏感肺结核和利福平耐药肺结核。对于耐药性未知的肺结核，治疗方式参照利福平敏感肺结核。治疗期间一旦发现耐药，则按照耐药方案进行治疗。

1. 分枝杆菌主要包括（   ）
   A. 结核分枝杆菌复合群
   B. 麻风分枝杆菌
   C. 非结核分枝杆菌
   D. 以上都是

【答案】D

【解析】分枝杆菌属包括三大类，分别是结核分枝杆菌复合群、非结核分枝杆菌、麻风分枝杆菌。其中结核分枝杆菌复合群又可分为结核分枝杆菌、牛分枝杆菌、非洲分枝杆菌、鼠分枝杆菌。

2. 分枝杆菌为严格需氧菌，最适宜的 pH 是（   ）
   A. 5.0 ~ 5.5
   B. 6.0 ~ 6.4
   C. 6.5 ~ 6.8
   D. 7.0 ~ 7.4

【答案】C

【解析】分枝杆菌为严格需氧菌,最适宜的pH是6.5～6.8,最适温度为35～37℃,生长缓慢,接种后培养2～4周才出现肉眼可见的菌落。

3. 结核分枝杆菌对外环境的适应性较强,可在干燥痰内存活(　　)
   A.1～2个月　　　　B.3～4个月　　　　C.6～8个月　　　　D.9～10个月

【答案】C

【解析】结核分枝杆菌生长缓慢,对环境的适应性较强,在合适的培养基中生长也需要4～8周的时间,可在干燥痰内存活达6～8个月。

4. 关于结核分枝杆菌的生理特征,下列描述错误的是(　　)
   A.结核分枝杆菌为嗜温(最适温度37℃)微生物,30℃以下停止生长
   B.黏附在衣物上可存活达2年,在干燥痰内存活6～8个月
   C.对湿热、紫外线和酒精不太敏感
   D.在液体培养基生长快于在固体培养基生长

【答案】C

【解析】结核分枝杆菌对湿热、紫外线和酒精敏感,阳光曝晒下仅能存活数小时,70%～75%酒精能在5～30min将其杀灭。

5. MPB64蛋白在以下哪种分枝杆菌中分泌(　　)
   A.结核分枝杆菌　　B.鸟分枝杆菌　　C.脓肿分枝杆菌　　D.龟分枝杆菌

【答案】A

【解析】MPB64蛋白是结核分枝杆菌在液体培养基中生长时主要的分泌蛋白之一,当分枝杆菌培养阳性时,培养滤液中检测到MPB64抗原判定为结核分枝杆菌,否则推定为非结核分枝杆菌。

6. 可能与结核分枝杆菌的致病性有关的因素是(　　)
   A.菌体成分　　　　　　　　B.宿主体内大量繁殖引起炎症
   C.机体应答的免疫损伤　　　D.代谢物质的毒性

【答案】C

【解析】结核病的症状大多是宿主的免疫反应所致,而非细菌的直接毒性作用。

7. 结核病的主要传播途径是(　　)
   A.消化道传播　　B.血液传播　　C.皮肤接触　　D.呼吸道传播

【答案】D

【解析】呼吸道传播是结核分枝杆菌主要的传播途径,其他少见的传播途径包括消化道传染,偶尔通过破损的皮肤、黏膜、生殖器官等接触传染以及通过胎盘或吸入羊水感染。

8. 结核病最主要的传染源是（　　　）

    A. 浸润性肺结核患者　　　　　　　　　　B. 原发性肺结核患者

    C. 结核性胸膜炎患者　　　　　　　　　　D. 排菌状态的肺结核患者

【答案】D

【解析】飞沫传播是肺结核最重要的传播途径。处在排菌状态的活动性肺结核患者通过咳嗽、打喷嚏、大笑、大声谈话等方式把含有结核分枝杆菌的飞沫排到空气中而传播。

9. 肺结核患者排菌的特点是（　　　）

    A. 均匀性　　　　　　B. 逐渐增多　　　　　C. 不确定性　　　　　D. 间断性和不均匀性

【答案】D

【解析】排菌患者大多在咳嗽、咳痰、大声打喷嚏等时候排出结核分枝杆菌并感染他人,排菌具有间断性和不均匀性的特点。

10. 肺结核传染的主要途径与方式是（　　　）

    A. 饮用未经消毒的病牛牛奶　　　　　　B. 吸入患者咳嗽、打喷嚏时排出的带菌飞沫

    C. 皮肤外伤　　　　　　　　　　　　　　D. 泌尿生殖道损伤

【答案】B

【解析】呼吸道飞沫传播是肺结核最重要的传播途径。传染性结核病患者主要通过咳嗽、打喷嚏、大笑、大声谈话等方式把含有结核分枝杆菌的飞沫排到空气中传染其他人群。少见的传播途径包括:①消化道传染:饮用消毒不严的被牛型结核分枝杆菌污染的牛奶或食用被人型结核分枝杆菌污染的其他食物而得病;②偶可通过破损的皮肤、黏膜、生殖器官等接触感染;③先天性结核病感染途径为经胎盘或吸入羊水感染。

11. 结核病的主要传染源是（　　　）

    A. 痰菌阳性的肺结核患者　　　　　　　　B. 痰菌阴性的肺结核患者

    C. 结核性胸膜炎患者　　　　　　　　　　D. 肺外结核患者

【答案】A

【解析】结核病传染源主要是痰菌阳性的肺结核患者,主要通过咳嗽、打喷嚏、大笑、大声谈话等方式把含有结核分枝杆菌的飞沫排到空气中传播。

12. 感染结核分枝杆菌的主要途径是（　　　）

    A. 吸入了含结核分枝杆菌的飞沫核　　　　B. 与肺结核患者共同进餐

    C. 与肺结核患者握手　　　　D. 以上全是

【答案】A

【解析】经呼吸道飞沫传播是肺结核最重要的传播途径。传染性结核病患者主要通过咳嗽、打喷嚏、大笑、大声谈话等方式把含有结核分枝杆菌的飞沫排到空气中传染其他人群。

13. 肺结核患者在什么情况下传染性大幅度降低（　　　）

    A. 服用抗生素后 2 周　　　　B. 经过 2 周有效正规的抗结核治疗后

    C. 肺结核中断治疗后　　　　D. 未治疗时

【答案】B

【解析】在规律抗结核治疗后的 2 ~ 3 周,肺结核患者体内大部分敏感的结核分枝杆菌可被杀灭,传染性大幅降低,部分非敏感菌、细胞内结核分枝杆菌及持存菌可能仍存活。

14. 原发性肺结核较少见的症状是（　　　）

    A. 低热　　　　B. 食欲差、乏力　　　　C. 盗汗、消瘦　　　　D. 咯血

【答案】D

【解析】原发性肺结核肺部表现主要为肺内原发病灶及胸内淋巴结肿大,或单纯胸内淋巴结肿大,原发病灶常为炎性浸润灶,不易出现肺内空洞,故导致咯血较少见。

15. 结核病的病原学检查包括（　　　）

    A. 痰涂片　　　　B. 痰培养

    C. 结核分枝杆菌分子生物学检查　　　　D. 以上都是

【答案】D

【解析】病原学检查是指使用各种方法检测人体内各种致病源如细菌、病毒等的感染情况,常用检查方法包括:①直接显微镜镜检;②病原体核酸检测,主要有聚合酶链反应(polymerase chain reaction,PCR)和核酸探针杂交技术;③病原体的分离、培养和鉴定。

16. 及早发现肺结核患者的方法包括（　　　）

    A. 当出现肺结核可疑症状(咳嗽、咳痰 2 周以上或痰中带血)时,应高度怀疑得了结核病,应及时就医

    B. 医务人员在接诊时如果遇到肺结核可疑症状者,应及时对其进行结核病检查

    C. 尽早明确诊断并给予规范治疗

    D. 以上都是

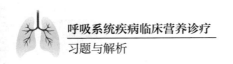

【答案】D

【解析】《中国结核病预防控制工作技术规范(2020年版)》指出,我国主要通过"因症就诊""主动筛查""健康体检"等方式及早发现、尽早诊断肺结核患者,故普通人群有肺结核可疑症状时应及时就医,医务人员遇见肺结核可疑症状者应及时给予结核病相关检查,早诊断、早治疗。

17. 肺结核的临床症状包括(　　　)

　　A. 咳嗽、咳痰,痰中带血　　　　　　B. 低热、乏力、消瘦

　　C. 胸痛、呼吸困难　　　　　　　　　D. 以上都是

【答案】D

【解析】肺结核临床症状主要有:①呼吸系统症状:咳嗽、咳痰或咯血;多数患者为痰中带血,少数为大咯血;累及胸膜可发生胸痛,随呼吸和咳嗽加重;呼吸困难多见于干酪样肺炎和大量胸腔积液患者。②全身症状:发热,多为长期午后潮热,部分患者有倦怠乏力、盗汗、食欲减退和体重减轻等,育龄期女性患者可有月经不调。

18. 根据《结核病分类》(WS 196—2017),结核病包括(　　　)

　　A. 结核分枝杆菌潜伏感染者　　　　　B. 活动性结核病

　　C. 非活动性结核病　　　　　　　　　D. 以上都是

【答案】D

【解析】《结核病分类》(WS 196—2017)将结核病分为结核分枝杆菌潜伏感染者、活动性结核病和非活动性结核病三类。

19. 按照《结核病分类》(WS 196—2017)中肺结核范畴,以下表述不正确的是(　　　)

　　A. 结核性胸膜炎属于肺结核范畴,须按乙类传染病要求登记报告

　　B. 气管支气管结核属于肺结核范畴,须按乙类传染病要求登记报告

　　C. 肺门淋巴结核属于肺结核范畴,须按乙类传染病要求登记报告

　　D. 口腔结核属于肺结核范畴,须按乙类传染病要求登记报告

【答案】D

【解析】《结核病分类》(WS 196—2017)中指出,肺结核指结核病变发生在肺、气管、支气管和胸膜等部位,故D选项口腔结核不属于肺结核,而属于肺外结核。

20. 关于非活动性肺结核,以下表述正确的是(　　　)

　　A. 病原学检查阴性,胸部影像显示孤立性或多发性钙化病灶

　　B. 无活动性结核相关临床症状和体征,胸部影像显示边缘清晰索条状病灶

C. 无活动性结核相关临床症状及实验室依据,影像学检查符合非活动结核病灶表现,排除其他原因肺部影像改变

D. 以上表述均不正确

【答案】C

【解析】无活动性结核相关临床症状和体征,细菌学检查阴性,影像学检查符合以下一项或多项表现,并排除其他原因所致的肺部影像改变可诊断为非活动性肺结核:①钙化病灶(孤立性或多发性);②索条状病灶(边缘清晰);③硬结性病灶;④净化空洞;⑤胸膜增厚、粘连或伴钙化。

21. 根据《结核病分类》(WS 196—2017),基于影像及病理表现特点分型,不属于肺结核分型的是(　　)

　　A. 原发性肺结核　　　　　　　　B. 血行播散性肺结核

　　C. 继发性肺结核　　　　　　　　D. 慢性纤维空洞性肺结核

【答案】D

【解析】根据《结核病分类》(WS 196—2017)肺结核分为以下 5 种类型:①原发性肺结核;②血行播散性肺结核;③继发性肺结核:包括浸润性肺结核、结核球、干酪性肺炎、慢性纤维空洞性肺结核和毁损肺等;④气管、支气管结核;⑤结核性胸膜炎。慢性纤维空洞性肺结核属于继发性肺结核的一种类型。

22. 肺结核诊断标准包括(　　)

　　A. 疑似病例　　　　B. 临床诊断病例　　　　C. 确诊病例　　　　D. 以上都是

【答案】D

【解析】《肺结核诊断》(WS 288—2017)将肺结核诊断分为疑似病例、临床诊断病例和确诊病例三类。

23. 关于《肺结核诊断》(WS 288—2017)中肺结核确诊病例,以下表述不正确的是(　　)

　　A. 2 份痰标本涂片阳性　　　　　　B. 分枝杆菌分离培养阳性

　　C. 肺组织病理学检查阳性　　　　　D. γ 干扰素释放试验阳性

【答案】D

【解析】肺结核的诊断原则是以病原学(包括细菌学、分子生物学)检查为主,结合流行病学史、临床表现、胸部影像、相关的辅助检查及鉴别诊断等,进行综合分析做出诊断,以病原学、病理学结果作为确诊依据。γ 干扰素释放试验对诊断结核感染的特异性比较高,一般用于检测结核感染,对活动性 / 非活动性肺结核鉴别意义不大,不适合作为结核病的确诊依据。

24. 关于肺结核患者痰液的处理,下列说法正确的是( )
    A. 将痰吐在带盖的玻璃杯内,且外出随身携带痰瓶和手纸
    B. 用过的纸巾用火烧掉
    C. 痰杯或痰瓶煮沸消毒
    D. 以上都是

【答案】D

【解析】结核分枝杆菌对干燥、冷、酸、碱等抵抗力强。肺结核患者若随地吐痰,痰液中的结核分枝杆菌可能长期存活并感染他人。肺结核患者痰液的正确处理方法为:将痰吐在带盖的玻璃杯内,且外出随身携带痰瓶和手纸,避免痰液污染环境;将用过的纸巾用火烧掉;痰杯或痰瓶煮沸消毒以杀灭痰中的结核分枝杆菌。

25. 肺结核患者的哪种标本传染性最强( )
    A. 干酪样痰液　　　　　　　　　　B. 血液
    C. 汗液　　　　　　　　　　　　　D. 尿液

【答案】A

【解析】干酪样痰液外观以黄色(或奶酪色)样、团块状的肺部分泌物为主,涂片染色后镜检,可见大量脓性炎症细胞,往往含有大量的结核分枝杆菌,容易将结核分枝杆菌扩散在空气中造成传播。

26. 控制结核传播最主要的措施是( )
    A. 注意环境卫生　　　　　　　　　B. 及早发现、治疗和控制传染源
    C. 长期预防用药　　　　　　　　　D. 戴口罩

【答案】B

【解析】传染性疾病预防控制一般原则:管理传染源、切断传播途径和保护易感人群,控制结核传播最主要的措施是及早发现和治疗结核传染源,从源头上减少结核病的传播。

27. 普通人群出现肺结核可疑症状时应该( )
    A. 继续上学或工作　　　　　　　　B. 及时到属地结核病定点医疗机构就诊
    C. 回家休息,不告诉家人　　　　　D. 外出旅游

【答案】B

【解析】肺结核可疑症状为咳嗽、咳痰 2 周以上或咯血、痰中带血。普通人群出现肺结核可疑症状应及时就医,早诊断早治疗,必要时隔离,防止疾病对身体造成更大损害或结核病传染他人。

28. 肺结核患者初次就诊一般检查需要留取哪几份痰（　　）
    A. 即时痰、夜间痰和清晨痰　　　　　　B. 夜间痰、清晨痰和午间痰
    C. 夜间痰、午间痰和即时痰　　　　　　D. 即时痰、清晨痰和午间痰

【答案】A

【解析】痰涂片抗酸染色检查简单、快速、易行、可靠,但欠敏感,每毫升痰中至少含 5 000 ~
10 000 个抗酸杆菌时可呈阳性结果。肺结核患者初次就诊一般收集三份痰标本(即时痰、夜
间痰和清晨痰)进行痰涂片检查以提高阳性率,同时留两份质量较高的痰标本进行结核分枝
杆菌培养。

29. 传染性肺结核患者住院治疗的流行病学意义是（　　）
    A. 隔离患者,控制结核病在人群的传播　　B. 降低治疗成本
    C. 提高患者治疗的依从性　　　　　　　　D. 明确诊断、调整治疗方案

【答案】A

【解析】传染性肺结核患者住院治疗可以控制传染源,从源头减少和避免结核病在人群中的
传播。

30. 对利福平敏感的病原学阳性肺结核患者在治疗中需要送检痰标本复查的时间为（　　）
    A. 第 2 月末、第 5 月末和第 6 月末　　　B. 第 2 月末和第 6 月末
    C. 第 2 月末、第 5 月末和第 8 月末　　　D. 第 2 月末和第 8 月末

【答案】A

【解析】《中国结核病预防控制工作技术规范(2020 年版)》指出,对利福平敏感患者在治疗至
第 2、第 5 月末和第 6 月末(疗程末)各进行痰检 1 次;对病原学阳性患者治疗到第 2 月末痰
检仍为阳性者,在第 3 个月末增加一次痰检;利福平耐药性未知的患者,在每个治疗月末均
要检查 1 次。

31. 我国发现肺结核患者的主要方式是（　　）
    A. 因症就诊　　　　B. 主动筛查　　　　C. 健康体检　　　　D. 以上都是

【答案】D

【解析】《中国结核病预防控制工作技术规范(2020 年版)》指出,我国主要通过因症就诊、主
动筛查、健康体检等方式及早发现、尽早诊断肺结核患者。

32. 结核分枝杆菌培养最常用的固体培养基是（　　）
    A. 罗氏培养基　　　B. 7H9 培养基　　　　C. MH 培养基　　　　D. 血平板培养基

【答案】A

【解析】结核分枝杆菌培养是结核病诊断的"金标准",我国常用的培养基为罗氏(Lowenstein-Jensen)固体培养基,结核分枝杆菌培养费时较长,一般为 2 ~ 8 周。近年逐步推广液体培养基和测定细菌代谢产物的 BACTEC-TB960 法等新技术,可缩短报告时间并提高分离率。

33. 我国结核分枝杆菌罗氏培养基报告阴性结果的时间为(　　　)

    A. 2 周　　　　　　　　　　　　　　B. 4 周

    C. 6 周　　　　　　　　　　　　　　D. 8 周

【答案】D

【解析】应用罗氏(Lowenstein-Jensen)固体培养基进行结核分枝杆菌培养费时较长,一般为 2 ~ 8 周,接种后第 3、第 7 日观察培养情况,随后每周观察一次,连续观察 8 周,若无结核分枝杆菌菌落生长则记录为"阴性"。

34. 可以对结核分枝杆菌复合群和非结核分枝杆菌进行初步鉴定的选择培养基是(　　　)

    A. 7H10 培养基　　　　　　　　　　B. 对硝基苯甲酸培养基

    C. 7H9 培养基　　　　　　　　　　　D. 罗氏培养基

【答案】B

【解析】培养出分枝杆菌菌株后,可将菌种接种于对硝基苯甲酸培养基,绝大多数非结核分枝杆菌可以生长,而结核分枝杆菌复合群则不能生长。该方法可靠性较好,适合于对菌种进行初步鉴定。

35. 荧光染色检查分枝杆菌至少需要观察的视野数为(　　　)

    A. 10 个　　　　　　　　　　　　　B. 30 个

    C. 50 个　　　　　　　　　　　　　D. 100 个

【答案】C

【解析】荧光染色检查分枝杆菌时至少观察 50 个视野,未发现抗酸杆菌可报告阴性。齐 - 内染色检查分枝杆菌至少连续观察 300 个视野,未发现抗酸杆菌可报告阴性。

36. 可以区分人型结核分枝杆菌和牛型结核分枝杆菌的选择性培养基是(　　　)

    A. 7H10 培养基　　　　　　　　　　B. 对硝基苯甲酸培养基

    C. 7H9 培养基　　　　　　　　　　　D. 噻吩 -2- 羧酸肼培养基

【答案】D

【解析】人型结核分枝杆菌在噻吩 -2- 羧酸肼培养基和罗氏培养基上菌落的生长情况相同;牛型结核分枝杆菌在罗氏培养基生长良好,在噻吩 -2- 羧酸肼培养基上生长受到抑制。因此噻吩 -2- 羧酸肼培养基可作为区分人型结核分枝杆菌和牛型结核分枝杆菌的选择性培养基。

37. 病理学诊断中结核分枝杆菌最常用的特殊染色方法是（　　　）

    A. 网织纤维　　　　　B. 六胺银染色　　　　　C. 齐 - 内染色　　　　　D. PAS 染色

【答案】C

【解析】结核分枝杆菌可抵抗盐酸酒精的脱色作用，利用这一特性，齐 - 内染色（Ziehl-Neelsen staining）抗酸染色法利用石炭酸品红染料、酸性乙醇脱色剂和亚甲蓝复染剂，可将结核分枝杆菌染成红色，碎片背景染成蓝色，成为诊断结核分枝杆菌最常用的特殊染色方法。

38. 原发性肺结核最佳影像学检查方法是（　　　）

    A. 胸部 X 线检查　　　B. 胸部 CT　　　　　C. 肺部 B 超　　　　　D. 胸部 MRI

【答案】B

【解析】胸部 X 线检查操作简便，费用低廉，其显像为胸部各层次组织结构重叠影像，肺门、肺尖、肺底的病变往往分辨欠佳；B 超对骨骼、含气组织的成像分辨效果差，在肺部病变检查中应用受限；肺组织含大量气体，氢质子含量低，磁共振成像（magnetic resonance imaging, MRI）所获取的肺部影像在肺部疾病的应用上并不优于计算机体层摄影（computed tomography, CT），且价格较高；胸部 CT 扫描尤其是增强扫描可更准确地显示肺门及纵隔淋巴结肿大及其强化状况，对确定原发性肺结核更为有利。

39. 关于原发性肺结核，下列描述正确的是（　　　）

    A. 胸部 X 线检查可见原发灶、淋巴管炎、淋巴结肿大

    B. 胸部 X 线检查显示左侧锁骨上下斑片状、絮状影

    C. 胸部 X 线检查显示双侧锁骨上下斑片状、絮状影

    D. 胸部 X 线检查显示双肺斑片状、絮状影，可见空洞形成

【答案】A

【解析】原发性肺结核主要表现为肺内原发病灶及相应的淋巴管炎、胸内淋巴结肿大，或单纯胸内淋巴结肿大，故 A 选项符合。B、C、D 选项均无淋巴管炎、纵隔淋巴结肿大表现，以肺部炎性浸润、坏死影像学改变为主。

40. 关于原发性肺结核，下列描述正确的是（　　　）

    A. 结核分枝杆菌初次侵入机体，在肺内形成病变

    B. 病变好发于通气不良的部位

    C. 原发病变吸收较慢，易形成纤维化

    D. 多见于老年人

【答案】A

【解析】原发性肺结核为结核分枝杆菌初次侵入人体后发生，表现为肺内原发病灶及相应的

淋巴管炎、胸内淋巴结肿大，或单纯胸内淋巴结肿大，常见于儿童。原发病灶一般吸收较快，可不留任何痕迹或仅残留少量钙化。

41. 关于原发性肺结核，下列描述正确的是（　　　）
    A. 仅发生于儿童
    B. 重症患者中常见死因是结核性脑膜炎
    C. 主要经支气管播散
    D. 急性全身播散性结核病不如继发性结核病严重

【答案】B

【解析】原发性肺结核常见于少年儿童，偶见于成年人。原发性肺结核恶化时，结核分枝杆菌易从淋巴系统血行播散至其他组织器官，急性全身播散性结核病较继发性结核病更严重，可出现结核性脑膜炎等重症结核，常见死因为结核性脑膜炎。

42. 以下哪些胸腔积液需要与结核性渗出性胸膜炎鉴别（　　　）
    A. 癌性胸腔积液   B. 肺炎旁胸腔积液   C. 乳糜性胸腔积液   D. 以上都需要

【答案】D

【解析】以上选项都可出现不同程度的胸腔积液，引起呼吸困难、胸痛和咳嗽等共同症状。因病因不同各有其症状特点，必要时可通过胸腔穿刺行胸水常规、生化等相关检验来鉴别。

43. 关于原发性肺结核，下列描述正确的是（　　　）
    A. 病变多从肺尖开始   B. 易出现慢性空洞
    C. 较易发生支气管播散   D. 易经淋巴管发生肺内播散

【答案】D

【解析】原发性肺结核主要表现为肺内原发病灶及相应的淋巴管炎、胸内淋巴结肿大，或单纯胸内淋巴结肿大。A、B、C选项属于继发性肺结核特点。原发病灶中的结核分枝杆菌可沿着肺内引流淋巴管到达肺门淋巴结，引起淋巴结肿大，故D选项正确。

44. 关于原发性肺结核，下列描述正确的是（　　　）
    A. 好发于双肺锁骨上下
    B. 明显结核中毒症状
    C. 原发病灶不会发生干酪样坏死
    D. 肺门或纵隔淋巴结结核病变胸部CT增强扫描常见环形强化

【答案】D

【解析】浸润性肺结核好发于双肺锁骨上下。原发性肺结核大多无症状或症状轻微，胸部

CT 增强扫描可见肺门、纵隔淋巴结增大,中心干酪样坏死液化形成低密度影,边缘环形强化。

45. 下列疾病与好发部位的组合中,正确的是(   )

    A. 肺梗死 - 肺上野   B. 肺结核 - 肺尖

    C. 支气管扩张症 - 肺上野   D. 尿毒症肺水肿 - 肺外带

【答案】B

【解析】肺梗死是由肺外的栓子引起肺动脉栓塞所致,由于栓子的来源不同,无好发部位之说。支气管扩张症的好发部位为左肺下叶。尿毒症患者可出现尿毒症肺水肿,此时肺部 X 线检查可出现"蝴蝶翼"征,以肺内中带为主。肺结核好发于肺尖锁骨上下。

46. 下列疾病与 X 线特征性表现的搭配,正确的是(   )

    A. 肺癌 - 结节性病变伴卫星灶   B. 肺结核球 - 蛋壳样钙化

    C. 肺结核 - 多形态改变   D. 肺错构瘤 - 胸膜皱缩

【答案】C

【解析】肺癌常呈分叶状肿块,有毛刺、切迹,可形成偏心厚壁空洞。结核球中钙化多为斑片状或不规则状钙化,周围肺野可见纤维结节等卫星病灶。肺错构瘤往往边缘清楚,呈圆形或卵圆形的纤维包裹,毛刺少见,密度不均但无空洞,极少出现胸膜皱缩。肺结核影像学表现往往多形态病灶共存,密度不均匀,边缘模糊或部分模糊,可伴有纤维化、钙化,可出现空洞。

47. 关于抗结核药品固定剂量复合剂(fixed-dose combination,FDC),以下正确的是(   )

    A. 按每日服药的剂量把不同抗结核药品放在一个塑料板上

    B. 把每日需要服用的不同抗结核药品放在一个药袋里

    C. 将两种及以上药物按一定的剂量制成的复方制剂

    D. 每日按照医嘱固定服用几种抗结核药品

【答案】C

【解析】FDC 是由多种抗结核药品按照一定的剂量比例合理组成复方制剂。FDC 能够有效防止患者漏服某一药品,而且服药片数明显减少,对提高患者治疗依从性,充分发挥联合用药的优势,预防耐药结核病发生具有重要意义。

48. 关于利福平和异烟肼敏感或耐药性未知肺结核的治疗,以下正确的是(   )

    A. 治疗方案:2HRZE/4HR,推荐使用抗结核药品固定剂量复合剂(FDC)

    B. 标准治疗方案的疗程为 6 个月

    C. 病原学阳性患者到第 2 个月末痰菌检查仍为阳性,则治疗方案改为 3HRZE/3HR

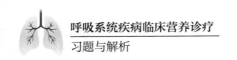

D. 以上都对

【答案】D

【解析】根据《中国结核病防治工作技术指南》,利福平和异烟肼敏感或耐药性未知肺结核的治疗方案为2HRZE/4HR,如果病原学阳性患者到第2个月末痰菌检查仍为阳性,则治疗方案改为3HRZE/3HR。推荐使用抗结核药品FDC,且总疗程6个月。

49. 抗结核化学治疗过程中常见的不良反应有（　　　　）

　　A. 皮肤过敏　　　　　　　　　　　　B. 恶心、呕吐、食欲缺乏,黄疸、转氨酶升高
　　C. 关节疼痛　　　　　　　　　　　　D. 以上都是

【答案】D

【解析】抗结核药物治疗出现药物过敏可导致皮疹、瘙痒等,胃肠道反应可有恶心、呕吐、食欲缺乏,肝功能损伤时可出现转氨酶升高、黄疸,吡嗪酰胺导致高尿酸血症时可出现关节疼痛,氟喹诺酮类药物可能导致骨关节损害。

50. 肺结核治疗失败的常见原因是（　　　　）

　　A. 化疗方案不合理　　　　　　　　　B. 药物剂量不足
　　C. 不规则用药,疗程不足　　　　　　D. 以上都是

【答案】D

【解析】抗结核治疗的基本原则为:早期、适量、联合、规律、全程。抗结核治疗时,若化疗方案不合理或药物剂量不足,可导致抗结核药物有效血药浓度较低,无法有效杀灭结核分枝杆菌。不规则用药或疗程不足可导致无法彻底杀灭半静止状态的结核分枝杆菌,进而导致治疗失败或新的耐药菌产生。

51. 下列抗结核药物不是杀菌剂的是（　　　　）

　　A. 异烟肼　　　　B. 利福平　　　　　C. 链霉素　　　　　D. 乙胺丁醇

【答案】D

【解析】异烟肼、利福平为全杀菌剂,吡嗪酰胺、链霉素为半杀菌剂,乙胺丁醇为抑菌剂。

52. 损害第八对脑神经的药物是（　　　　）

　　A. 异烟肼　　　　B. 乙胺丁醇　　　　C. 链霉素　　　　　D. 吡嗪酰胺

【答案】C

【解析】氨基糖苷类药物如链霉素具有肾毒性、耳毒性等不良反应,可对第八对脑神经造成损伤,导致前庭功能障碍和听觉损害。临床上应严格掌握使用剂量和使用范围,儿童、老年人、孕妇、听力障碍和肾功能不全者慎用或禁用。

53. 抗结核联合用药的目的是(　　)

    A. 扩大抗菌谱　　　　B. 增强抗菌力　　　　C. 减少毒性反应　　　D. 延缓耐药性发生

【答案】D

【解析】抗结核治疗如单用一种敏感药,菌群中大量敏感菌被杀死,少量的自然耐药变异菌仍存活并不断繁殖,最后逐渐完全替代敏感菌而成为优势菌群,将导致耐药。抗结核联合用药可通过交叉杀菌作用,增强杀菌效果,并防止或延缓耐药性产生。

54. 易引起周围神经炎的药物是(　　)

    A. 异烟肼　　　　　　B. 利福平　　　　　　C. 链霉素　　　　　　D. 对氨基水杨酸

【答案】A

【解析】异烟肼可引起周围神经炎,表现为皮肤感觉异常,多为两侧对称性改变,慢乙酰化者更易出现。

55. 可能使结核病患者服药期间大小便、唾液、痰、泪液呈橘红色的药物是(　　)

    A. 异烟肼　　　　　　B. 利福平　　　　　C. 左氧氟沙星　　　　D. 对氨基水杨酸

【答案】B

【解析】利福平及其代谢物均为橘红色,患者服用或静脉滴注利福平后,用药期间大小便、唾液、痰液、泪液可能呈橘红色。

56. 下列抗结核药物的不良反应,正确的是(　　)

    A. 异烟肼 - 高尿酸血症　　　　　　　B. 利福平 - 耳毒性

    C. 链霉素 - 关节炎　　　　　　　　　D. 乙胺丁醇 - 视神经炎

【答案】D

【解析】这几种抗结核药物的主要副反应:①异烟肼:肝毒性,过敏反应,末梢神经炎,中枢神经系统障碍,内分泌失调等;②利福平:肝毒性,过敏反应等;③链霉素:第八对脑神经毒性,肾毒性,神经肌肉传导阻滞,过敏反应等;④吡嗪酰胺:胃肠道反应,肝毒性,高尿酸血症;⑤乙胺丁醇:视神经炎,可出现视力减退、视野缺损甚至失明。

57. 引起尿酸升高的药物是(　　)

    A. 异烟肼　　　　　　B. 利福平　　　　　C. 吡嗪酰胺　　　　　D. 乙胺丁醇

【答案】C

【解析】吡嗪酰胺的代谢产物吡嗪酸可抑制肾小管对尿酸的排泄,从而引起高尿酸血症,导致痛风发作。

58. 通过血脑屏障最好的抗结核药是（ 　　 ）
    A. 异烟肼 　　　　　 B. 卷曲霉素 　　　　 C. 乙胺丁醇 　　　　 D. 左氧氟沙星

【答案】A

【解析】异烟肼（INH）分子量小、生物利用度高，可较好地透过血脑屏障进入蛛网膜下腔。乙胺丁醇（EMB）、左氧氟沙星（Lfx）不易透过血脑屏障，但脑膜炎时血脑屏障通透性增加，脑脊液中的含量可升高。卷曲霉素（capromycin，CPM）不能透过血脑屏障。

59. 关于抗结核治疗联合用药，以下表述不正确的是（ 　　 ）
    A. 治疗结核病必须联用多种抗结核药物，提高杀菌、灭菌能力，防止产生耐药性
    B. 利福平敏感结核治疗强化期阶段使用 3 ~ 4 种药物联合治疗，一般为 2 ~ 3 个月
    C. 继续期阶段使用 2 ~ 3 种药品联合治疗，一般为 4 ~ 6 个月
    D. 为提高疗效，强化期阶段应首选注射用抗结核药物，病情缓解后改为口服药物

【答案】D

【解析】口服抗结核药物使用方便，患者依从性好，便于执行短程直接督导服药管理，疗效与注射用抗结核药物相当，故肺结核患者强化期优先选择口服药物。

60. 关于抗结核治疗适量用药原则，以下表述不正确的是（ 　　 ）
    A. 根据不同病情及不同个体规定不同给药剂量，发挥最大杀菌以及抑菌作用
    B. 在确保疗效基础上，使用合适的剂量减少药物不良反应的产生
    C. 如果患者不能耐受足量用药，可以增加用药品种，提高疗效
    D. 按抗结核药物使用说明书要求用量即为适量

【答案】C

【解析】患者不能耐受足量用药时，应停止使用该药物，以避免不能足量用药而产生耐药，应更改为能耐受的其他适当抗结核药物。

61. 关于利福平敏感结核病抗结核药物，以下表述不正确的是（ 　　 ）
    A. 抗结核治疗推荐使用抗结核固定剂量复合制剂
    B. 为确保疗效，首选一线药品、二线药品中最有效的药品
    C. 抗结核治疗首选口服用药，每日治疗
    D. 按照患者的千克体重足量用药

【答案】B

【解析】利福平敏感结核病患者，无特殊情况应在一线抗结核药物中选取适当药物组成合理方案进行抗结核治疗，既须保证疗效，还须防止不必要的副反应发生，且符合投入产出效率原则。

62. 不属于 2HRZE/10HRE 治疗方案适用对象的利福平敏感患者是（　　）

    A. 血行播散性肺结核患者　　　　　　B. 肺结核并发肺外结核患者

    C. 无合并症及并发症的继发性肺结核患者　D. 气管支气管结核患者

【答案】C

【解析】《中国结核病预防控制工作技术规范(2020年版)》规定,利福平敏感或耐药性未知的初治肺结核,可采用 2HRZE/4HR 方案。血行播散性肺结核患者、肺外结核患者、气管支气管结核患者可适当延长疗程,继续期使用 HRE 方案疗程。

63. 以下不属于严重不良反应的是（　　）

    A. 导致住院治疗或住院时间延长　　　　B. 反复呕吐,被迫调整用药方案

    C. 对器官功能产生永久性损害　　　　　D. 致癌、致畸、致出生缺陷

【答案】B

【解析】严重不良反应是指出现死亡、危及生命、永久或者严重的残疾或者功能丧失、受试者需要住院治疗或者延长住院时间,以及先天性异常或者出生缺陷等。

64. 关于抗结核药物不良反应,以下表述正确的是（　　）

    A. 服用过量抗结核药物所出现的机体损害

    B. 服用变质抗结核药物所出现的机体损害

    C. 抗结核药物不良反应也叫药物副作用

    D. 发生不良反应的抗结核药物都是在有效期内的药物

【答案】D

【解析】药物不良反应是指合格药品在正常的用法用量下出现了与用药目的无关的有害反应;药物副作用是指药物按正常剂量服用时,所出现的与用药目的无关的其他作用;药物不良反应的范畴往往比药物副作用的范围更广。

65. 以下属于抗结核药物不良反应预防措施的是（　　）

    A. 治疗前,医生应向患者介绍所用抗结核药物可能出现的不良反应及其表现

    B. 医生应了解患者的药物过敏史

    C. 对于药物不良反应的高危人群,合理采取预防性措施

    D. 以上均是

【答案】D

【解析】抗结核治疗前,医生应了解患者的药物过敏史,避免使用过敏药物;应向患者及家属详细介绍抗结核药物的用法和不良反应;对于药物不良反应的高危人群,合理采取预防性措施,以减少抗结核药物不良反应的发生。

66. 利福平敏感肺结核治疗成功,以下不正确的是(　　　)
   A. 病原学阳性患者完成规定的疗程,在治疗最后 2 个月,每个月 1 次,连续 2 次痰培养均阴性
   B. 病原学阴性患者完成规定的疗程,疗程末痰涂片或培养结果阴性或未痰检
   C. 患者完成规定的疗程,胸部 X 线检查,病变完全吸收
   D. 患者完成规定的疗程,疗程末痰涂片或培养结果阴性、胸部 X 线检查病变完全吸收

【答案】C

【解析】治疗成功包括治愈和完成治疗。治愈:病原学阳性患者完成规定的疗程,在治疗最后一个月末,以及上一次的痰涂片或培养结果为阴性。完成治疗:病原学阴性患者完成规定的疗程,疗程末痰涂片或培养结果阴性或未痰检。病原学阳性患者完成规定的疗程,疗程结束时无痰检结果,但在最近一次痰涂片或培养结果为阴性。

67. 病原学阳性肺结核患者什么情况下可以复学(　　　)
   A. 治疗 2 个月末、3 个月末涂片检查均阴性且至少 1 次结核分枝杆菌培养检查为阴性
   B. 经过规范治疗完成全疗程,达到治愈或完成治疗的标准
   C. 规律治疗 2 个月,痰涂片检查阴性
   D. 规律治疗 2 周,痰涂片检查阴性

【答案】B

【解析】《中国学校结核病防控指南(2020 年版)》:病原学阳性肺结核患者,经过规范治疗完成全疗程,达到治愈或完成治疗的标准,可以复学。病原学阴性肺结核患者,治疗有效,自治疗 3 个月末起,至少 2 次涂片检查均阴性(间隔满 1 个月)且至少 1 次结核分枝杆菌培养检查为阴性,可以复学。

68. 规则服药是指在整个疗程中,患者在规定的服药时间内实际服药次数占应服药次数的(　　　)。
   A. 90% 以上　　　　B. 80% 以上　　　　C. 50% 以上　　　　D. 30% 以上

【答案】A

【解析】规则服药是指在整个疗程中,患者在规定的服药时间内实际服药次数占应服药次数的 90% 以上。

69. 肺结核患者若突然大咯血,伴呼吸困难,首要的抢救措施是(　　　)
   A. 高流量吸氧　　　　　　　　　B. 使用止血药物
   C. 清理呼吸道,保持呼吸道通畅　　D. 输血

【答案】C

【解析】患者突发大咯血同时出现呼吸困难,临床上应考虑出现咯血窒息,咯血窒息的抢救关键在于清理呼吸道,保持呼吸道通畅。可迅速将患者置于患侧卧位或全身倒悬头低位,撬开口腔,抠出口内血块,拍击背部,使血块排出,或紧急行气管插管吸引血块,保持呼吸道通畅,同时选择给予药物止血、支气管动脉栓塞术止血、补充外周血容量等治疗,必要时手术治疗。

70. 肺结核化疗疗效判定的主要指标是(　　　　)
    A. 痰结核分枝杆菌涂片或培养阴转结果
    B. 胸部 X 线检查提示病灶吸收减少、或形成纤维硬结
    C. 临床症状消失
    D. 形成结核球
【答案】A
【解析】《中国结核病预防控制工作技术规范(2020 年版)》要求当患者停止治疗时,应进行治疗转归评价,以痰涂片或痰培养检查为肺结核患者治疗转归判定的主要依据。

71. 胸部 X 线片示有空洞形成,同侧或对侧肺野有斑片状或索条状阴影,常见于(　　　　)
    A. 继发性肺结核　　　　B. 肺脓肿　　　　　　C. 肺囊肿　　　　　　D. 肺癌
【答案】A
【解析】继发性肺结核胸部影像常表现为斑片、结节及索条影多形态病灶共存,或合并空洞及远处播散灶。肺脓肿常表现为带有液平面的空洞伴周围浓密的炎性阴影。肺囊肿常为薄壁空洞,伴或不伴液平面,周围索条状阴影较少,无炎性病变。肺癌肿块胸部 X 线检查表现常呈分叶状,有毛刺、切迹,癌组织坏死液化后,可以形成偏心厚壁空洞,周围斑片、索条状阴影少见。

72. 世界卫生组织规定世界防治结核病日是每年的(　　　　)
    A. 3 月 24 日　　　　　B. 12 月 1 日　　　　C. 3 月 15 日　　　　D. 5 月 30 日
【答案】A
【解析】1882 年 3 月 24 日,德国微生物科学家罗伯特·科赫(Robert Koch)在柏林宣布发现结核分枝杆菌是结核病的病原体,1995 年底世界卫生组织为了纪念 Koch 的重大发现,向全球提出将每年 3 月 24 日作为世界防治结核病日(World Tuberculosis Day)。

73.《终止结核病策略》到 2030 年要实现的可持续发展目标中不包括(　　　　)
    A. 与 2015 年相比,结核病发病率下降 80%
    B. 与 2015 年相比,结核病死亡数下降 90%

C. 与 2015 年相比,结核病死亡率下降 80%

D. 与 2015 年相比,结核病引起的灾难性支出家庭的百分比为 0

【答案】C

【解析】在 2014 年世界卫生大会上,所有成员国一致通过了《终止结核病策略》,提出相应目标如下:到 2030 年,相对 2015 年,结核病发病率下降 80%,结核病死亡数下降 90%,结核病引起的灾难性支出家庭的百分比为 0。到 2035 年,与 2015 年相比,结核病发病率下降 90%,达到 10/10 万,结核病死亡数下降 95%。

74. 世界卫生组织定义,结核病家庭灾难性支出指患者从出现症状开始到完成治疗的过程中,所花费的直接医疗费用、直接非医疗费用和间接费用总和占家庭年总收入的比例超过（　　）

A. 10%　　　　　B. 20%　　　　　C. 30%　　　　　D. 40%

【答案】B

【解析】结核病家庭灾难性支出指患者从出现症状开始到完成治疗的过程中,所花费的直接医疗费用、直接非医疗费用和间接费用总和占家庭年总收入的比例超过 20%。

75. 以下可能为抗酸染色阳性的是（　　）

A. 结核分枝杆菌　　　B. 非结核分枝杆菌　　　C. 诺卡氏菌　　　　　D. 以上都是

【答案】D

【解析】结核分枝杆菌、大部分非结核分枝杆菌、诺卡氏菌均可出现抗酸染色阳性。诺卡氏菌感染多见于免疫抑制或长期口服糖皮质激素患者,诺卡氏菌细胞壁含分枝菌酸,容易形成菌丝且呈分枝状,抗酸染色可出现弱阳性。

76. 以下关于结核分枝杆菌核酸检测的描述,不正确的是（　　）

A. 目前的商品化结核分枝杆菌核酸检测方法均检测结核分枝杆菌复合群

B. 通常结核分枝杆菌核酸检测较抗酸染色具有更高的灵敏度

C. 结核分枝杆菌核酸检测既可用于结核病诊断亦可用于治疗监测

D. 结核分枝杆菌核酸检测阴性不能报告非结核分枝杆菌阳性

【答案】C

【解析】结核分枝杆菌核酸检测主要通过检测结核分枝杆菌特异的核酸序列(DNA 或 RNA),判断标本中是否存在结核分枝杆菌复合群,其较抗酸染色有更高的灵敏度,主要用于结核病诊断。但因无法区分死菌或活菌,对菌阳患者的治疗监测是否有意义还需进一步探讨。结核分枝杆菌核酸检测结果为阴性可能是标本中无病原菌,也可能是非结核分枝杆菌,还有其他原因导致的阴性结果。

77. 以下哪个基因是利福平耐药相关基因（　　）

    A. *rpoB*   B. *pncA*   C. *katG*   D. *embB*

【答案】A

【解析】约97%对利福平耐药的结核分枝杆菌受RNA聚合酶亚单位的*rpoB*基因突变影响，造成利福平与RNA聚合酶之间的亲和力减小，从而导致结核分枝杆菌对利福平产生耐药性。

78. 结核分枝杆菌相关临床样本检测如涂片镜检、分枝杆菌分离培养需要至少在哪个级别生物安全实验室开展（　　）

    A. 生物安全一级实验室   B. 生物安全二级实验室

    C. 生物安全三级实验室   D. 以上均可

【答案】B

【解析】《中国结核病预防控制工作技术规范（2020年版）》指出，对于少量活菌操作如涂片镜检、分离培养、菌种鉴定的传统检测需要在分区合理、布局良好并符合生物安全二级防护要求的实验室进行，药敏试验需要在加强型生物安全二级实验室进行。

79. 药敏试验需要在哪个级别生物安全实验室开展（　　）

    A. 生物安全一级实验室   B. 普通型生物安全二级实验室

    C. 加强型生物安全二级实验室   D. 生物安全三级实验室

【答案】C

【解析】《中国结核病预防控制工作技术规范（2020年版）》指出，对于少量活菌操作如涂片镜检、分离培养、菌种鉴定的传统检测需要在分区合理、布局良好并符合生物安全二级防护要求的实验室进行，药敏试验需要在加强型生物安全二级实验室进行。

80. 以下描述不属于抗酸杆菌涂片镜检优势的是（　　）

    A. 可快速检测抗酸杆菌   B. 相对于其他检测方法价格低廉

    C. 灵敏度很高   D. 以上均不属于

【答案】C

【解析】抗酸杆菌涂片镜检价格低廉，可快速检测，但灵敏度较结核分枝杆菌培养、核酸检测低。

81. 以下关于液体分枝杆菌分离培养的描述，正确的是（　　）

    A. 液体分离培养可通过检测培养管内的氧气消耗检测分枝杆菌培养结果

    B. 液体分离培养可通过检测培养管内的二氧化碳增加检测分枝杆菌培养结果

C. 液体分离培养可通过检测培养瓶内压力改变检测分枝杆菌培养结果

D. 以上都正确

【答案】D

【解析】分枝杆菌生长代谢消耗氧气,产生二氧化碳、氢气和氮气,导致培养瓶内压力改变,常见的液体培养系统如 BACTECMGIT960 系统、Bact/ALERT 3D 系统、ESP 培养系统Ⅱ,分别通过检测培养管内的氧气消耗、培养管内的二氧化碳增加、培养瓶内压力改变等来判定分枝杆菌分离培养结果。

82. 以下不属于结核病病原学检查的是(　　　　)

A. 结核分枝杆菌核酸检测　　　　　　B. γ 干扰素释放试验

C. 分枝杆菌分离培养　　　　　　　　D. 分枝杆菌涂片显微镜检查

【答案】B

【解析】病原学检查是指使用各种方法检测人体内各种致病源如细菌、病毒等的感染情况。常用检查方法包括:①直接显微镜镜检;②病原体核酸检测,主要有聚合酶链反应(polymerase chain reaction,PCR)和核酸探针杂交技术;③病原体的分离、培养和鉴定。γ 干扰素释放试验属于免疫学检查范畴。

83. 以下关于肺结核治愈标准,正确的是(　　　　)

A. 病原学阴性肺结核患者完成规定疗程的治疗,疗程末痰结核分枝杆菌检查阴性

B. 病原学阳性患者完成规定的疗程,在治疗最后一个月末,以及上一次的痰涂片或痰培养结果为阴性

C. 肺结核完成规定疗程治疗,胸部 X 线检查肺部病灶完全吸收

D. 以上都正确

【答案】B

【解析】《中国结核病预防控制工作技术规范(2020 年版)》指出,以痰涂片或痰培养检查为肺结核患者治疗转归判定的主要依据。利福平敏感肺结核患者治愈是指:完成规定的疗程,在治疗最后一个月末,以及上一次的涂片或培养结果为阴性。A 选项病原学阴性肺结核患者只有"完成疗程"的概念。C 选项以肺部病灶吸收情况判断是否治愈不正确。

84. 关于药物不良反应,描述正确的是(　　　　)

A. 合格药品在正常用法、用量下,出现的与用药目的无关的或意外的有害反应

B. 只要正确服药,就不会出现不良反应

C. 所有药品在正常用法、用量下,出现的与用药目的无关的或意外的有害反应

D. 不良反应是药品质量不合格导致的

【答案】A

【解析】药物不良反应的概念:合格药品在正常用法、用量下,出现的与用药目的无关的或意外的有害反应。

85. 异烟肼的主要不良反应不包括(　　　)

　　A. 周围神经炎:四肢感觉异常,肌肉痉挛等

　　B. 中枢症状:欣快感,兴奋,记忆力减退,抑郁,中毒性脑病,癫痫发作等

　　C. 肝脏损害:转氨酶升高,极少有黄疸出现,发生急性肝坏死或肝萎缩者较罕见

　　D. QT 间期延长

【答案】D

【解析】抗结核药物中氟喹诺酮类药物、氯法齐明、贝达喹啉、德拉马尼可导致 QT 间期延长,异烟肼对 QT 间期无影响。

86. 药物性肝损害的高危人群不包括(　　　)

　　A. 老年人　　　　　　　　　　　B. 乙型肝炎病毒携带者及肝炎史者

　　C. 人类免疫缺陷病毒感染者　　　D. 营养不良者

【答案】C

【解析】药物性肝损害的高危人群包括老年人、乙型肝炎病毒携带者及肝炎史者、营养不良者、酗酒者等。

87. 下列哪组药物均可引起精神障碍、自杀倾向(　　　)

　　A. 异烟肼、吡嗪酰胺、丁胺卡那　　　B. 异烟肼、利福平、对氨基水杨酸钠

　　C. 对氨基水杨酸钠、丙硫异烟胺、环丝氨酸　D. 异烟肼、丙硫异烟胺、环丝氨酸

【答案】D

【解析】异烟肼、丙硫异烟胺、环丝氨酸等可使脑内谷氨酸脱羧酶的活性减低、B 族维生素缺乏和 γ-氨基丁酸的含量减少,导致精神障碍、癫痫发作或自杀倾向。氟喹诺酮类药物可影响脑中 γ-氨基丁酸与其受体结合,导致精神神经症状。

88. 下列药物中与利福平之间无明确相互作用的是(　　　)

　　A. 利伐沙班　　　　　　　　　　B. 环孢霉素 A

　　C. 他克莫司(FK506)　　　　　　D. 头孢菌素

【答案】D

【解析】利福平诱导肝微粒体酶活性,可导致环孢素、他克莫司(FK506)、抗凝药如利伐沙班等药物血药浓度下降;头孢菌素大多经肾从尿中排泄,与利福平之间无明确相互作用。

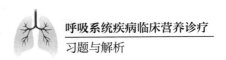
89. 世界卫生组织 2022 年关于初治敏感结核病治疗疗程的推荐建议,正确的是(　　　)

　　A. 12 岁或以上的药物敏感肺结核患者可以接受 6 个月的异烟肼、利福喷丁、莫西沙星和吡嗪酰胺(2HPMZ/4HPM)

　　B. 18 岁或以上的药物敏感肺结核患者可以接受 4 个月的异烟肼、利福喷丁、莫西沙星和吡嗪酰胺(2HPMZ/2HPM)

　　C. 3 ~ 16 岁或以上的药物敏感肺结核患者可以接受 6 个月的异烟肼、利福喷丁、莫西沙星和吡嗪酰胺(2HPMZ/4HPM)

　　D. 12 岁或以上的药物敏感肺结核患者可以接受 4 个月的异烟肼、利福喷丁、莫西沙星和吡嗪酰胺(2HPMZ/2HPM)

【答案】D

【解析】世界卫生组织 2022 年关于初治敏感结核病治疗疗程的推荐建议:12 岁或以上的药物敏感肺结核患者可以接受 2HPMZ/2HPM。

第三章

耐药结核病

学习目的

1. 了解耐药结核病发生的分子机制。
2. 掌握耐药结核病的概念、定义及分类。
3. 掌握耐药结核病的诊断方法、治疗方案和药物不良反应。

耐药结核病（drug resistant tuberculosis）根据药敏试验结果可分成单耐药结核病、多耐药结核病、耐多药结核病、利福平耐药结核病、广泛耐药结核病。耐多药结核病（multidrug-resistant tuberculosis, MDR-TB）是指结核病患者感染的结核分枝杆菌至少对异烟肼和利福平同时耐药。耐氟喹诺酮类药物的耐多药结核病称为准广泛耐药结核病（pre-extensivelydrug-resistanttuberculosis, pre-XDR-TB），若在准广泛耐药结核病的基础上耐贝达喹啉及利奈唑胺定义为广泛耐药结核病（extensive drug-resistant tuberculosis, XDR-TB）。根据 2018 年世界卫生组织《耐多药和利福平耐药结核病的治疗指南》，治疗耐多药结核病 / 利福平耐药结核病（multi-drug resistant tuberculosis/rifampicin resistant tuberculosis, MDR/RR-TB）的药物分为 A 组、B 组和 C 组。《中国结核病防治工作技术指南》根据肺结核病情和耐药情况，在结核病的治疗方式上将结核病分为利福平敏感结核病和利福平耐药结核病，利福平耐药结核病的治疗方案又分为长程治疗方案和短程治疗方案。

1. 利福平耐药结核病发生的分子机制是（　　　）

　　A. 结核分枝杆菌 *rpoB* 基因突变

　　B. 结核分枝杆菌 *gyrA* 基因和 *gyrB* 基因突变

　　C. 结核分枝杆菌 *katG* 基因和 / 或 *inhA* 基因突变

　　D. 结核分枝杆菌 *pncA* 基因突变

【答案】A

【解析】利福平耐药结核病发生与宿主所感染的结核分枝杆菌 *rpoB* 基因突变有关。

2. 异烟肼耐药结核病发生的分子机制是（　　　）

    A. 结核分枝杆菌 *rpoB* 基因突变

    B. 结核分枝杆菌 *gyrA* 基因和 *gyrB* 基因突变

    C. 结核分枝杆菌 *katG* 基因和 / 或 *inhA* 基因突变

    D. 结核分枝杆菌 *pncA* 基因突变

【答案】C

【解析】异烟肼耐药结核病发生与宿主所感染的结核分枝杆菌 *katG* 基因和 / 或 *inhA* 基因突变有关。

3. 吡嗪酰胺耐药结核病发生的分子机制是（　　　）

    A. 结核分枝杆菌 *rpoB* 基因突变

    B. 结核分枝杆菌 *gyrA* 基因和 *gyrB* 基因突变

    C. 结核分枝杆菌 *katG* 基因和 / 或 *inhA* 基因突变

    D. 结核分枝杆菌 *pncA* 基因突变

【答案】D

【解析】吡嗪酰胺耐药结核病发生与宿主所感染的结核分枝杆菌 *pncA* 基因突变有关。

4. 氟喹诺酮类耐药结核病发生的分子机制是（　　　）

    A. 结核分枝杆菌 *rpoB* 基因突变

    B. 结核分枝杆菌 *gyrA* 基因和 *gyrB* 基因突变

    C. 结核分枝杆菌 *katG* 基因和 / 或 *inhA* 基因突变

    D. 结核分枝杆菌 *pncA* 基因突变

【答案】B

【解析】氟喹诺酮类耐药结核病发生与宿主所感染的结核分枝杆菌 *gyrA* 基因和 *gyrB* 基因突变有关。

5. 耐多药结核病是指（　　　）

    A. 耐两种抗结核药

    B. 耐两种以上抗结核药

    C. 异烟肼和利福平同时耐药

    D. 耐二线抗结核药物

【答案】C

【解析】耐多药结核病是指结核病患者感染的结核分枝杆菌经体外抗结核药物药敏试验（drug susceptible test，DST）证实至少同时对异烟肼和利福平产生耐药。

6. 根据世界卫生组织 2020 年版耐药结核病分类标准,下面属于准广泛耐药结核病(pre-XDR-TB)的是( )

    A. 利福平、异烟肼、氟喹诺酮类耐药

    B. 利福平、异烟肼、吡嗪酰胺耐药

    C. 利福平、异烟肼耐药 + 氟喹诺酮类 / 对一项注射类二线药物耐药

    D. 利福平、异烟肼、氟喹诺酮类耐药 + 一项注射类二线药物耐药

【答案】A

【解析】世界卫生组织 2020 年版耐药结核病分类标准中准广泛耐药结核病是指同时对异烟肼、利福平、氟喹诺酮类耐药,即在耐多药结核病基础上同时对氟喹诺酮类耐药。

7. 根据世界卫生组织 2020 年版耐药结核病分类标准,下面属于广泛耐药结核病的是( )

    A. 利福平、异烟肼、氟喹诺酮类耐药

    B. 利福平、异烟肼、氟喹诺酮类、贝达喹啉及利奈唑胺耐药

    C. 利福平、异烟肼耐药 + 氟喹诺酮类 / 对一项注射类二线药物耐药

    D. 利福平、异烟肼、氟喹诺酮类耐药 + 一项注射类二线药物耐药

【答案】B

【解析】世界卫生组织 2020 年版耐药结核病分类标准中广泛耐药结核病是指同时对异烟肼、利福平、氟喹诺酮类、贝达喹啉及利奈唑胺耐药,即在准广泛耐药结核病基础上同时对贝达喹啉及利奈唑胺耐药。

8. 以下关于耐药基因检测的描述,错误的是( )

    A. 耐药基因检测野生型表示敏感

    B. 耐药基因检测突变一定为耐药

    C. *katG* 基因突变通常与异烟肼高水平耐药相关

    D. *inhA* 基因突变通常与异烟肼低水平耐药相关

【答案】B

【解析】耐药基因检测突变不一定为耐药,因为无法确定标本中耐药细菌的比例,难以检出异质性耐药(即从患者体内同时分离出敏感菌株和耐药菌株的现象),可能检出不影响耐药表型的同义突变、沉默突变等。

9. 利福平表型耐药和基因型耐药检测结果不一致,可能的原因是( )

    A. 发生突变的位置不在检测靶区域内　　B. 发生的是同义突变

    C. 液体表型药敏试验方法临界浓度过高　　D. 以上均是

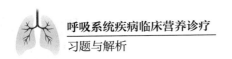

【答案】D

【解析】利福平表型耐药和基因型耐药检测结果不一致的原因包括:发生突变的位置不在检测靶区域内;发生的是同义突变;液体表型药敏试验方法临界浓度过高等。

10. 液体表型药敏试验系统检测吡嗪酰胺耐药时容易发生以下哪种结果( )

    A. 假敏感结果   B. 假耐药结果   C. 以上均正确   D. 以上均不正确

【答案】B

【解析】吡嗪酰胺在体外酸性条件下才能发挥抗菌活性,而酸性条件下结核分枝杆菌生长状况不佳,致使常规的绝对浓度法或比例法较难测定吡嗪酰胺耐药性。

11. 2022 年世界卫生组织耐药结核病指南推荐的耐药结核病治疗药物分为( )

    A. A、B、C 三组   B. A、B 两组   C. A、B、C、D 四组   D. A、B、C、D、E 五组

【答案】A

【解析】2022 年年世界卫生组织耐药结核病指南推荐的耐药结核病治疗药物分为 A、B、C 三组。

12. 根据 2022 年世界卫生组织指南,治疗耐多药结核病 / 利福平耐药肺结核(MDR/RR-TB)的药物分为 A 组、B 组和 C 组,以下错误的是( )

    A. 左氧氟沙星 / 莫西沙星、贝达喹啉和利奈唑胺属于 A 组

    B. 氯法齐明、环丝氨酸属于 B 组

    C. 氯法齐明、环丝氨酸和德拉马尼属于 B 组

    D. 乙胺丁醇、德拉马尼、吡嗪酰胺、亚胺培南 - 西司他丁、阿米卡星、链霉素、卷曲霉素、丙硫异烟胺、对氨基水杨酸属于 C 组

【答案】C

【解析】根据最新的世界卫生组织指南,治疗耐多药结核病 / 利福平耐药肺结核(MDR/RR-TB)的药物中 B 组只有氯法齐明、环丝氨酸两和。

13. 世界卫生组织推荐的异烟肼单耐药结核病化疗方案是( )

    A. 2HREZ/4HR   B. 2HREZS/6HRE

    C. 6REZ-Lfx   D. 12REZ-Lfx

【答案】C

【解析】2HREZ/4HR 是初治结核病治疗方案;2HREZS/6HRE 是复治结核病治疗方案,6REZ-Lfx 是异烟肼单耐药结核病化疗方案。

14. 下列患者中,不属于利福平耐药结核病短程治疗方案适用对象的是(   )

    A. 未接受治疗方案中二线药物治疗的患者

    B. 对氟喹诺酮类敏感的患者

    C. 接受治疗方案中二线药物治疗不超过 1 个月的患者

    D. 合并脑膜或中枢神经系统结核病的患者

【答案】D

【解析】脑膜或中枢神经系统耐药结核病属于肺外耐多药结核病,需要长疗程治疗方案。

15. 关于耐多药结核病化学治疗的原则,以下正确的是(   )

    A. 方案中至少选择 4 种有效的药物组成

    B. 方案中至少选择 3 种有效的药物组成

    C. 方案中至少选择 2 种有效的药物组成

    D. 方案中至少包含异烟肼和利福平组成

【答案】A

【解析】耐多药结核病化学治疗的原则是方案中至少选择 4 种有效的药物组成。

16. 关于糖尿病合并耐药结核病的治疗,以下说法错误的是(   )

    A. 治疗过程中不用关注血糖控制

    B. 耐药结核病治疗注意预防和避免糖尿病并发症的加重

    C. 糖尿病肾病患者慎用氨基糖苷类药物

    D. 利奈唑胺会加重糖尿病患者的末梢神经病变

【答案】A

【解析】糖尿病合并耐药结核病的患者体内高血糖环境有利于结核分枝杆菌的生长和繁殖,必须在治疗耐多药结核病的同时控制好血糖,建议注射胰岛素以控制血糖。

17. 老年耐药结核病患者要遵循以下治疗原则,除了(   )

    A. 老年耐药患者慎用吡嗪酰胺

    B. 老年耐药患者慎用丙硫异烟胺

    C. 老年耐药患者慎用阿米卡星

    D. 老年耐药患者建议优先选用卷曲霉素

【答案】D

【解析】卷曲霉素对肾功能有影响,老年耐药患者一般肌酐清除率有所下降,使用卷曲霉素后容易出现肾功能受损,甚至不可逆转,一定要慎用。

18. 下列哪项不是儿童耐药肺结核治疗的用药原则（　　　）

　　A. 根据患儿体重给予药量

　　B. 一旦应用,在整个治疗过程中最好不改变剂量

　　C. 治疗过程中须根据患儿体重变化及时调整药物剂量,一般每个月评估 1 次

　　D. 可以使用利奈唑胺

【答案】B

【解析】儿童耐药肺结核治疗药物一旦应用,在整个治疗过程中要按照患儿体重的变化和病情变化及时调整剂量。

19. 妊娠期耐药肺结核治疗用药禁用或慎用药物有（　　　）

　　A. 氨基糖苷类药物(链霉素、卡那霉素、卷曲霉素、阿米卡星等)

　　B. 异烟胺类药物(乙硫异烟胺,丙硫异烟胺)

　　C. 氟喹诺酮类药物

　　D. 以上都是

【答案】D

【解析】氨基糖苷类药物中链霉素可引起婴儿先天性耳聋或眩晕,卡那霉素、卷曲霉素、阿米卡星对听神经有损伤;异烟胺类药物对胎儿有致畸作用;氟喹诺酮类药物能抑制胎儿软骨发育。

20. 下列能够导致视神经炎的抗结核药物是（　　　）

　　A. 吡嗪酰胺　　　　B. 利奈唑胺　　　　C. 氯法齐明　　　　D. 环丝氨酸

【答案】B

【解析】利奈唑胺的副作用之一是可引起视神经炎,其他药物还有乙胺丁醇、丙硫异烟胺,也可以引起视神经炎。

21. 能够导致甲状腺功能减退的抗结核药物是（　　　）

　　A. 丙硫异烟胺　　　　B. 莫西沙星　　　　C. 氯法齐明　　　　D. 乙胺丁醇

【答案】A

【解析】丙硫异烟胺可引起甲状腺功能减退,其他药物还有对氨基水杨酸钠也可以引起甲状腺功能减退。

22. 皮肤黏膜着色红染为氯法齐明主要不良反应,一般出现在服药后（　　　）

　　A. 1 周　　　　B. 2 周　　　　C. 3 周　　　　D. 4 周

【答案】B

【解析】氯法齐明多于服药 2 周后导致皮肤和黏膜红染。因此使用氯法齐明期间,应建议患者尽量避免直接暴露在阳光下,出门时做好防晒措施。

23. 可能导致 QT 间期延长的结核药包括(　　　)

    A.氯法齐明、莫西沙星、氧氟沙星、贝达喹啉、德拉马尼

    B.氧氟沙星、贝达喹啉、德拉马尼、异烟肼

    C.氯法齐明、环丝氨酸、氧氟沙星、贝达喹啉、乙胺丁醇

    D.莫西沙星、吡嗪酰胺、利奈唑胺

【答案】A

【解析】氯法齐明(clofazimine,Cfz)、莫西沙星(moxifloxacin,Mfx)、左氧氟沙星(levofloxacin,Lfx)、贝达喹啉(bedaquiline,Bdq)、德拉马尼(delamanid,Dlm)均可能导致 QT 间期延长。

24. 以下须停用贝达喹啉的情况是(　　　)

    A.转氨酶轻度升高不伴随总胆红素升高　　　B.转氨酶升高 > 8 倍正常值上限

    C.转氨酶升高 > 2 倍且 < 5 倍正常值上限　D.轻度或中度肾损害

【答案】B

【解析】贝达喹啉(Bdq)的停药指征:①转氨酶升高伴随总胆红素升高 > 2 倍正常值上限;②转氨酶升高 > 8 倍正常值上限;③转氨酶升高 > 5 倍正常值上限并持续存在 2 周以上。

25. 以下哪项不是环丝氨酸的不良反应(　　　)

    A.焦虑、兴奋症状　　　B.皮疹　　　　　　C.肝功能损害　　　　D.癫痫发作

【答案】C

【解析】环丝氨酸常见副作用是精神方面的影响,肝功能损伤不常见。

26. 耐多药肺结核 / 利福平耐药肺结核(MDR/RR-PTB)患者手术治疗的禁忌证不取决于(　　　)

    A.病变的广泛性　　　　　　　　　　　　B.一般状态的评估

    C.心肺功能的评估　　　　　　　　　　　D.对抗结核药物的耐受性

【答案】D

【解析】MDR/RR-PTB 患者手术治疗的禁忌证不包括对抗结核药物的耐受性。

27. 耐多药肺结核 / 利福平耐药肺结核(MDR/RR-PTB)的外科治疗手段中,选择的手术方式主要是(　　　)

    A.左全肺切除　　　　　　　　　　　　　B.右全肺切除

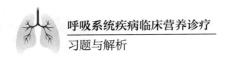

    C. 肺叶或部分肺叶切除　　　　　　　　D. 肺移植

【答案】C

【解析】MDR/RR-PTB 的手术方式以选择性部分肺切除术(如肺叶切除)为主,但即使肺功能允许,单侧全肺切除术仍需谨慎。

28. 关于耐多药肺结核/利福平耐药肺结核(MDR/RR-TB)患者营养支持治疗,以下不正确的是(　　　)

    A. 在进行合理的营养支持前,必须明确结核病患者的营养状况

    B. 营养支持治疗包括高蛋白、高不饱和脂肪酸、低碳水化合物

    C. 在维生素(尤其是维生素 A)和矿物质缺乏地区,要补充维生素和矿物质

    D. 服用矿物质(锌、铁、钙等)的时间无须与服用氟喹诺酮类药物错开

【答案】D

【解析】MDR-TB 或 RR-TB 营养支持治疗非常重要。包括高蛋白、高不饱和脂肪酸、低碳水化合物、维生素、矿物质的使用。但服用矿物质(锌、铁、钙等)的时间应与服用氟喹诺酮类药物错开,否则会影响这些药物的吸收。

29. 下列可判断利福平耐药肺结核治疗失败的是(　　　)

    A. 强化期结束时痰结核分枝杆菌培养未阴转

    B. 痰结核分枝杆菌培养阴转后,继续期阳转

    C. 对氟喹诺酮类药物耐药

    D. 以上均是

【答案】D

【解析】利福平耐药肺结核治疗失败包括:强化期治疗结束时痰结核分枝杆菌培养不能阴转;痰结核分枝杆菌培养阴转后在继续期又复阳;治疗过程中新发现氟喹诺酮类药物耐药的证据,临床症状或影像学表现恶化以及出现药物不良反应。

30. 耐多药结核病/利福平耐药肺结核(MDR/RR-TB)的治疗转归分类为(　　　)

    A. 治愈、完成疗程、死亡、治疗失败、失访和未评价

    B. 治愈、完成疗程、死亡、治疗失败、失访和治疗成功

    C. 治愈、死亡、治疗失败、失访、不能评价和治疗成功

    D. 治愈、完成疗程、治疗失败、死亡和失访

【答案】A

【解析】根据国内指南及世界卫生组织指南,MDR/RR-TB 的治疗转归可分成治愈、完成疗程、治疗失败、死亡、失访、未评价,其中治疗成功包括治愈及完成疗程。

31. 利福平敏感和利福平耐药肺结核患者共同的服药管理方式是（　　）

    A. 医务人员管理　　　　　　　　　　B. 智能工具辅助管理

    C. 志愿者或家庭成员管理　　　　　　D. 以上都是

【答案】D

【解析】利福平敏感和利福平耐药肺结核患者的服药管理方式是全程督导管理,包括医务人员管理、智能工具辅助管理、志愿者或家庭成员管理等。

32. 县区级疾病预防控制机构对利福平耐药肺结核患者督导访视的频率是（　　）

    A. 强化期每月 1 次,继续期每 2 月 1 次　　B. 每月 1 次

    C. 每 2 月 1 次　　　　　　　　　　　D. 以上都不是

【答案】A

【解析】《中国结核病预防控制工作技术规范(2020 年版)》要求,县区级疾病预防控制机构对利福平耐药肺结核患者督导访视的频率是强化期每月 1 次,继续期每 2 月 1 次。

33. 结核病患者人文关怀的内容包括（　　）

    A. 医疗救助

    B. 生活交通补助

    C. 贫困患者救助,建立全社会反歧视文化机制

    D. 以上都是

【答案】D

【解析】结核病患者人文关怀包括:贫困患者救助,建立全社会反歧视文化机制;医疗救助;生活交通补助等。

34. 结核病社区关怀的内容包括（　　）

    A. 促进肺结核可疑症状者及早就医　　B. 规范肺结核可疑症状者推介和转诊行为

    C. 社区随访关怀　　　　　　　　　　D. 以上都是

【答案】D

【解析】结核病社区关怀包括:促进肺结核可疑症状者及早就医;规范肺结核可疑症状者推介和转诊行为;社区随访关怀等。

35. 耐药结核病抗结核治疗时,需要进一步评估患者的（　　）

    A. 免疫状态　　　　　　　　　　　　B. 营养风险

    C. 运动量　　　　　　　　　　　　　D. 免疫状态 + 营养风险

【答案】D

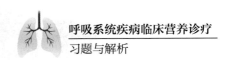

【解析】对耐药结核病患者治疗期间免疫状态和营养风险进行评估对耐药结核病治疗效果至关重要,但运动量的评估意义不大。

36. 耐多药肺结核的危害包括(　　　　)
    A. 治疗成功率低　　　　　　　　　　B. 治疗费用高
    C. 治疗时间长,且病死率高　　　　　　D. 以上都是

【答案】D

【解析】耐多药肺结核与普通肺结核相比,存在治疗难度大、治疗周期长、药物不良反应发生率高、治疗费用高、病情重、传染性强、死亡率高等危害,目前全球治疗成功率仅为54%,病死率达16%。

第四章
常见肺外结核

学习目的

1. 了解常见肺外结核的治疗方案。
2. 掌握常见肺外结核的定义和种类。
3. 掌握常见肺外结核的临床特点和诊疗流程。

肺外结核（extrapulmonary tuberculosis，EPTB）指除肺部以外其他所有器官和组织发生的结核病。不同部位的肺外结核获得临床病变标本的难易程度各异，诊断比肺结核相对困难。不同的肺外结核，临床特点也不同，掌握常见肺外结核包括淋巴结结核、结核性脑膜炎、肾结核、结核性腹膜炎、骨结核、肠结核、乳腺结核、女性生殖系统和男性生殖系统结核等的临床特征、诊断与鉴别诊断，对早发现、早诊断、早治疗有着十分重要的意义。

1. 人体哪些器官可以患结核病（　　　）

　　A. 除了牙齿、头发和指甲外都可以　　　　B. 只有肺可以患结核

　　C. 只有骨可以患结核　　　　　　　　　　D. 只有淋巴结可以患结核

【答案】A

【解析】人体除了牙齿、头发和指甲外都可以患结核病。

2. 以下不属于肺外结核的是（　　　）

　　A. 胸椎结核　　　　B. 骨关节结核　　　　C. 神经系统结核　　　　D. 胸内淋巴结结核

【答案】D

【解析】胸内淋巴结结核属于原发性肺结核，不属于肺外结核。

3. 以下不属于肺外结核的是（　　　）

　　A. 结核性脑膜炎　　　　B. 结核性心包炎　　　　C. 结核性胸膜炎　　　　D. 结核性腹膜炎

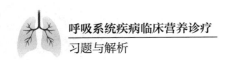

【答案】C

【解析】《结核病分类》(WS 196—2017)将气管支气管、胸膜结核病变纳入肺结核范畴。

4. 关于肺结核合并肺外结核,以下正确的是（　　　）

  A. 强化期使用 HRZE 方案治疗 2 个月,继续期使用 HRE 方案,疗程以治疗肺外结核的
   12 个月疗程为准

  B. 2HREZ/4HR

  C. 肺结核合并风湿免疫系统疾病,疗程 6 个月

  D. 肺结核合并糖尿病,疗程 6 个月

【答案】A

【解析】《中国结核病预防控制工作技术规范(2020 年版)》,肺结核合并肺外结核的疗程为 12 个月。

5. 下面不属于浅表淋巴结结核的是（　　　）

  A. 颈部淋巴结结核　　　　　　　　B. 肺门淋巴结结核

  C. 腹股沟淋巴结结核　　　　　　　D. 腋下淋巴结结核

【答案】B

【解析】肺门淋巴结结核属于胸内淋巴结结核,浅表无法触及。

6. 关于淋巴结结核的临床表现,以下不正确的是（　　　）

  A. 增大的淋巴结一般无疼痛

  B. 如果没有合并感染,浅表淋巴结结核可以不出现发热、盗汗、消瘦等中毒症状

  C. 体格检查淋巴结局部皮温升高

  D. 腹腔淋巴结结核大多合并结核性腹膜炎或肠结核

【答案】C

【解析】淋巴结结核形成冷脓肿,体格检查淋巴结局部皮温无升高。若皮温升高,大多数是合并感染。

7. 下列肺外结核中,发病率占所有肺外结核首位的是（　　　）

  A. 结核性脑膜炎　　　B. 脊椎结核　　　　C. 淋巴结结核　　　　D. 肠结核

【答案】C

【解析】淋巴结结核是结核分枝杆菌侵入淋巴系统导致的淋巴结肿大坏死或化脓性炎症。淋巴结结核的发病率占所有肺外结核的首位。根据发病部位分为颈淋巴结结核、腋下淋巴结结核、腹股沟淋巴结结核等浅表淋巴结结核和腹腔淋巴结结核等深部淋巴结结核,其中又

以颈淋巴结结核最为多见。

8. 确诊淋巴结结核的方法为（　　　）

　　A. 淋巴结坏死脓液涂片找到抗酸杆菌,穿刺液培养有结核分枝杆菌生长

　　B. 淋巴结活检见干酪样坏死、上皮样细胞、淋巴细胞、朗格汉斯细胞等

　　C. 淋巴结活检组织结核分枝杆菌分子生物学检查阳性

　　D. 以上都是

【答案】D

【解析】淋巴结脓液细菌学检查结核分枝杆菌阳性、分子生物学检查阳性和病理学检查发现结核特异性病理特征均可确诊淋巴结结核。

9. 关于结核性脑膜炎的脑脊液特点,以下说法不正确的是（　　　）

　　A. 脑脊液常规通常外观透明

　　B. 脑脊液细胞分类多以中性粒细胞为主

　　C. 脑脊液生化表现为"蛋白定量高、葡萄糖低、氯化物低"

　　D. 单纯脑膜脑炎时,脑脊液检测可无异常

【答案】B

【解析】结核性脑膜炎脑脊液生化常表现为"蛋白定量高、葡萄糖低、氯化物低",但细胞分类多以单核细胞为主。

10. 以下描述不符合结核性脑膜炎特征的是（　　　）

　　A. 结核性脑膜炎是最严重的结核病,病变可侵犯全中枢神经系统

　　B. 脑脊液生化表现为"蛋白定量高、葡萄糖低、氯化物低"

　　C. 脑膜刺激征、脑神经损害和颅高压为主要的神经系统临床表现

　　D. 磁共振成像（MRI）对结核性脑膜炎的影像学诊断次于 CT 扫描

【答案】D

【解析】MRI 检查是中枢神经系统疾病诊断的最佳选择,对脑部结核病变的显示率比 CT 敏感。MRI 能显示早期和较小的病变,CT 不易显示的部位,如视神经、脑干及其周围、颞叶等的病变能清晰可辨。当对于结核性脑膜炎具有诊断意义的基底池和大脑凸面的脑膜、侧裂池脑膜病变,炎性渗出较少时,也能显示异常信号影。

11. 结核性脑膜炎的脑膜刺激征不包括（　　　）

　　A. 颈强直　　　　　　　　　　　　B. 克尼格征阳性

　　C. 布鲁津斯基征阳性　　　　　　　D. 颅内高压

【答案】D

【解析】脑膜刺激征包括颈强直、克尼格征阳性、布鲁津斯基征阳性。

12. 临床确诊结核性脑膜炎,以下正确的是( )

    A. 脑脊液以外的标本发现结核分枝杆菌

    B. 胸部 X 线检查发现活动性肺结核,尤其是血行播散性肺结核

    C. 其他肺外结核的临床证据

    D. 脑脊液 Gene Xpert® MTB/RIF 阳性

【答案】D

【解析】脑脊液 Gene Xpert® MTB/RIF 阳性,结合临床表现及脑脊液生化、常规等检查可确诊结核性脑膜炎。

13. 不易透过血脑屏障的抗结核药物是( )

    A. 异烟肼   B. 利奈唑胺

    C. 环丝氨酸   D. 利福喷丁

【答案】D

【解析】异烟肼、环丝氨酸、利奈唑胺均能自由透过血脑屏障,利福喷丁不易透过血脑屏障。

14. 关于肾结核的典型尿液特点,以下不符合的是( )

    A. 可见较多白细胞   B. 可出现红细胞,红细胞形态为畸形红细胞

    C. 可查到抗酸杆菌   D. 早期一般不会出现蛋白尿

【答案】B

【解析】肾结核可有血尿,尿液中可出现红细胞,多为结核导致膀胱炎症所致,故为正常形态红细胞。

15. 肾结核必要时实施全肾切除术的手术适应证,以下不正确的是( )

    A. 全肾结核性破坏,肾功能已丧失

    B. 肾结核伴有脓肿

    C. 双侧肾结核,一侧破坏严重,而另一侧为极轻度结核,需将严重侧切除

    D. 肾实质中存在局限性结核性空洞

【答案】D

【解析】肾实质中存在局限性结核性空洞者往往可内科治疗,或必要时行肾部分切除术、肾病灶清除术,无须全肾切除。

16. 泌尿系统结核中最常见的发病部位是（　　）

    A. 膀胱　　　　　　B. 输尿管　　　　　　C. 肾脏　　　　　　D. 尿道

【答案】C

【解析】泌尿系统结核中最常见、最先发病的器官是肾脏，泌尿系统结核主要是肾结核，肾结核未得到及时治疗，肾内干酪样坏死物及含结核分枝杆菌的尿液下行向输尿管、膀胱、尿道播散，形成输尿管结核、膀胱结核及尿道结核。

17. 按照病理特点，结核性腹膜炎分为三型，不包括（　　）

    A. 渗出型　　　　　B. 干酪型　　　　　　C. 粘连型　　　　　　D. 包块型

【答案】D

【解析】结核性腹膜炎分为三型，包括渗出型、干酪型、粘连型。

18. 以下关于结核性腹膜炎的描述中，正确的是（　　）

    A. 腹痛、腹胀、腹泻、便秘、腹壁揉面感

    B. 腹水检查李凡他试验阳性

    C. 腹腔镜取壁层腹膜组织进行病理检查确诊

    D. 以上都是

【答案】D

【解析】腹痛、腹胀是结核性腹膜炎的主要症状；因肠功能紊乱常引起腹泻、便秘；腹壁揉面感是结核性腹膜炎较典型的体征；腹水为渗出液，李凡他试验阳性；腹膜组织活检大多阳性可得到病理诊断。

19. 骨结核治疗疗程正确的是（　　）

    A. 强化期 2 个月，继续期 10 个月

    B. 24HRZE

    C. 2HRZE/16 ~ 22HRE，疗程 18 ~ 24 个月

    D. 强化期 6 个月，继续期 18 个月

【答案】C

【解析】骨结核治疗的推荐方案为 2HRZE/16 ~ 22HRE，疗程 18 ~ 24 个月。

20. 骨结核中发病率最高的部位是（　　）

    A. 胸骨　　　　　　B. 骨盆　　　　　　C. 肱骨　　　　　　D. 脊柱

【答案】D

【解析】脊柱结核在骨结核中发病率最高，约占 50%，以胸腰椎受累最为多见。

21. 以下关于脊柱结核的描述中,错误的是( )

    A. 脊柱结核在骨与关节结核中发生率最高,约占 50%

    B. 脊柱结核大多是继发性病变,原发灶绝大多数在肺部,少数在肠、淋巴结或胸膜等

    C. 常伴有寒性脓肿、窦道

    D. 脊柱结核的治疗需要手术

【答案】D

【解析】脊柱结核治疗推荐方案为 3HREZ/6 ～ 15HRE,有手术指征者方可行手术治疗。

22. 肠结核常见并发症为( )

    A. 肠出血   B. 肠梗阻   C. 肠穿孔   D. 腹腔脓肿

【答案】B

【解析】肠梗阻是肠结核最常见的并发症,一般为慢性肠梗阻,完全性肠梗阻较少见,少数患者可发生肠穿孔、肠出血、腹腔脓肿等并出现相应的症状。

23. 肠结核的好发部位是( )

    A. 十二指肠   B. 空肠   C. 回盲部   D. 回肠末端

【答案】C

【解析】肠结核的好发部位为回盲部,占 80% ～ 90%,其余依次为升结肠、回肠、空肠、阑尾、横结肠、降结肠、十二指肠、乙状结肠和盲肠。

24. 乳腺结核最常见的病理类型是( )

    A. 结节型   B. 硬化型   C. 弥漫型   D. 增殖型

【答案】A

【解析】乳腺结核病理上可分为结节型、硬化型和弥漫型,其中结节型最常见。

25. 关于乳腺结核,以下说法正确的是( )

    A. 乳腺结核多发生于 20 ～ 40 岁妇女

    B. 同侧腋窝淋巴结结核或颈、锁骨上淋巴结结核逆行播散到乳腺导致乳腺结核

    C. 乳腺钼靶 X 线检查可发现早期乳腺结核

    D. 以上都是

【答案】D

【解析】乳腺结核高发年龄为 20 ～ 40 岁;其发病多因同侧腋窝淋巴结结核或颈、锁骨上淋巴结结核中结核分枝杆菌逆行播散至乳腺。乳腺钼靶 X 线检查诊断乳腺结核的阳性率高。

26. 通常被认为是女性生殖系统结核始发部位的是（   ）

    A. 子宫内膜   B. 输卵管   C. 卵巢   D. 子宫颈

【答案】B

【解析】输卵管的组织构造有利于结核分枝杆菌的潜伏,结核分枝杆菌一般首先侵及输卵管,常使双侧受累,然后依次播散至子宫内膜、卵巢、宫颈、阴道、外阴,并可累及腹膜。

27. 女性生殖系统结核最常见的传播途径是（   ）

    A. 血行传播   B. 直接蔓延   C. 淋巴传播   D. 原发性感染

【答案】A

【解析】女性生殖系统结核的传播途径有血行传播、直接蔓延、淋巴传播、原发性感染,其中血行传播最常见。

28. 常见的男性生殖系统结核是（   ）

    A. 睾丸结核   B. 附睾结核   C. 输精管结核   D. 阴茎结核

【答案】B

【解析】临床上最为常见的男性生殖系统结核是附睾结核。

29. 诊断附睾结核的首选影像学检查方法是（   ）

    A. B 超   B. 静脉尿路造影   C. CT   D. MRI

【答案】A

【解析】B 超检查是诊断附睾结核的首选影像学检查方法,B 超显示附睾局部或整体增大,其内可见低回声区,且强弱不均匀,形状不规则,边界不清晰,可见小液性暗区或散在钙化点。

第五章

非结核分枝杆菌病

学习目的 ∎

1. 掌握非结核分枝杆菌病的定义、流行病学特征。
2. 掌握非结核分枝杆菌病的分类、病因和发病机制。
3. 掌握非结核分枝杆菌病的临床特征、诊疗原则和预防措施。

非结核分枝杆菌（nontuberculous mycobacteria，NTM）是指除了结核分枝杆菌（*Mycobacterium tuberculosis*，MTB）复合群及麻风分枝杆菌以外的分枝杆菌，肺部发生非结核分枝杆菌病变的为非结核分枝杆菌肺病，还有非结核分枝杆菌肺外疾病。非结核分枝杆菌病的诊断主要靠分枝杆菌培养及鉴定、快速的分子生物学方法的鉴定，不同类型非结核分枝杆菌病的治疗方案有所不同，预后也各异。通常将大环内酯类药物作为核心药物。

1. 非结核分枝杆菌的准确定义是（　　　）

   A. 是一种分枝杆菌

   B. 是除了结核分枝杆菌复合群和麻风分枝杆菌以外的其他分枝杆菌

   C. 是一种慢性传染性疾病

   D. 是一种环境寄生菌

【答案】B

【解析】非结核分枝杆菌的标准定义是除了结核分枝杆菌复合群和麻风分枝杆菌以外的其他分枝杆菌。

2. 以下不属于非结核分枝杆菌的是（　　　）

   A. 海分枝杆菌　　　B. 外来分枝杆菌　　　C. 麻风分枝杆菌　　　D. 胃分枝杆菌

【答案】C

【解析】非结核分枝杆菌指除结核分枝杆菌复合群（包括结核、牛、非洲、田鼠、山羊、

pinnipedii、*suricattae* 和 *mungi* 分枝杆菌)和麻风分枝杆菌以外的其他分枝杆菌。

3. 关于非结核分枝杆菌,下述不正确的是(　　)

　　A. 是机会致病菌

　　B. 可分为快速生长型和缓慢生长型两大类

　　C. 是除结核分枝杆菌复合群及麻风分枝杆菌外,唯一的一种抗酸杆菌

　　D. 菌种极多,约有 190 多种

【答案】C

【解析】诺卡氏菌为革兰氏阳性杆菌,也是抗酸染色阳性的杆菌。

4. 非结核分枝杆菌被人类发现的时间是(　　)

　　A. 19 世纪初　　　　B. 19 世纪末　　　　C. 20 世纪初　　　　D. 20 世纪末

【答案】B

【解析】非结核分枝杆菌是继 1882 年结核分枝杆菌被发现后不久在 19 世纪末被检测出的。

5. 非结核分枝杆菌病流行的影响因素不包括(　　)

　　A. 宿主因素　　　　B. 自然环境因素　　　　C. 药物因素　　　　D. 遗传因素

【答案】D

【解析】非结核分枝杆菌病的流行的影响因素包括宿主因素、环境因素和药物因素,遗传因素对非结核分枝杆菌病流行无影响。

6. 以下关于非结核分枝杆菌的描述正确的是(　　)

　　A. 广泛存在于水、土壤、灰尘等自然环境中,流行病学分布特征为沿海高于内地,南方高于北方

　　B. 为胞内菌,其致病机制和结核分枝杆菌相似

　　C. 可通过呼吸道、胃肠道、皮肤黏膜等途径侵入人体,引起无症状感染,致病性非结核分枝杆菌主要侵犯肺部

　　D. 以上都正确

【答案】D

【解析】非结核分枝杆菌广泛分布于水、土壤、灰尘等自然环境中,沿海高于内地,南方高于北方为非结核分枝杆菌的流行病学分布特征;为胞内菌,其致病机制和结核分枝杆菌相似;可通过呼吸道、胃肠道、皮肤黏膜等途径侵入人体,引起无症状感染。致病性非结核分枝杆菌主要侵犯肺部。

7. 关于非结核分枝杆菌病的流行病学,下述不正确的是( )

A. 与部分国家一样,我国非结核分枝杆菌病患病率在逐渐上升

B. 我国非结核分枝杆菌病的患病率已经超过结核病患病率

C. 美国非结核分枝杆菌病的患病率已经超过结核病患病率

D. 韩国非结核分枝杆菌病的患病率已经超过结核病患病率

【答案】B

【解析】我国非结核分枝杆菌病的患病率低于结核病患病率

8. 非结核分枝杆菌的传播途径是( )

A. 呼吸道传播　　　　B. 胃肠道传播　　　　C. 皮肤黏膜传播　　　　D. 以上都是

【答案】D

【解析】非结核分枝杆菌可通过呼吸道、胃肠道和皮肤黏膜等途径进入人体,引起无症状感染,或引起肺部、消化道、皮肤软组织、骨关节、淋巴结等疾病。

9. 非结核分枝杆菌的重要传播方式是( )

A. 水　　　　B. 植物　　　　C. 人　　　　D. 气溶胶

【答案】A

【解析】人可从环境中感染非结核分枝杆菌而患病,接触水和土壤是重要的传播方式。目前缺乏人与人之间传播的证据。

10. 非结核分枝杆菌皮肤病最常见的感染人群为( )

A. 沿海居民,或海上作业、渔业等职业人群

B. 普通职员

C. 青壮年

D. 妊娠期女性

【答案】A

【解析】在有伤口的情况下接触海产品可引起皮肤及皮下软组织感染非结核分枝杆菌。

11. 非结核分枝杆菌鲁尼恩(Runyon)分类法为( )

A. 光产色菌、暗产色菌、不产色菌、快生长菌

B. 鸟分枝杆菌复合群、慢生长菌、快生长菌、堪萨斯分枝杆菌

C. 脓肿分枝杆菌、鸟分枝杆菌复合群、堪萨斯分枝杆菌、蟾蜍分枝杆菌

D. 龟分枝杆菌、脓肿分枝杆菌、鸟分枝杆菌复合群

【答案】A

【解析】Runyon 分类法将非结核分枝杆菌分为 4 群,即光产色菌(堪萨斯分枝杆菌、海分枝杆菌),暗产色菌(蟾蜍分枝杆菌、瘰疬分枝杆菌、戈登分枝杆菌),不产色菌(鸟分枝杆菌复合群、嗜血分枝杆菌),快生长菌(脓肿分枝杆菌,龟分枝杆菌、耻垢分枝杆菌)等。

12. 堪萨斯分枝杆菌属于鲁尼恩(Runyon)分类法中哪类非结核分枝杆菌(　　)
    A. 光产色菌　　　　B. 暗产色菌　　　　C. 不产色菌　　　　D. 快生长菌
【答案】A
【解析】按照 Runyon 分类法,堪萨斯分枝杆菌属于光产色菌(Ⅰ群)。

13. 戈登分枝杆菌属于鲁尼恩(Runyon)分类法中哪类非结核分枝杆菌(　　)
    A. 光产色菌　　　　B. 暗产色菌　　　　C. 不产色菌　　　　D. 快生长菌
【答案】B
【解析】按照 Runyon 分类法,戈登分枝杆菌属于暗产色菌(Ⅱ群)

14. 鸟分枝杆菌复合群属于鲁尼恩(Runyon)分类法中哪类非结核分枝杆菌(　　)
    A. 光产色菌　　　　B. 暗产色菌　　　　C. 不产色菌　　　　D. 快生长菌
【答案】C
【解析】按照 Runyon 分类法,鸟分枝杆菌复合群属于不产色菌(Ⅲ群)。

15. 脓肿分枝杆菌属于鲁尼恩(Runyon)分类法中哪类非结核分枝杆菌(　　)
    A. 光产色菌　　　　B. 暗产色菌　　　　C. 不产色菌　　　　D. 快生长菌
【答案】D
【解析】按照 Runyon 分类法,脓肿分枝杆菌属于快速生长型菌(Ⅳ群)。

16. 以下引起肺部病变的主要非结核分枝杆菌菌种是(　　)
    A. 鸟分枝杆菌复合群、堪萨斯分枝杆菌、脓肿分枝杆菌、蟾蜍分枝杆菌
    B. 鸟分枝杆菌复合群、瘰疬分枝杆菌
    C. 海分枝杆菌、偶然分枝杆菌、龟分枝杆菌、脓肿分枝杆菌、溃疡分枝杆菌
    D. 以上都是
【答案】A
【解析】引起肺部病变的主要菌种为鸟分枝杆菌复合群、堪萨斯分枝杆菌、脓肿分枝杆菌、蟾蜍分枝杆菌,次要菌种为猿分枝杆菌、偶然分枝杆菌、龟分枝杆菌。

17. 非结核分枝杆菌一般不致病或致病性弱,除了( )。

    A. 戈登分枝杆菌   B. 土分枝杆菌

    C. 产黏液分枝杆菌   D. 堪萨斯分枝杆菌

【答案】D

【解析】堪萨斯分枝杆菌是致病菌。

18. 以下引起淋巴结炎的主要非结核分枝杆菌菌种是( )

    A. 鸟分枝杆菌复合群、堪萨斯分枝杆菌、脓肿分枝杆菌、蟾蜍分枝杆菌

    B. 鸟分枝杆菌复合群、瘰疬分枝杆菌

    C. 海分枝杆菌、偶然分枝杆菌、龟分枝杆菌、脓肿分枝杆菌、溃疡分枝杆菌

    D. 以上都是

【答案】B

【解析】引起淋巴结炎的主要菌种为鸟分枝杆菌复合群、瘰疬分枝杆菌,次要菌种为猿分枝杆菌、偶然分枝杆菌、龟分枝杆菌、脓肿分枝杆菌和堪萨斯分枝杆菌。

19. 以下引起皮肤病变的主要非结核分枝杆菌菌种是( )

    A. 鸟分枝杆菌复合群、堪萨斯分枝杆菌、脓肿分枝杆菌、蟾蜍分枝杆菌

    B. 鸟分枝杆菌复合群、瘰疬分枝杆菌

    C. 海分枝杆菌、偶然分枝杆菌、龟分枝杆菌、脓肿分枝杆菌、溃疡分枝杆菌

    D. 以上都是

【答案】C

【解析】引起皮肤病变的主要菌种为海分枝杆菌、偶然分枝杆菌、龟分枝杆菌、脓肿分枝杆菌、溃疡分枝杆菌,次要菌种为鸟分枝杆菌复合群、堪萨斯分枝杆菌、耻垢分枝杆菌等。

20. 趋向医源性创伤或注射部位引起院内感染的主要非结核分枝杆菌菌种是( )

    A. 鸟分枝杆菌复合群、堪萨斯分枝杆菌、脓肿分枝杆菌、蟾蜍分枝杆菌

    B. 鸟分枝杆菌复合群、瘰疬分枝杆菌

    C. 海分枝杆菌、偶然分枝杆菌、龟分枝杆菌、脓肿分枝杆菌、溃疡分枝杆菌

    D. 海分枝杆菌、偶然分枝杆菌、龟分枝杆菌、脓肿分枝杆菌

【答案】D

【解析】趋向医源性创伤或注射部位引起院内感染的主要菌种为海分枝杆菌、偶然分枝杆菌、龟分枝杆菌、脓肿分枝杆菌等。

21. 引起"热浴盆肺病"的是（　　　）

　　A. 堪萨斯分枝杆菌　　　　　　　　　　B. 鸟胞内分枝杆菌复合群

　　C. 脓肿分枝杆菌　　　　　　　　　　　D. 瘰疬分枝杆菌

【答案】B

【解析】鸟胞内分枝杆菌复合群会引起"热浴盆肺病"。

22. 非结核分枝杆菌的靶细胞是（　　　）

　　A. 淋巴细胞　　　　B. 巨噬细胞　　　　C. 中性粒细胞　　　　D. 嗜酸性粒细胞

【答案】B

【解析】非结核分枝杆菌的首要靶细胞是巨噬细胞。

23. 关于非结核分枝杆菌肺病，以下描述不正确的是（　　　）

　　A. 非结核分枝杆菌肺病具有与肺结核相似的临床表现

　　B. 全身中毒症状等较肺结核重

　　C. 可以长期无明显症状

　　D. 可出现咳嗽、咳痰、咯血、胸痛、胸闷、气喘、盗汗、低热、乏力、消瘦及萎靡不振等

【答案】B

【解析】非结核分枝杆菌肺病全身中毒症状等较肺结核轻。

24. 非结核分枝杆菌感染侵犯的部位最多是（　　　）

　　A. 皮肤　　　　　　B. 淋巴结　　　　　C. 肺　　　　　　　D. 关节

【答案】C

【解析】肺部是非结核分枝杆菌最易感染的部位。

25. 皮肤非结核分枝杆菌病变最易侵犯（　　　）

　　A. 真皮和皮下脂肪组织　　　　　　　　B. 深层肌肉组织

　　C. 局部引流区域淋巴结　　　　　　　　D. 血管

【答案】A

【解析】皮肤非结核分枝杆菌病变最易侵犯相对表浅的真皮和皮下脂肪组织。

26. 可以与非结核分枝杆菌共存的疾病最多见的是（　　　）

　　A. 肺结核　　　　　B. 硅肺　　　　　　C. 肺癌　　　　　　D. 支气管扩张

【答案】D

【解析】有肺部基础疾病的人群易患非结核分枝杆菌肺病，如支气管扩张。

27. 诊断非结核分枝杆菌病的金标准是（　　　）

    A. 痰涂片抗酸染色阳性　　　　　　　　B. 痰非结核分枝杆菌 PCR 阳性

    C. 痰非结核分枝杆菌培养阳性　　　　　D. 结核菌素纯蛋白衍生物皮试阳性

【答案】C

【解析】痰非结核分枝杆菌培养目前仍然是诊断非结核分枝杆菌病的金标准。

28. 以下是抗酸染色呈阳性的菌,除了（　　　）

    A. 非结核分枝杆菌　　　　　　　　　　B. 结核分枝杆菌复合群

    C. 革兰氏阴性杆菌　　　　　　　　　　D. 麻风分枝杆菌

【答案】C

【解析】常见的抗酸染色呈阳性的菌有结核分枝杆菌复合群、非结核分枝杆菌、麻风分枝杆菌、某些诺卡氏菌,革兰氏阴性杆菌抗酸染色呈蓝色。

29. 以下实验室检查阳性能诊断非结核分枝杆菌病的是（　　　）

    A. Xpert® MTB　　　　　　　　　　　B. 抗酸杆菌涂片

    C. 结核分枝杆菌培养　　　　　　　　　D. 外周血 γ 干扰素释放试验（IGRA）

【答案】C

【解析】结核分枝杆菌培养是诊断非结核分枝杆菌的金标准。

30. 非结核分枝杆菌感染菌种鉴定的方法准确的是（　　　）

    A. 飞行质谱鉴定法

    B. 反向斑点杂交法

    C. 液体和固体培养鉴定法、分子生物学鉴定法

    D. Xpert® MTB、PCR 法

【答案】C

【解析】非结核分枝杆菌诊断的金标准是液体和固体培养鉴定法、分子生物学鉴定法。

31. 以下检测技术不能用于诊断非结核分枝杆菌病的是（　　　）

    A. 对硝基苯甲酸培养基培养　　　　　　B. 外周血 γ 干扰素释放试验（IGRA）

    C. MPB64 抗原检测　　　　　　　　　　D. 第二代测序技术（NGS）

【答案】B

【解析】外周血 γ 干扰素释放试验（IGRA）是检测结核分枝杆菌感染的常用方法,但无法诊断非结核分枝杆菌病。

32. 关于非结核分枝杆菌肺病的病理学表现,以下最符合的是( )

    A. 淋巴细胞、巨噬细胞和干酪样坏死为主的渗出性反应

    B. 肉芽组织改变为主的病理改变

    C. 增殖性病变、淋巴细胞聚集为主的改变

    D. 纤维增殖性改变为主的病理改变

【答案】A

【解析】非结核分枝杆菌肺病的病理变化常表现为以淋巴细胞、巨噬细胞浸润和干酪样坏死为主的渗出性反应。

33. 关于非结核分枝杆菌肺病的肺部改变影像学特点,以下最符合的是( )

    A. 胸膜下薄壁空洞、支气管扩张   B. 实变影、斑片影

    C. 树芽征、胸膜增厚   D. 纵隔淋巴结肿大、肺部浸润影

【答案】A

【解析】非结核分枝杆菌肺病影像学表现主要有2种类型:纤维空洞型和结节性支气管扩张型。

34. 非结核分枝杆菌肺病最常见的影像学表现是( )

    A. 结节性支气管扩张   B. 肺气肿

    C. 胸腔积液   D. 肺间质性改变

【答案】A

【解析】非结核分枝杆菌肺病最常见的影像学表现是纤维性空洞和结节性支气管扩张。

35. 以下哪项不是非结核分枝杆菌病的治疗原则( )

    A. 确诊的非结核分枝杆菌病需要进行抗分枝杆菌治疗,尤其是痰抗酸染色阳性和/或影像学有空洞的非结核分枝杆菌肺病

    B. 由于非结核分枝杆菌的耐药模式因菌种不同而有所差异,所以治疗前的分枝杆菌菌种鉴定和药敏试验结果十分重要

    C. 不同非结核分枝杆菌病的用药种类和疗程有所不同

    D. 建议对疑似非结核分枝杆菌病进行试验性治疗

【答案】D

【解析】不推荐对疑似非结核分枝杆菌病进行试验性治疗。

36. 治疗非结核分枝杆菌病的常用药物不包括( )

    A. 克拉霉素   B. 阿奇霉素   C. 莫西沙星   D. 吡嗪酰胺

【答案】D

【解析】克拉霉素、阿奇霉素、莫西沙星等是非结核分枝杆菌病的常用药物。

37. 以下哪种药物不是鸟分枝杆菌复合群病的推荐治疗药物（　　　）

    A. 吡嗪酰胺　　　　　B. 克拉霉素　　　　　C. 利福平　　　　　D. 乙胺丁醇

【答案】A

【解析】吡嗪酰胺不是鸟分枝杆菌复合群病的推荐治疗药物。

38. 鸟分枝杆菌复合群肺病首选治疗方案是（　　　）

    A. 异烟肼 + 利福平 + 乙胺丁醇　　　　　　　B. 异烟肼 + 利福平 + 氟喹诺酮类

    C. 利福平 + 乙胺丁醇 + 氟喹诺酮类　　　　　D. 利福平 + 乙胺丁醇 + 大环内酯类

【答案】D

【解析】鸟分枝杆菌复合群肺病首选治疗方案是利福平 + 乙胺丁醇 + 大环内酯类。

39. 脓肿分枝杆菌复合群感染治疗的推荐药物不包括（　　　）

    A. 阿米卡星　　　　　B. 克拉霉素　　　　　C. 利福平　　　　　D. 替加环素

【答案】C

【解析】脓肿分枝杆菌复合群对利福平天然耐药。

40. 关于非结核分枝杆菌病治疗及预后，以下正确的是（　　　）

    A. 因各型菌群和宿主的健康状态不同而异

    B. 疗程相对较长

    C. 易复发

    D. 以上都正确

【答案】D

【解析】非结核分枝杆菌病感染的菌群不同，易感人群各异，侵犯的部位也不同，治疗药物、治疗疗程均不同。与结核病相比，总体疗程更长且易复发是非结核分枝杆菌病治疗及预后的特点。

41. 瘰疬分枝杆菌是非结核分枝杆菌中耐药性较强的菌种之一，其敏感药物为（　　　）

    A. 利福平　　　　　B. 氯法齐明　　　　　C. 多西环素　　　　　D. 莫西沙星

【答案】B

【解析】瘰疬分枝杆菌仅对氯法齐明敏感。

42. 关于脓肿分枝杆菌复合群的特点,以下不正确的是( )

    A. 地域分布差异较大

    B. 可在人与人之间进行传播

    C. 引起肺病、皮肤病变、播散性病变等的主要非结核分枝杆菌菌种之一

    D. 对异烟肼、利福平和乙胺丁醇等一线抗结核药物敏感

【答案】D

【解析】脓肿分枝杆菌复合群(*Mycobacterium abscessus* complex,MABC)对一线抗结核药物均耐药,对克拉霉素、阿米卡星、头孢西丁、氯法齐明敏感。

43. 以下哪项不是堪萨斯分枝杆菌病的特点( )

    A. 是我国上海最常见的非结核分枝杆菌病

    B. 堪萨斯分枝杆菌主要引起肺部病变和全身播散性病变

    C. 氯法齐明对堪萨斯分枝杆菌具有很强的抗菌活性

    D. 堪萨斯分枝杆菌病临床疗效及预后大多不好

【答案】D

【解析】堪萨斯分枝杆菌病临床疗效及预后大多很好。

44. 防止医院内非结核分枝杆菌感染的关键措施是( )

    A. 做好医院用水和医疗器械的消毒工作

    B. 自动内镜冲洗仪器及人工清洗均应使用自来水

    C. 将氯化苯甲烷铵作为局部注射的皮肤消毒剂

    D. 对留置中心导管的患者,无须避免让自来水接触或污染其导管

【答案】A

【解析】防止医院内非结核分枝杆菌感染的关键是做好医院用水和医疗器械的消毒工作。

45. 关于手术室预防非结核分枝杆菌感染的措施,以下描述错误的是( )

    A. 在手术室不使用自来水或自来水来源的冰块,特别是心脏外科或扩大的乳房成形术期间

    B. 不用自来水冲洗或污染开放性伤口

    C. 门诊进行整形外科手术,如吸脂或扩大的乳房成形术,必须严格遵守无菌操作规程

    D. 在收集痰标本前,让患者饮用自来水漱口

【答案】D

【解析】自来水中可能存在非结核分枝杆菌(海分枝杆菌),患者饮用自来水漱口,会导致送检标本有被非结核分枝杆菌污染的可能。

第六章

结核病共病

学习目的

1. 了解结核病共病的常见病种和发病机制。
2. 掌握结核病共病常见病种的临床特征和诊断方法。
3. 掌握结核病共病常见病种的治疗原则和预后。

结核病常见的共病有糖尿病、人类免疫缺陷病毒感染 / 艾滋病（human immunodeficiency virus/acquired immunodeficiency syndrome，HIV/AIDS）、硅肺、精神病等，以上疾病的患者容易感染结核分枝杆菌，罹患活动性结核病。结核病共病的治疗具有一定的特征，糖尿病合并结核病的患者治疗容易发生药物不良反应；HIV/AIDS 合并结核病的治疗方案应避免使用影响肝脏 CYP3A4 酶的药物如利福平；结核病与硅肺共病，临床被称为硅肺结核，尘肺病可以加速结核病的恶化，而肺结核可加快尘肺病的病变进展。

1. 关于结核病与糖尿病共病，下列描述不正确的是（　　）

    A. 糖尿病患者是结核病的高发人群，糖尿病患者罹患结核病的风险比普通人群高 4 ～ 8 倍

    B. 在我国，糖尿病与结核病并发率为 16% ～ 24%

    C. 糖尿病与结核病的并发顺序为结核病先于糖尿病的占大多数

    D. 糖尿病与结核病互相影响，促进发病

【答案】C

【解析】糖尿病与结核病的并发顺序为糖尿病先于结核病的占大多数，占 70% 以上，即先有糖尿病，后发生结核病。

2. 关于结核病与糖尿病共病的发病机制，以下说法错误的是（　　）

    A. 糖尿病患者糖代谢、脂代谢、蛋白质代谢紊乱，降低了白细胞的吞噬能力，出现微循环

障碍,有利于结核分枝杆菌的生长繁殖

    B. 结核病的中毒症状使胰腺的内分泌功能下降,加重糖尿病的代谢紊乱,有些抗结核药物可干扰糖代谢

    C. 胰岛素与抗结核药物相互作用

    D. 糖尿病患者体内的代谢改变损伤了宿主的免疫保护效应,导致机体免疫功能低下,有利于结核病的发病、进展

【答案】C

【解析】结核病合并糖尿病的发病机制中,胰岛素与抗结核药物之间无明显的相互作用。

3. 糖尿病易于并发结核病可能的机制除外下列哪项(　　)

    A. 水电解质代谢紊乱　　　　　　B. 糖代谢紊乱

    C. 蛋白质代谢紊乱　　　　　　　D. 脂肪代谢紊乱

【答案】A

【解析】糖尿病易于并发结核病主要源于三大代谢紊乱和机体免疫功能低下。糖代谢紊乱,慢性高血糖可以降低白细胞的吞噬能力;脂代谢紊乱,甘油三酯水平升高,甘油是结核分枝杆菌生长重要的碳源,有利于结核分枝杆菌的生长繁殖;蛋白质代谢紊乱可引起低蛋白血症、营养不良,降低机体免疫力。

4. 肺结核病合并糖尿病的临床特点是(　　)

    A. 起病急,症状重,进展快　　　　B. 病变范围广,干酪样病灶多

    C. 肺部空洞多,痰结核分枝杆菌检出率高　D. 以上都是

【答案】D

【解析】肺结核病合并糖尿病大多起病急,多见咳嗽、咳痰和咯血,症状重;影像学显示病变范围广,干酪样病灶多,肺部空洞多;痰结核分枝杆菌检出率高。

5. 肺结核病合并糖尿病时胸部影像学检查的特点为(　　)

    A. 病变范围广,多叶、多段性分布和多种性状病灶影共存

    B. 以浸润、干酪样坏死和空洞病变为主,以虫蚀状无壁空洞最为典型

    C. 在相邻肺叶多见典型的末梢肺动脉影远端的粟粒影

    D. 以上都是

【答案】D

【解析】糖尿病患者因为免疫力低下,发病部位比较广泛,可以表现为多个肺叶、多个肺段的侵犯;病变往往以干酪样坏死多见;空洞发生率高达70%,以虫蚀状无壁空洞最为典型;多叶、多段性分布和多种性状病灶影共存构成肺结核病合并糖尿病特征性影像学表现。

6. 肺结核病合并糖尿病治疗的关键是（　　　）

　　A. 两病共存,两病共治

　　B. 控制血糖

　　C. 预防糖尿病并发症与抗结核药物的不良反应相加,加重病情

　　D. 密切监测尿常规、眼底和视野、末梢神经炎、肾功能和听力等

【答案】B

【解析】良好的血糖控制是肺结核病合并糖尿病治疗的关键。空腹血糖控制在 8.3mmol/L 以下,餐后血糖控制在 11.1mmol/L 以下为理想水平。

7. 糖尿病合并肺外结核患者,控制血糖的首选药物是（　　　）

　　A. 双胍类　　　　　　　　　　　　B. 磺脲类

　　C. α- 葡萄糖苷酶抑制剂　　　　　　D. 胰岛素

【答案】D

【解析】糖尿病合并肺外结核患者,以及中、重症患者,控制血糖首选胰岛素。双胍类、磺脲类、α- 葡萄糖苷酶抑制剂均为口服降糖药,主要用于糖尿病并发肺结核的轻症患者。

8. 肺结核合并糖尿病患者伴有视网膜病变,禁用的抗结核药物是（　　　）

　　A. 吡嗪酰胺　　　　　　　　　　　B. 异烟肼

　　C. 乙胺丁醇　　　　　　　　　　　D. 卡那霉素

【答案】C

【解析】乙胺丁醇可引起视神经损害,可加重视网膜病变的症状。

9. 糖尿病合并利福平敏感或耐药性未知的肺结核的治疗方案为（　　　）

　　A. 2HRZE/4HR　　　　　　　　　　B. 3HRZE/6HRE

　　C. 2HRZE/10HRE　　　　　　　　　D. 3HRZE/9HR

【答案】C

【解析】根据《中国结核病预防控制工作技术规范(2020 年版)》,推荐方案为 2HRZE/10HRE。

10. 关于抗结核药物对糖尿病患者及降糖药物的影响,以下正确的是（　　　）

　　A. 异烟肼可干扰碳水化合物的代谢,并能加重患者的末梢神经炎

　　B. 利福平是一种酶诱导剂,能影响磺脲类降血糖药代谢而降低其降血糖作用

　　C. 乙胺丁醇与糖尿病均对视力有不良影响,加重视神经的损伤

　　D. 以上都是

【答案】D

【解析】肺结核合并糖尿病患者的治疗,首要措施是控制血糖,其次是监测和预防糖尿病的并发症与抗结核药物不良反应的相加作用,包括异烟肼加重末梢神经炎、利福平降低降血糖药的疗效、乙胺丁醇和利奈唑胺对视神经的损害等。

11. 结核病与 HIV 感染 / 艾滋病共病的发病机制不包括(　　)

　　A. HIV 感染者细胞免疫功能缺陷,机体的免疫力下降可并发各种机会感染;因细胞免疫在结核病的发生发展中发挥主要作用,HIV 感染者 Th1 细胞反应下降是导致其结核分枝杆菌最为易感的主要原因

　　B. HIV 感染者 CD4$^+$T 细胞数量进行性减少,单核巨噬细胞功能异常,自然杀伤细胞数量减少,抗 HIV 和其他病原体感染的能力下降

　　C. 结核分枝杆菌感染者感染 HIV 后,体内炎性细胞因子的分泌水平降低,无法阻挡 HIV 侵入靶细胞,体内 T 细胞被激活,加速 HIV 复制,促进病情恶化

　　D. HIV 与耐药结核病共病的发生一是在治疗中药物相互作用导致获得性耐药,二是抗结核药物胃肠道等不良反应多发,导致患者治疗依从性差而发生获得性耐药

【答案】D

【解析】在抗结核治疗和抗病毒治疗中,药物相互作用导致抗结核药物获得性耐药以及抗结核药物的不良反应导致患者治疗依从性差而发生获得性耐药是 HIV 与耐药结核病共病的发生机制,不是结核病与艾滋病共病的发病机制。

12. 成人原发性肺结核发生可能性最大的人群是(　　)

　　A. 艾滋病患者　　　　B. 糖尿病患者　　　　C. 术后患者　　　　D. 肿瘤患者

【答案】A

【解析】成人原发性肺结核多发生于机体免疫功能受抑制人群。艾滋病患者感染 HIV 后处于免疫缺陷状态。

13. 关于成人原发性肺结核,以下描述正确的是(　　)

　　A. 常见于艾滋病患者

　　B. 常见死因是结核性胸膜炎

　　C. 主要经支气管播散

　　D. 急性全身播散性结核病不如继发性结核病常见

【答案】A

【解析】成人原发性肺结核多发生于机体免疫功能受抑制人群,艾滋病患者感染 HIV 后处于免疫缺陷状态,较一般成人更易发生。原发性肺结核恶化时,结核分枝杆菌易从淋巴系统经血行播散至其他组织器官,可出现结核性脑膜炎等重症结核,常见死因为结核性脑膜炎。

14. 关于结核病与艾滋病共病的临床特点,以下不正确的是(　　)

　　A. 临床表现特点取决于患者免疫抑制程度,HIV 感染早期合并肺结核与中晚期合并肺结核临床表现不同

　　B. 以结核分枝杆菌病原学阴性肺结核和肺外结核常见

　　C. 免疫学检查提示 T 细胞总数减少,CD4$^+$T 细胞数目进行性减少,CD4/CD8 ≤ 1

　　D. 病原学检查是结核病与艾滋病共病临床诊断的"金标准"

【答案】D

【解析】HIV 病毒分离操作复杂,暂没有用于临床诊断,确诊艾滋病主要依据经确认试验证实 HIV 抗体阳性。

15. 关于结核相关免疫重建炎症综合征,以下说法错误的是(　　)

　　A. 是 HIV 相关结核病治疗早期常见并发症

　　B. 是重建的免疫系统在病变部位形成的针对结核分枝杆菌抗原的炎性反应

　　C. 常表现为局部或全身过度炎性反应

　　D. 一旦发现,立即应用皮质类固醇阻断炎症反应

【答案】D

【解析】表现为原有感染恶化的免疫重建炎症综合征(immune reconstruction inflamatory syndrome,IRIS),通常为自限性,可不用特殊处理而自愈;而表现为潜伏感染出现的 IRIS,需要进行针对性的抗病原治疗;严重者可短期应用激素或非甾体抗炎药控制。

16. 针对结核分枝杆菌 / 人类免疫缺陷病毒(TB/HIV)感染者的治疗,以下错误的是(　　)

　　A. 建议全程采用每日服药的直接面视下督导化疗(DOT)治疗策略而不主张采取间歇治疗

　　B. 强调直视督导服药

　　C. 建议方案中加用注射剂

　　D. 建议用利福布汀替代利福平

【答案】C

【解析】TB/HIV 感染者的治疗与普通肺结核患者相似,不推荐在治疗方案中添加链霉素或其他注射抗结核药物。

17. 关于结核分枝杆菌 / 人类免疫缺陷病毒(TB/HIV)感染者抗病毒治疗时机的选择,以下错误的是(　　)

　　A. 无论 CD4$^+$T 细胞计数水平高低,均应尽快接受高效抗逆转录病毒治疗

　　B. 抗结核治疗 8 周后启动抗病毒治疗高效抗逆转录病毒治疗

  C. CD4$^+$T 细胞计数小于 50 个 /μL 者应在抗结核治疗有效,病情好转后尽早启动高效抗
   逆转录病毒治疗

  D. HIV 感染孕妇合并结核病,为了母亲健康和阻断 HIV 母婴传播,应尽早进行高效抗
   逆转录病毒治疗

【答案】B

【解析】所有合并结核病的 HIV/AIDS 患者无论 CD4$^+$T 细胞计数水平高低,均应接受高效抗
逆转录病毒治疗(highly active anti-retroviral therapy,HAART)。一般在开始抗结核治疗的前
8 周尽快启动 HAART,因为抗结核治疗 8 周强化期结束相对安全。

18. HIV 感染者合并敏感结核病,对于抗结核治疗和抗逆转录病毒治疗的建议是( )

  A. HIV 阳性,与阴性患者治疗疗程相同,抗结核治疗 2 周内开始抗逆转录病毒治疗

  B. HIV 阳性,抗结核治疗同时开始抗逆转录病毒治疗

  C. HIV 阳性,抗结核治疗 1 周内开始抗逆转录病毒治疗

  D. HIV 阳性,抗结核治疗 4 周内开始抗逆转录病毒治疗

【答案】A

【解析】目前主张合并结核病的 HIV 感染者的治疗与普通肺结核患者相似,同时尽早启动抗
逆转录病毒治疗,推荐在抗结核治疗后 2 周内尽早启动。

19. 肺结核合并艾滋病的患者,抗结核治疗中应避免使用药物( )

  A. 异烟肼   B. 利福平   C. 利福布汀   D. 利福喷丁

【答案】B

【解析】利福平容易影响治疗艾滋病的抗逆转录病毒药物的代谢,两病同时治疗时一般用利
福布汀代替利福平,或者使用利福喷丁代替利福平,减少利福平对抗病毒药物浓度的影响。

20. 硅肺合并肺结核的临床表现,下列描述错误的是( )

  A. 临床症状多   B. 并发症多

  C. 痰菌阳性率高   D. 胸部 X 线检查影像多样复杂

【答案】C

【解析】硅肺合并肺结核的特点为:临床症状多,并发症多,胸部 X 线检查影像多样复杂,病
情发展快以及痰菌阳性率低。痰菌阳性率低的原因是结核病灶被硅肺纤维化包裹,支气管
狭窄、压迫、闭塞等,结核分枝杆菌不易排出。

21. 硅肺合并结核病实验室检查中,可能出现升高的是( )

  A. 红细胞沉降率   B. 血清尿羟脯氨酸水平

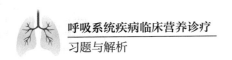

呼吸系统疾病临床营养诊疗

习题与解析

    C. 血管紧张素转化酶水平　　　　　　　　D. 以上均是

【答案】D

【解析】活动性肺结核可出现红细胞沉降率升高。血清尿羟脯氨酸为胶原纤维特有的氨基酸,硅肺患者胶原代谢增多,合并结核病时可促进硅肺的发展,尿羟脯氨酸水平可明显增高。血管紧张素转化酶主要分布在肺毛细血管内皮,与肺代谢密切相关,硅肺结核患者血管紧张素转化酶水平会不同程度增高。

22. 硅肺合并利福平敏感或耐药性未知的肺结核的治疗方案为(　　　)

    A. 2HRZE/4HR　　　　B. 3HRZE/6HRE　　　　C. 2HRZE/10HRE　　　　D. 3HRZE/9HR

【答案】C

【解析】根据《中国结核病预防控制工作技术规范(2020 版)》,硅肺合并利福平敏感或耐药性未知的肺结核推荐的治疗方案为 2HRZE/10HRE。

23. 在各类精神病中并发肺结核概率最高的是(　　　)

    A. 精神分裂症　　　　B. 抑郁症　　　　C. 焦虑症　　　　D. 躁狂症

【答案】A

【解析】在各类精神病中伴发肺结核概率最高的是精神分裂症。

24. 精神分裂症患者结核病发病率高的原因是(　　　)

    A. 精神分裂症患者神经系统功能紊乱,机体抵抗力下降,对结核分枝杆菌易感

    B. 精神分裂症患者受精神症状的干扰和抗精神病药物不良反应的影响,对自己的临床症状缺乏准确、及时的主诉而延误诊疗,治疗依从性差,致使病情恶化成为结核病传染源

    C. 社会经济因素,特别是社会歧视,使得精神分裂症患者普遍缺乏患者关怀,社会经济地位较低下,享受医疗服务可及性较差,诊疗延误,促进了结核病的传播

    D. 以上都是

【答案】D

【解析】精神分裂症患者中结核病发病率高的主要原因:一是患者因神经系统功能紊乱,免疫力下降而对结核分枝杆菌易感;二是患者对临床症状和体征缺乏主诉,家庭成员对患者关心不够,以及精神病科的医师对结核病缺乏警觉性等,导致结核病发现延误,增加了结核病的严重程度,增进结核病的传播;三是受社会经济状况的影响,特别是社会歧视,精神分裂症患者抗结核治疗依从性差,容易导致病情迁延不愈,成为难治性耐药结核病。

第七章

特殊人群结核病

学习目的 ■ -

1. 了解特殊人群结核病的特点。
2. 掌握学校结核病疫情的相关定义、处置原则和管理措施。
3. 掌握特殊人群结核病的诊断和治疗原则。

- ■

特殊人群结核病主要包括儿童结核病、老年结核病、孕妇和哺乳期妇女结核病等。学校是儿童及青少年学生高度集中的场所,一旦发生结核病病例,容易引起校内传播而发生结核病聚集性疫情。老年人生理功能减退,结核潜伏感染者多,结核病发病率随着年龄增高而升高。育龄妇女在妊娠期、哺乳期内分泌及免疫功能发生改变,抵抗力下降,易患结核病。做好特殊人群结核病的诊疗和管理,对我国结核病防控有着重要意义。

1. 我国学生结核病疫情的特征是(　　　)

   A. 报告发病数高中年龄段(16 ~ 18 岁)最多,约占 42%;大学年龄段(19 ~ 22 岁)次之,约占 32%

   B. 学生肺结核报告发病率西部高,中东部低

   C. 每年 3—4 月和 9 月是学生肺结核报告发病高峰

   D. 以上都是

【答案】D

【解析】我国结核病监测数据显示,学生结核病报告发病数大多集中在 16 ~ 22 岁,即高中和大学阶段;学生肺结核报告发病率地区分布西部高,中东部低,与全人群报告发病的地区分布相似;每年 3—4 月和 9 月是学生肺结核报告发病高峰,分别与高考前体检和秋季入学结核病筛查有关。

2. 关于儿童肺结核临床诊断病例,以下表述正确的是(　　　)

　　A. 胸部影像学显示与结核相符的病变,结核菌素皮肤试验中度以上阳性,新型结核菌素皮肤试验阳性或 γ 干扰素释放试验阳性

　　B. 胸部影像学显示与结核相符的病变,有肺结核可疑症状,γ 干扰素释放试验阳性

　　C. 胸部影像学显示与结核相符的病变,结核分枝杆菌抗体检查阳性,肺外组织病理检查为结核病变

　　D. 胸部影像学有结核性胸膜炎病变,结核分枝杆菌抗体检查阳性,结核菌素试验中度以上阳性

【答案】B

【解析】按照《肺结核诊断》(WS 288—2017),儿童肺结核临床诊断病例标准应同时具备以下两条:①有肺结核临床症状和胸部影像学表现;②结核菌素皮肤试验中度阳性或强阳性,或 γ 干扰素释放试验阳性者。

3. 关于近年来我国学生肺结核报告发病情况,以下错误的是(　　　)

　　A. 学生肺结核发病数约占全人群发病数的 5%,且呈逐年升高趋势

　　B. 学生肺结核报告发病率高于全人群

　　C. 学生肺结核病报告发病数大多集中在 16 ~ 22 岁,以 18 岁最多

　　D. 3—4 月和 9 月学生肺结核报告发病呈双高峰

【答案】B

【解析】我国传染病信息报告系统监测数据显示,学生肺结核报告发病率低于全人群。

4. 学校发生结核病聚集性疫情的主要原因是(　　　)

　　A. 结核病首发病例发现延误　　　　　　B. 入学没有开展结核病筛查

　　C. 没有及时开展密切接触者筛查　　　　D. 以上都是

【答案】D

【解析】学校发生结核病聚集性疫情主要原因包括:①结核病首发病例发现延误;②入学没有开展结核病筛查;③没有及时开展密切接触者筛查。

5. 学校结核病患者主动发现的措施是(　　　)

　　A. 入学体检结核病筛查　　　　　　　　B. 晨检和因病缺勤追踪

　　C. 密切接触者筛查　　　　　　　　　　D. 以上都是

【答案】D

【解析】学校结核病患者主动发现的措施包括入学体检结核病筛查、晨检和因病缺勤追踪、密切接触者筛查。

6. 关于学校结核病突发公共卫生事件的定义,以下正确的是(　　)

    A. 一所学校在同一学期发生 10 例及以上有流行病学关联的结核病病例或出现结核病死亡病例

    B. 同一班级在同一学期出现 5 例结核病病例

    C. 高一入学体检发现 5 例结核病病例

    D. 入学体检发现 10 例结核分枝杆菌免疫学检查阳性学生

【答案】A

【解析】学校结核病突发公共卫生事件指一所学校在同一学期内发生 10 例及以上有流行病学关联的结核病病例,或出现结核病死亡病例。

7. 学生一旦被诊断为肺结核应该(　　)

    A. 主动向校医报告　　B. 不要隐瞒病情　　　C. 不要带病上课　　　D. 以上都是

【答案】D

【解析】学生一旦被诊断为肺结核,应主动向校医报告,不要隐瞒病情,也不要带病上课。

8. 学校肺结核患者个案调查应由谁负责完成(　　)

    A. 定点医院首诊医生　　　　　　　　B. 学生家长

    C. 疾病预防控制机构　　　　　　　　D. 社区管理人员

【答案】C

【解析】学校肺结核患者个案调查由疾病预防控制机构负责。

9. 学校肺结核患者个案调查的意义是(　　)

    A. 为判断密切接触者筛查范围及追溯传染源提供线索

    B. 判断患者是否需要休学

    C. 为制订个性化治疗方案提供依据

    D. 判定治疗管理效果

【答案】A

【解析】通过个案调查,了解患者的发病和就医过程,掌握其发病后的活动范围和接触人员情况等,为判断密切接触者筛查范围及追溯传染源提供线索。

10. 在校学生发生肺结核,符合哪些病情之一者建议休学(　　)

    A. 细菌学检查阳性的肺结核患者

    B. 胸部 X 线片显示肺部病灶范围广泛或伴有空洞的菌阴肺结核患者

    C. 具有明显的肺结核症状者

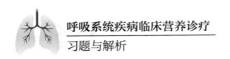

D. 以上都是

【答案】D

【解析】在校学生患肺结核休学标准:细菌学检查阳性的肺结核患者;胸部X线片显示肺部病灶范围广泛或伴有空洞的菌阴肺结核患者;具有明显的肺结核症状者。

11. 正在治疗的学生肺结核患者可以继续上学吗( )
　　A. 不可以
　　B. 症状消失就可以
　　C. 边吃药边上学
　　D. 传染性消失后,由结核病定点医院出具复学证明后方可继续上学

【答案】D

【解析】学生被诊断为肺结核后,应根据病情进行休复学管理。学生患者经过规范治疗病情好转,传染性消失后,由结核病定点医院出具复学证明后方可上学。

12. 学校肺结核患者复学诊断证明应由哪个机构开具( )
　　A. 学校所在地的疾病预防控制机构　　B. 患者现住址所在地的疾病预防控制机构
　　C. 患者现住址所在地的定点医疗机构　　D. 患者实际接受规范治疗的定点医疗机构

【答案】D

【解析】学校肺结核患者复学诊断证明应由患者实际接受规范治疗的定点医疗机构开具。

13. 学校肺结核患者在校治疗管理的对象是( )
　　A. 年龄小于15周岁的患者
　　B. 病原学阳性的患者
　　C. 不需要休学及达到复学标准后仍需继续抗结核治疗的患者
　　D. 家庭住址距离学校30km以上的患者

【答案】C

【解析】在校治疗管理对象主要包括在学校留观接受诊断性治疗的疑似患者、复学后仍需抗结核治疗的肺结核患者以及不需要休学的肺结核患者。

14. 学校感染控制的关键环节不包括( )
　　A. 隔离　　　　　　　B. 通风　　　　　　　C. 消毒　　　　　　　D. 体育锻炼

【答案】D

【解析】学校感染控制的关键环节包括隔离、通风换气、消毒。

15. 发现非本地学校的患者,通知到学校所在地疾病预防控制机构的时间为( )

    A. 2 小时内   B. 24 小时内   C. 48 小时内   D. 72 小时内

【答案】C

【解析】发现非本地学校的患者,应在 48 小时内通知到学校所在地疾病预防控制机构。

16. 对发生结核病疫情的学校进行现场流行病学调查,内容包括( )

    A. 学校基本情况   B. 疫情发生发展情况

    C. 传播链和传染源   D. 以上全是

【答案】D

【解析】学校现场流行病学调查包括学校基本情况调查、疫情发生发展情况调查、传播链和传染源的初步调查。

17. 进行学校结核病疫情处置时,除要进行密切接触者筛查、隔离疑似患者、对患者开展治疗管理外,还应( )

    A. 开展健康教育和心理疏导   B. 改善环境卫生和消毒

    C. 实施预防性治疗干预   D. 以上全是

【答案】D

【解析】学校结核病疫情处置措施包括接触者筛查、患者治疗管理及预防性治疗干预、疑似患者隔离、健康教育和心理疏导、学生健康主动监测、改善环境卫生和消毒,必要时启动突发事件应急响应等。

18. 进行学校肺结核患者接触者筛查时,对于 15 岁以下的接触者,应采取的筛查方案是( )

    A. 结核潜伏感染免疫学检测 + 胸部 X 线片检查

    B. 问询症状 + 胸部 X 线片检查

    C. 问询症状 + 结核潜伏感染免疫学检测

    D. 问询症状 + 结核抗体检测

【答案】C

【解析】对于 15 岁以下的活动性肺结核患者接触者,要问询症状,同时进行肺结核可疑症状筛查和结核潜伏感染免疫学检测。

19. 在确定发生学校结核病突发公共卫生事件后,应在多长时间之内报告( )

    A. 24 小时   B. 2 小时   C. 2 天   D. 2 周

【答案】B

【解析】在确定发生学校结核病突发公共卫生事件后,应在 2 小时之内报告。

20. 学校结核病突发公共卫生事件得到有效控制,在最后 1 例患者被发现后多长时间未出现有流行病学关联的新病例可准备结案(　　　)

　　A. 1 个月　　　　　　B. 2 个月　　　　　　C. 3 个月　　　　　　D. 6 个月

【答案】C

【解析】通过规范实施综合防控措施,学校结核病突发公共卫生事件得到有效控制,在最后 1 例患者被发现后连续 3 个月,所在学校未再出现与本次事件存在流行病学关联的结核病病例,报同级卫生健康行政部门和上级疾病预防控制机构评估批准,可准备结案。

21. 学校结核病健康教育的对象是(　　　)

　　A. 学生　　　　　　B. 老师　　　　　　C. 校领导　　　　　　D. 以上都是

【答案】D

【解析】应对学生及家长、学校卫生管理人员、校医及教师、教育行政部门及学校领导采取有针对性的健康教育方式和内容,以达到健康教育的最佳效果。

22. 下面哪一项不是肺结核的日常预防措施(　　　)

　　A. 不喝生水,食物烹调熟了再吃　　　　　　B. 不随地吐痰,咳嗽、打喷嚏掩住口鼻

　　C. 每天开窗通风　　　　　　D. 咳嗽、咳痰 2 周以上,尽快到医院检查

【答案】A

【解析】肺结核的日常预防措施主要是呼吸道隔离的相关内容,要保持良好的卫生习惯,关注自身健康。

23. 以下哪一项是直接传播开展结核病健康教育的方式(　　　)

　　A. 举办讲座　　　　B. 召开主题班会　　　　C. 开展知识竞赛　　　　D. 以上都是

【答案】D

【解析】直接传播开展结核病健康教育的方式包括举办讲座、召开主题班会、开展知识竞赛等。

24. 幼儿园、小学及非寄宿制初中入学新生体检内容包括(　　　)

　　A. 肺结核可疑症状的问诊和结核潜伏感染检测

　　B. 肺结核患者密切接触史和肺结核可疑症状的问诊

　　C. 肺结核可疑症状的问诊、结核菌素皮肤试验检测和胸部 X 线检查

　　D. 肺结核可疑症状的问诊和胸部 X 线检查

【答案】B

【解析】幼儿园、小学及非寄宿制初中入学新生体检内容主要是肺结核患者密切接触史和肺结核可疑症状的问诊。

25. 高中和寄宿制初中入学新生体检内容包括（　　　）

 A. 肺结核可疑症状的问诊和结核潜伏感染检测

 B. 肺结核可疑症状的问诊、感染检测和胸部 X 线检查

 C. 肺结核患者密切接触史和肺结核可疑症状的问诊

 D. 肺结核可疑症状的问诊和胸部 X 线检查

【答案】A

【解析】高中和寄宿制初中入学新生体检内容主要是肺结核可疑症状的问诊和结核潜伏感染检测。

26. 所有大学入学新生体检中结核病检查应包括（　　　）

 A. 肺结核可疑症状的问诊和感染检测

 B. 肺结核患者密切接触史和肺结核可疑症状的问诊

 C. 肺结核可疑症状的问诊、感染检测和胸部 X 线检查

 D. 肺结核可疑症状的问诊和胸部 X 线检查

【答案】D

【解析】大学入学新生体检中结核病检查应包括肺结核可疑症状的问诊和胸部 X 线检查。

27. 学校开展晨检工作时,班级监测员要重点了解每名到校学生是否有以下哪种症状（　　　）

 A. 腰酸、腿痛

 B. 多饮、多食、多尿、体重减少"三多一少"症状

 C. 咳嗽、咳痰、发热、盗汗等

 D. 视力模糊、情绪低落

【答案】C

【解析】学校开展晨检工作时,班级监测员应重点了解每名到校学生是否有咳嗽、咳痰、发热、盗汗等症状。

28. 从学生肺结核患者的年龄看,报告学生患者数最多的年龄是（　　　）

 A. 16 岁　　　　　　B. 17 岁　　　　　　C. 18 岁　　　　　　D. 19 岁

【答案】C

【解析】15 ～ 22 岁年龄组约占学生报告发病总数的 85%,尤其是 18 岁左右年龄组所占比例最大。

29. 学生肺结核报告发病率曾出现上升的原因是( )
    A. 患者发现力度提高　　　　　　　　B. 学校结核病监测的灵敏度显著提升
    C. 实验室检测灵敏度提升　　　　　　D. 以上都是
【答案】D
【解析】学生肺结核报告发病率曾出现上升的原因包括患者发现力度提高、学校结核病监测的灵敏度显著提升、实验室检测灵敏度提升。

30. 在我国,老年结核病是指多大年龄人群罹患的结核病( )
    A. ≥ 50 岁　　　　B. ≥ 60 岁　　　　C. ≥ 70 岁　　　　D. ≥ 80 岁
【答案】B
【解析】老年结核病是指年龄 ≥ 60 岁人群罹患的结核病。

31. 老年肺结核与年轻人肺结核临床表现有所不同,其特点是( )
    A. 比年轻肺结核患者更容易发生咯血　　B. 比年轻肺结核患者结核中毒症状更明显
    C. 老年肺结核患者临床表现更隐蔽　　　D. 老年肺结核患者咳痰常带有血丝
【答案】C
【解析】老年肺结核具有症状体征不典型、起病隐蔽、病史长、病情重的特点。并无较年轻患者多发咯血、痰中带血及结核中毒症状的情况。

32. 老年结核病患者慎用的抗结核药物是( )
    A. 利福平　　　　B. 乙胺丁醇　　　　C. 异烟肼　　　　D. 链霉素
【答案】D
【解析】链霉素为氨基糖苷类抗生素,主要通过肾脏进行代谢,产生的主要药物不良反应为肾毒性,可损害近段肾小管,引起蛋白尿、管型尿,严重时引起氮质血症、肾功能衰竭。老年人肾脏清除率降低,其在体内蓄积导致毒性反应增加,需要慎用。

33. 老年结核病患者数量多可能的原因是( )
    A. 人口老龄化　　　　　　　　　　　B. 免疫衰老
    C. 伴发各种慢性疾病　　　　　　　　D. 以上都是
【答案】D
【解析】随着老年人口的增多,各种老年病的发生也必然随之增多,老年人是结核病的高发人群。随着年龄的增长,人体中枢免疫器官逐渐萎缩,免疫功能减退,容易导致结核病发病。老年人常伴随各种慢性病,已证实糖尿病、慢性营养不良、恶性肿瘤、慢性阻塞性肺疾病、慢性肾功能衰竭等均易引起免疫功能降低,从而诱发结核病发病。

34. 老年结核病胸部 X 线表现以哪一型多见(　　　)

　　A. 继发性肺结核　　　　　　　　　B. 原发性肺结核

　　C. 血行播散性肺结核　　　　　　　D. 结核性胸膜炎

【答案】A

【解析】老年结核病胸部 X 线表现以继发性肺结核最为常见。原发性肺结核、血行播散性肺结核多见于儿童。结核性胸膜炎可发生在任何年龄段。

35. 关于妊娠肺结核患者进行胸部 X 线检查的注意事项,以下错误的是(　　　)

　　A. 检查前应综合考虑放射线对胎儿和孕妇的影响

　　B. 在腹部放置遮护物

　　C. 妊娠全程都可进行

　　D. 原则上应在妊娠 12 周之后进行

【答案】C

【解析】胎儿受到 X 线辐射的风险取决于暴露时的胎龄和辐射剂量,如果胚胎在发育早期发生高剂量暴露,很可能受到致命危害或导致胎儿发育畸形。故妊娠肺结核患者进行胸部影像学检查前应权衡利弊,综合考虑放射线的影响,原则上 X 线检查应在妊娠 12 周以后进行,并在腹部放置遮护物保护胚胎和胎儿。

36. 妊娠肺结核患者若需终止妊娠,终止妊娠的选择时间一般为(　　　)

　　A. 妊娠 3 个月以内　　B. 妊娠 6 个月以内　　C. 妊娠 6 个月以后　　D. 妊娠期都可以

【答案】A

【解析】妊娠 3 个月以内,胎儿、胎盘较小,终止妊娠对母体造成的影响相对较小,母体可以较快恢复。妊娠 3 个月以上终止妊娠同时也面临医学伦理方面的争论。妊娠肺结核患者如果需要终止妊娠应选择在妊娠 3 个月以内。

37. 孕早期结核病可以选用的抗结核药物有(　　　)

　　A. 异烟肼、乙胺丁醇、吡嗪酰胺　　　　　B. 异烟肼、利福平、吡嗪酰胺

　　C. 异烟肼、利福平、乙胺丁醇　　　　　　D. 异烟肼、链霉素、乙胺丁醇

【答案】A

【解析】利福平动物实验证实有胎儿致畸作用,使用利福平的母亲分娩的胎儿畸形发生率为

3% 左右,尤其在怀孕前 3 个月用药对胎儿致畸作用明显。链霉素分子质量小,在妊娠期易通过胎盘进入胎儿循环,引起婴儿先天耳聋或眩晕。目前暂无证据证明异烟肼、乙胺丁醇、吡嗪酰胺对孕早期胎儿有明显致畸和毒副作用。

38. 以下药物可以导致胎儿第八对脑神经损伤的是(   )
    A. 异烟肼   B. 利福平   C. 左氧氟沙星   D. 链霉素

【答案】D

【解析】氨基糖苷类药物尤其是链霉素分子质量小,在妊娠期易通过胎盘进入胎儿循环,对第八对脑神经造成损伤,导致前庭功能障碍和听觉丧失。

39. 妊娠肺结核的药物治疗应遵从以下原则,除了(   )
    A. 早期、适量
    B. 联合、规律
    C. 全程
    D. 首先保证母体治疗效果,可忽视对胎儿的影响

【答案】D

【解析】妊娠肺结核患者抗结核治疗的原则与普通肺结核患者原则基本一致,早期、适量、联合、规律、全程,同时应当考虑到妊娠期患者的特殊性,兼顾孕妇和胎儿的安全,避免给胎儿造成不利的影响。

40. 以下抗结核药物可能导致胎儿畸形的是(   )
    A. 异烟肼   B. 吡嗪酰胺   C. 乙胺丁醇   D. 利福平

【答案】D

【解析】利福平动物实验证实有胎儿致畸作用,使用利福平的母亲分娩的胎儿畸形发生率为 3% 左右,尤其在怀孕前 3 个月用药对胎儿致畸作用明显。目前暂无证据证明异烟肼、乙胺丁醇、吡嗪酰胺对胎儿有明显致畸用。

41. 妊娠肺结核患者抗结核治疗应禁止使用的药物有(   )
    A. 异烟肼   B. 吡嗪酰胺   C. 左氧氟沙星   D. 吡嗪酰胺

【答案】C

【解析】氟喹诺酮类药物如左氧氟沙星等能抑制软骨和骨骺发育,导致胎儿骨骼发育异常,在妊娠期禁止使用。

第三篇

营养篇

第一章
营养学基础

学习目的

1. 熟悉碳水化合物的分类和食物来源。
2. 熟悉矿物质的特点及生理功能。
3. 掌握蛋白质的功能、氨基酸和必需氨基酸的种类以及蛋白质的消化和吸收过程。
4. 掌握脂类的分类及功能、必需脂肪酸的组成、脂肪的来源和脂肪参考摄入量。
5. 掌握体内能量的使用、产能营养素及其含量。

营养（nutrition）是人体摄取、消化、吸收和利用食物中营养物质以满足机体生理需要的生物学过程。营养学是研究营养规律及其改善措施的学科。营养素指食物中可为人体提供能量、组织构成成分和具有组织修复以及生理调节功能的物质，包括蛋白质、脂类、碳水化合物、维生素和矿物质等。随着社会经济的持续稳定发展及人民收入、消费水平的提高，我国居民食物质量和营养摄入有较明显的改善，但仍需采取多种形式的改善措施提高我国居民的营养健康水平。

第一节　蛋白质

1. 含 2 ~ 10 个氨基酸残基的肽称为（　　　）

　　A. 肽　　　　　　　　B. 二肽　　　　　　　　C. 三肽　　　　　　　　D. 寡肽

【答案】D

【解析】肽可根据氨基酸残基的数目分类。例如，2 个氨基酸残基形成的肽称为二肽，3 个氨基酸残基构成的肽称为三肽，以此类推。一般将由 2 ~ 10 个氨基酸残基组成的肽称为寡肽，由 11 ~ 50 个氨基酸残基组成的肽称为多肽，由 50 个以上的氨基酸残基组成的肽被称为蛋白质。

2. 蛋白质功效比值是（　　　）
　　A. 评价食物蛋白质含量的指标　　　　　　B. 评价食物蛋白质消化吸收率的指标
　　C. 评价食物蛋白质利用率的指标　　　　　D. 评价食物蛋白质氨基酸含量的指标

【答案】C

【解析】蛋白质功效比值表示蛋白质的利用率，是指实验期内动物平均每摄入 1g 蛋白质所增加的体重克数。即实验动物体重增加与摄入的蛋白质质量之比。

3. 某食物蛋白质构成绝大部分为谷蛋白，该食物蛋白质的限制性氨基酸为（　　　）
　　A. 蛋氨酸　　　　B. 赖氨酸　　　　C. 苏氨酸　　　　D. 色氨酸

【答案】B

【解析】在吸收消化利用过程中，需要氨基酸达到一定的比例才能被充分地吸收利用。当某食物中某氨基酸远远不能达到这个比例时，即使蛋白质含量再高，也发挥不出它的优势，这个氨基酸就是限制性氨基酸。比如豆类中的蛋氨酸，谷类中的赖氨酸，都是各自的限制性氨基酸。

4. 头发的主要成分是角蛋白，由多种氨基酸组成，其中含量最高的为（　　　）
　　A. 脯氨酸　　　　B. 胱氨酸　　　　C. 色氨酸　　　　D. 蛋氨酸

【答案】B

【解析】头发的基本成分是角蛋白，角蛋白由多种氨基酸组成，其中胱氨酸的含量最高，它们提高头发生长所需的营养与成分，各种氨基酸通过螺旋式、弹簧式的结构互相缠绕交联，保证了角质蛋的强度和柔韧性，从而赋予了头发所独有的刚韧性能。

5. 下列全部属于必需氨基酸的是（　　　）
　　A. 苏氨酸、苯丙氨酸、色氨酸、缬氨酸　　　　B. 丙氨酸、苏氨酸、缬氨酸、甘氨酸
　　C. 蛋氨酸、丙氨酸、精氨酸、赖氨酸　　　　D. 异亮氨酸、亮氨酸、蛋氨酸、谷氨酸

【答案】A

【解析】必需氨基酸是指人体不能合成或合成速度远不足以满足人体的需要，必须由食物蛋白供给的氨基酸。成人的八种必需氨基酸包括赖氨酸、苯丙氨酸、蛋氨酸、苏氨酸、异亮氨酸、亮氨酸、缬氨酸以及色氨酸。除成人的八种之外，儿童必需氨基酸还包括组氨酸。

6. 在体内可转变成半胱氨酸和酪氨酸的必需氨基酸分别是（　　　）
　　A. 苯丙氨酸，蛋氨酸　　B. 苯丙氨酸，苏氨酸　　C. 蛋氨酸，缬氨酸　　　D. 蛋氨酸，苯丙氨酸

【答案】D

【解析】半必需氨基酸又称条件必需氨基酸，主要指半胱氨酸和酪氨酸，它们在体内分别由

蛋氨酸和苯丙氨酸转变而成,如果膳食中能够直接提供这两种氨基酸,则人体对蛋氨酸和苯丙氨酸的需要可减少。

7. 以下为必需氨基酸的是( )
   A. 丙氨酸　　　　B. 甘氨酸　　　　C. 丝氨酸　　　　D. 蛋氨酸
【答案】D
【解析】成人的八种必需氨基酸包括赖氨酸、苯丙氨酸、蛋氨酸、苏氨酸、异亮氨酸、亮氨酸、缬氨酸以及色氨酸。除成人的八种之外,儿童必需氨基酸还包括组氨酸。

8. 氨基酸按化学结构可分为( )
   A. 脂肪族氨基酸、杂环氨基酸、芳香族氨基酸
   B. 杂环氨基酸、亲水氨基酸、疏水氨基酸
   C. 必需氨基酸、非必需氨基酸、条件必需氨基酸
   D. 脂肪族氨基酸、羟基氨基酸、含硫氨基酸
【答案】A
【解析】氨基酸按化学结构可分为:①脂肪族氨基酸(丙氨酸、缬氨酸、亮氨酸、异亮氨酸、蛋氨酸、天冬氨酸、谷氨酸、赖氨酸、精氨酸、甘氨酸、丝氨酸、苏氨酸、半胱氨酸、天冬酰胺、谷氨酰胺、硒半胱氨酸);②芳香族氨基酸(苯丙氨酸、酪氨酸、色氨酸);③杂环氨基酸(色氨酸、组氨酸、脯氨酸)。

9. 蛋白质和/或能量供给不能满足机体维持正常生理功能的需要可发生( )
   A. 蛋白质 - 能量营养不良　　　　B. 蛋白质营养不良
   C. 能量营养不良　　　　　　　　D. 矿物质缺乏
【答案】A
【解析】蛋白质 - 能量营养不良是指膳食中蛋白质和能量摄入不足引起的营养缺乏病,是世界范围内最常见的营养缺乏病之一。

10. 以下营养成分中最可能引起小儿哮喘的是( )
    A. 蛋白质　　　　B. 脂肪　　　　C. 碳水化合物　　　　D. 维生素 A
【答案】A
【解析】许多食物中的异性蛋白质可以引发儿童哮喘,如牛奶、鸡蛋、海鱼、虾、蟹、香料等。摄入这些食物可能引起过敏反应,特别是在婴儿期,由于免疫系统尚未完全发育,过敏反应更为常见。

11. 豆类食物中含量比较多的氨基酸是（　　　）

    A. 色氨酸　　　　　　B. 蛋氨酸　　　　　　C. 苯丙氨酸　　　　　　D. 赖氨酸

【答案】D

【解析】豆类赖氨酸含量较多,蛋氨酸含量较少。

12. 下列食物中蛋白质生物价最高的是（　　　）

    A. 谷类　　　　　　　B. 肉类　　　　　　　C. 蛋类　　　　　　　　D. 奶类

【答案】C

【解析】生物价是一种评估蛋白质营养价值的指标,指每 100g 食物来源蛋白质转化成人体蛋白质的质量（g）。全鸡蛋生物价最高,为 94。

13. 机体不摄入蛋白质时粪便所含有的氮为（　　　）

    A. 摄入氮　　　　　　B. 吸收氮　　　　　　C. 储留氮　　　　　　　D. 粪代谢氮

【答案】D

【解析】粪代谢氮是指无氮（蛋白质）膳食条件下,机体由粪便排出的氮。粪中排出的氮有两个来源:一是来自未被消化吸收的食物蛋白质;二是来自脱落的肠黏膜细胞及肠道细菌等。在实验期内给予无氮膳食,并收集无氮膳食期内的粪便,测定氮含量,无氮膳食的粪氮即粪代谢氮。

14. 大豆类食品按蛋白质消化率由高到低排序,正确的是（　　　）

    A. 大豆、豆腐、豆浆　　　　　　　　　B. 豆腐、豆浆、大豆

    C. 豆浆、大豆、豆腐　　　　　　　　　D. 豆腐、大豆、豆浆

【答案】B

【解析】蛋白质消化率是指在消化道内被吸收的蛋白质占摄入蛋白质的百分比,是反映食物被消化酶分解的程度以及消化后的氨基酸和肽被吸收的程度的指标。蛋白质消化率越高,被机体吸收的数量越多,其营养价值越高。大豆蛋白质消化率为 65%,豆浆消化率为 85%,豆腐消化率为 92% ~ 96%。

15. 下列属于条件必需氨基酸的是（　　　）

    A. 酪氨酸　　　　　　B. 胱氨酸　　　　　　C. 苏氨酸　　　　　　　D. 丝氨酸

【答案】A

【解析】条件必需氨基酸是指人体虽能够合成,但合成速度通常不能满足正常需要的氨基酸,又被称为半必需氨基酸,主要指半胱氨酸和酪氨酸,它们在体内分别由蛋氨酸和苯丙氨酸转变而成,如果膳食中能够直接提供这两种氨基酸,则人体对蛋氨酸和苯丙氨酸的需要可减少。

16. 以下属于儿童必需氨基酸的是（　　　）

　　　A. 丙氨酸　　　　　　B. 甘氨酸　　　　　　C. 谷氨酸　　　　　D. 组氨酸

【答案】D

【解析】成人的八种必需氨基酸包括赖氨酸、苯丙氨酸、蛋氨酸、苏氨酸、异亮氨酸、亮氨酸、缬氨酸以及色氨酸。除成人的八种之外，儿童必需氨基酸还包括组氨酸。

17. 对于健康成年人，推荐的蛋白质摄入量为（　　　）

　　　A. 0.8 ~ 1.2g/kg　　　　　　　　　　B. 2g/kg

　　　C. 总热量的 10% ~ 15%　　　　　　D. 每天 100g

【答案】A

【解析】参考《中国居民膳食营养素参考摄入量（2023 版）》，健康成年人推荐的蛋白质摄入量为 0.8 ~ 1.2g/kg。

18. 评价食物蛋白质被消化吸收后在体内被利用程度的指标是（　　　）

　　　A. 蛋白质消化率　　　　　　　　　B. 蛋白质利用率

　　　C. 蛋白质表观消化率　　　　　　　D. 蛋白质真消化率

【答案】B

【解析】蛋白质利用率是食物蛋白质营养评价常用的指标指食物蛋白质被消化吸收后在体内被利用的程度。

19. 以下不是杂环氨基酸的是（　　　）

　　　A. 色氨酸　　　　　　B. 脯氨酸　　　　　　C. 组氨酸　　　　　D. 甘氨酸

【答案】D

【解析】杂环氨基酸是指 R- 基上有环结构，且成环原子中有非碳元素的 α- 氨基酸。杂环氨基酸包括色氨酸、脯氨酸和组氨酸。色氨酸和组氨酸都含有芳杂环，脯氨酸含有脂杂环。

20. 反映了蛋白质在消化道内被分解的程度，同时还反映消化后的氨基酸和肽被吸收程度的指标是（　　　）

　　　A. 蛋白质净利用率　　B. 蛋白质消化率　　C. 蛋白质功效比值　　D. 生物价

【答案】B

【解析】蛋白质消化率是指在消化道内被吸收的蛋白质占摄入蛋白质的百分比，是反映蛋白质在消化道内被分解的程度以及消化后的氨基酸和肽被吸收的程度的指标。蛋白质消化率（%）=（摄入氮量－粪氮量）/ 摄入氮量 ×100。

21. 蛋白质的生物价乘以真消化率是（　　　）

　　A. 蛋白质功效比值　　B. 蛋白质净利用率　　C. 蛋白质净比值　　D. 生物价

【答案】B

【解析】蛋白质净利用率 = 氮储留量 / 氮摄入量 = 生物价 × 真消化率

22. 乳类是幼儿优质蛋白质来源, 其中富含的哪种氨基酸还是提高粮谷蛋白质生物价最好的补充（　　　）

　　A. 蛋氨酸　　　　　　B. 精氨酸　　　　　　C. 赖氨酸　　　　　　D. 色氨酸

【答案】C

【解析】粮谷第一限制氨基酸是赖氨酸。乳类各种氨基酸比例适当、含量丰富, 赖氨酸含量亦较高。

23. 大米和大豆混合食用, 哪两种氨基酸发挥了互补作用（　　　）

　　A. 亮氨酸和赖氨酸　　B. 赖氨酸和色氨酸　　C. 蛋氨酸和赖氨酸　　D. 赖氨酸和苯丙氨酸

【答案】C

【解析】大豆含有丰富的优质植物蛋白, 除蛋氨酸含量略低外, 其余几种人体必需氨基酸含量均较高。大米中赖氨酸含量最少。大豆蛋白可弥补米面蛋白质中赖氨酸的不足, 米面也可在一定程度上补充大豆蛋白中蛋氨酸的不足, 起到互补作用。

24. 蛋白质是人体的重要组成成分, 约占正常人体重的（　　　）

　　A. 12%　　　　　　　B. 14%　　　　　　　C. 16%　　　　　　　D. 25%

【答案】C

【解析】机体中的每一个细胞和所有重要组成部分都有蛋白质, 蛋白质约为人体重量的16% ~ 20%。

25. 下面哪种氨基酸是人体非必需氨基酸（　　　）

　　A. 亮氨酸　　　　　　B. 谷氨酸　　　　　　C. 缬氨酸　　　　　　D. 苏氨酸

【答案】B

【解析】成人的八种必需氨基酸包括赖氨酸、苯丙氨酸、蛋氨酸、苏氨酸、异亮氨酸、亮氨酸、缬氨酸以及色氨酸。除成人的八种之外, 儿童必需氨基酸还包括组氨酸。

26. 完全蛋白质包括（　　　）

　　A. 奶中的酪蛋白、乳清蛋白、大豆蛋白　　　　B. 卵白蛋白、卵黄磷蛋白、胶原蛋白

　　C. 奶中的酪蛋白、乳清蛋白、麦胶蛋白　　　　D. 卵白蛋白、卵黄磷蛋白、球豆蛋白

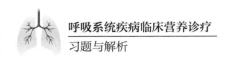

【答案】A

【解析】完全蛋白质是指含有的必需氨基酸种类齐全,含量充足,相互比例适当,能够维持生命和促进生长发育的一类蛋白质。乳类、蛋类以及瘦肉和大豆中的蛋白质均属于完全蛋白质。

27. 以下不属于脂肪族氨基酸的是(　　　　)

　　　A. 甘氨酸　　　　　　B. 丙氨酸　　　　　　C. 组氨酸　　　　　　D. 缬氨酸

【答案】C

【解析】脂肪族氨基酸是指由脂肪族侧链官能团组成的氨基酸。脂肪族氨基酸包括甘氨酸、缬氨酸、丙氨酸、亮氨酸、异亮氨酸、脯氨酸、丝氨酸、半胱氨酸、蛋氨酸、天冬酰胺、谷氨酰胺和苏氨酸。芳香族氨基酸包括苯丙氨酸、色氨酸和酪氨酸。杂环氨基酸包括组氨酸、色氨酸和脯氨酸。

28. 一般食物含氮量转换为蛋白质含量的系数为(　　　　)

　　　A. 5.85　　　　　　B. 6.50　　　　　　C. 6.25　　　　　　D. 6.45

【答案】C

【解析】一般食物蛋白质的平均含氮量约为 16%,1g 氮相当于 6.25g 蛋白质,其折算系数为 6.25。

29. 能量系数最高的营养素是(　　　　)

　　　A. 蛋白质　　　　　　B. 膳食纤维　　　　　　C. 脂肪　　　　　　D. 糖类

【答案】C

【解析】能量系数是指每克产能营养素在体内氧化分解后为机体供给的净能量值。在营养学中,产能营养素和所产生的能量之间有一定的对应关系,表示食物中产能营养素在体内实际产能多少。1g 碳水化合物对应 16.7kJ(4kcal)能量,1g 脂肪对应 37.7kJ(9kcal)能量,1g 蛋白质对应 16.7kJ(4kcal)能量。

30. 下列哪项不是按蛋白质的必需氨基酸含量进行的分类(　　　　)

　　　A. 完全蛋白质　　　　B. 半完全蛋白质　　　C. 不完全蛋白质　　　D. 球蛋白

【答案】D

【解析】蛋白质由多种氨基酸组成。由于氨基酸的种类和数量不同,它们所组成的蛋白质的营养价值也各不相同,按蛋白质的必需氨基酸含量可将蛋白质分为完全蛋白质、半完全蛋白质、不完全蛋白质。

31. 非必需氨基酸中酪氨酸可由以下哪种氨基酸转变而来（　　）
    A. 苯丙氨酸　　　　　B. 蛋氨酸　　　　　C. 缬氨酸　　　　　D. 色氨酸
【答案】A
【解析】非必需氨基酸可在体内合成,其中酪氨酸可由苯丙氨酸转变而来。

32. 处于负氮平衡的人群是（　　）
    A. 儿童　　　　　　　B. 运动员　　　　　C. 中年人　　　　　D. 老年人
【答案】D
【解析】负氮平衡是指一般人蛋白质的质量不足,且低于所消耗蛋白质的质量,而产生的氮收支不平衡的状态。通常发生在营养不良、胃肠道疾病、肝脏疾病、肾脏疾病或消耗性疾病等各种疾病期间,以及蛋白质合成代谢减弱的老年人群。

33. 测得某食物中氨基酸含量最低为丝氨酸,其次是赖氨酸,再次是苏氨酸,其他氨基酸含量与鸡蛋蛋白比较相近,则该食物中（　　）
    A. 丝氨酸为第一限制氨基酸　　　　　B. 赖氨酸为第二限制氨基酸
    C. 赖氨酸为第一限制氨基酸　　　　　D. 苏氨酸为第三限制氨基酸
【答案】C
【解析】赖氨酸为必需氨基酸,人体不能自行合成,必须从食物中获取,丝氨酸不属于必需氨基酸。

34. 下列哪种物质在脑的发育和视力发育方面有重要功能（　　）
    A. 牛磺酸　　　　　　B. 四氢叶酸　　　　　C. 天冬氨酸　　　　　D. 谷氨酰胺
【答案】A
【解析】半胱氨酸能合成牛磺酸,牛磺酸是结合胆汁酸的成分之一,牛磺酸在脑的发育和视力发育方面有重要功能。

35. 以下情况不属于正氮平衡的是（　　）
    A. 合成增加
    B. 合成与分解均增加,但合成大于分解
    C. 合成与分解均减小,但分解减低多于合成
    D. 分解增加
【答案】D
【解析】营养学上将摄入蛋白质的量和排出蛋白质的量之间的关系称为氮平衡(nitrogen balance,NB),即:氮平衡＝摄入氮总量－（尿氮＋粪氮＋体表排出氮)。正氮平衡是指氮的

摄入量多于排出量。生长发育期儿童、孕妇、哺乳期妇女及康复患者,由于体内需要蛋白质合成新组织,或合成酶和激素以满足生理需要,摄入氮量多于排出量,蛋白的合成代谢超过分解代谢,即可出现正氮平衡。

36. 膳食调查发现某人蛋白质摄入量为 80g,脂肪摄入量为 60g,碳水化合物摄入量为 300g,产生能量中蛋白质产能所占比例为（　　　）

    A. 16%　　　　　　　B. 18%　　　　　　　C. 26%　　　　　　　D. 58%

【答案】A

【解析】三大产能营养素的能量系数:1g 碳水化合物产能 16.7J(4kcal),1g 脂肪产能 37.7kJ (9kcal),1g 蛋白质产能 16.7kJ(4kcal),则蛋白质比例 = $80 \times 4/(80 \times 4 + 60 \times 9 + 300 \times 4) \times 100\% = 16\%$。

37. 蛋白质一级结构指的是（　　　）

    A. 依靠不同氨基酸之间的 C＝O 和 N—H 基团间的氢键形成的稳定结构,主要为 α 螺旋和 β 折叠

    B. 组成蛋白质多肽链的线性氨基酸序列

    C. 通过多个二级结构元素在三维空间的排列所形成的一个蛋白质分子的三维结构

    D. 用于描述由不同多肽链(亚基)间相互作用形成具有功能的蛋白质复合物分子

【答案】B

【解析】蛋白质的分子结构可划分为四级。一级结构:组成蛋白质多肽链的线性氨基酸序列;二级结构:依靠不同氨基酸之间的 C＝O 和 N—H 基团间的氢键形成的稳定结构,主要为 α 螺旋和 β 折叠;三级结构:通过多个二级结构元素在三维空间的排列所形成的一个蛋白质分子的三维结构;四级结构:用于描述由不同多肽链(亚基)间相互作用形成具有功能的蛋白质复合物分子。

38. 蛋白质生物价的计算公式是（　　　）

    A. 储留氮 / 吸收氮 ×100　　　　　　　　B. 吸收氮 / 储留氮 ×100

    C. 摄入氮 / 储留氮 ×100　　　　　　　　D. 吸收氮 / 摄入氮 ×100

【答案】A

【解析】生物价是反映食物蛋白质消化吸收后被机体利用程度的指标,生物价的值越高,表明其被机体利用的程度越高,最大值为 100。计算公式为:储留氮 / 吸收氮 ×100。

39. 成人每日必要性氮损失(obligatory nitrogen loss,ONL)折合成蛋白质约为（　　　）

    A. 10g　　　　　　　B. 15g　　　　　　　C. 18g　　　　　　　D. 20g 以上

【答案】D

【解析】机体由于皮肤、毛发和黏膜的脱落,妇女月经期的失血及肠道菌体死亡排出等,每天损失的蛋白质约为20g以上,这种氮排出是机体不可避免的氮消耗,称为必要性氮损失。

40. 蛋白质的食物热效应约为本身产生能量的(　　)
　　A. 10% ~ 15%　　　B. 16% ~ 20%　　　C. 20% ~ 25%　　　D. 20% ~ 30%

【答案】D

【解析】食物的成分不同,所产生的热效应差别很大。脂肪的食物热效应占其产能的4% ~ 5%,碳水化合物为5% ~ 6%,而蛋白质还要高,能达到20% ~ 30%。

41. 摄入氮 –(粪氮 + 尿氮 + 皮肤等氮损失)是(　　)
　　A. 吸收氮　　　　B. 氮平衡　　　　C. 储留氮　　　　D. 粪代谢氮

【答案】B

【解析】氮平衡 = 摄入氮 –(粪氮 + 尿氮 + 皮肤等氮损失)

42. 某种谷物的氨基酸评分:赖氨酸0.42,苏氨酸0.70,蛋氨酸1.04,缬氨酸0.96,色氨酸1.10,则该谷物蛋白质的氨基酸评分为(　　)
　　A. 0.70　　　　　B. 1.10　　　　　C. 0.42　　　　　D. 0.96

【答案】C

【解析】氨基酸评分是指通过测定蛋白质的必需氨基酸组成,并将各组分与参考蛋白或推荐的氨基酸评分模式相比较,发现其中最缺乏的氨基酸即限制性氨基酸,然后计算其与参考蛋白或推荐的氨基酸评分模式中相应的必需氨基酸的比值。评分最低的必需氨基酸(第一限制氨基酸)评分值,即为该蛋白质的氨基酸评分。本题中最低评分值为0.42,所以氨基酸评分为0.42。

43. 动植物来源的食物蛋白质含氮量一般在(　　)
　　A. 16%　　　　　B. 17%　　　　　C. 18%　　　　　D. 19%

【答案】A

【解析】食物中含氮量占蛋白质的16%,由氮计算蛋白质的换算系数即是6.25。

44. 对某学生进行的膳食调查表明,全天总蛋白质的摄入量为80g,其中来源于粮谷类的为42g,动物性食物为30g,豆类食物为6g,其他食物为2g,该学生膳食中优质蛋白质的比例是(　　)
　　A. 47.5%　　　　B. 52.5%　　　　C. 45.0%　　　　D. 60.0%

【答案】C

【解析】动物性食物和豆类食物所含的蛋白质为优质蛋白质。即:(30 + 6)/80 × 100% = 45%。

45. 被广泛用于评价婴幼儿食品蛋白质质量的指标是（   ）

    A. 蛋白质表观消化率　　　　　　　　B. 蛋白质生物价

    C. 蛋白质功效比值　　　　　　　　　D. 氨基酸评分

【答案】C

【解析】蛋白质功效比值是指实验期内动物平均每摄入 1g 蛋白质所增加的体重克数,被广泛用于评价婴幼儿食品蛋白质的质量。

第二节　脂类

1. 为了满足机体对必需脂肪酸的需求,在脂肪的供应中植物来源的脂肪应不低于总脂肪量的（   ）

    A. 60%　　　　　　　B. 50%　　　　　　　C. 40%　　　　　　　D. 30%

【答案】B

【解析】必需脂肪酸(essential fatty acid,EFA)是指人体维持正常代谢不可缺少而自身又不能合成或合成速度慢,无法满足机体需要,只能从食物中摄取的一类多不饱和脂肪酸,包括 ω-6 系列的亚油酸和 ω-3 系列的 α- 亚麻酸。必需脂肪酸最好的食物来源是植物油类脂肪,所以在脂肪的供应中,要求植物来源的脂肪不低于总脂肪量的 50%。

2. 必需脂肪酸的良好食物来源是（   ）

    A. 可可油　　　　　　B. 大豆油　　　　　　C. 棕榈油　　　　　　D. 椰子油

【答案】B

【解析】必需脂肪酸多存在于植物油和鱼油当中,属于不饱和脂肪酸,可可油、椰子油、棕榈油提供的主要是饱和脂肪酸。

3. 下列关于磷脂的叙述,不正确的是（   ）

    A. 体内除甘油三酯外,磷脂是含量最多的脂类

    B. 磷脂可分为磷酸甘油酯和神经鞘磷脂

    C. 磷脂是人体内含量最少的脂类

    D. 磷脂存在于人体各组织中

【答案】C

【解析】磷脂在体内是含量仅次于甘油三酯的脂类,固醇类的含量低于磷脂。

4. 下列不属于血浆脂蛋白组成的是(　　　)
　　A. 蛋白质　　　　　　B. 甘油三酯　　　　　C. 磷脂　　　　　D. 葡萄糖
【答案】D
【解析】血浆脂蛋白主要由蛋白质、甘油三酯、磷脂、胆固醇及其酯组成。

5. 长链多不饱和脂肪酸的重要食物来源是(　　　)
　　A. 畜肉类　　　　　　B. 禽类　　　　　　　C. 海鱼　　　　　D. 谷类
【答案】C
【解析】人体需要的长链多不饱和脂肪酸主要为二十碳五烯酸(eicosapentaenoic acid,EPA)和二十二碳六烯酸(docosahexaenoic acid,DHA),在海鱼等食物中含量较高。

6. 硬脂酸属于(　　　)
　　A. 短链脂肪酸　　　　B. 中链脂肪酸　　　　C. 单不饱和脂肪酸　　D. 饱和脂肪酸
【答案】D
【解析】硬脂酸是自然界广泛存在的一种脂肪酸,是含 18 个碳原子的饱和脂肪酸,几乎所有油脂中都有含量不等的硬脂酸,其在动物脂肪中的含量较高,如牛油中含量可达 24%,植物油中含量较少,茶油为 0.8%,棕榈油为 6%,但可可脂中的含量则高达 34%。

7. 膳食中的必需脂肪酸包括(　　　)
　　A. ω-3 系列的亚油酸和 ω-6 系列的 α- 亚麻酸
　　B. ω-6 系列的亚油酸和 ω-3 系列的 α- 亚麻酸
　　C. ω-6 系列的 EPA 和 ω-3 系列的 DHA
　　D. ω-3 系列的 EPA 和 ω-6 系列的 DHA
【答案】B
【解析】必需脂肪酸是指机体生理需要但人体自身不能合成,必须由食物供给的多不饱和脂肪酸。目前认为,人体内的必需脂肪酸主要为 ω-6 系列的亚油酸和 ω-3 系列的 α- 亚麻酸两种。

8. 以下哪项不是脂肪的生理功能(　　　)
　　A. 提供能量　　　　　　　　　　　B. 促进脂溶性维生素的吸收
　　C. 预防冠心病、高血压　　　　　　　D. 保护重要的人体器官
【答案】C
【解析】脂肪具有供给能量、促进脂溶性维生素吸收、维持体温、保护脏器、增加饱腹感、提高

膳食感官性状等功能。

9. 属于饱和脂肪酸的是（　　　）

A. 二十碳五烯酸（$C_{20:5}$）　　　　　　B. 二十二碳六烯酸（$C_{22:6}$）

C. 丁酸（$C_{4:0}$）　　　　　　　　　　D. 油酸（$C_{18:1}$）

【答案】C

【解析】脂肪酸有 3 类：多不饱和脂肪酸、单不饱和脂肪酸、饱和脂肪酸。丁酸没有双键，属于饱和脂肪酸。

10. 根据《中国居民膳食营养素参考摄入量（2023 版）》，儿童少年期的脂肪推荐摄入量为占全日总能量的（　　　）

A. 20% ～ 30%　　　B. 35% ～ 40%　　　C. 40% ～ 45%　　　D. 30% ～ 35%

【答案】A

【解析】儿童少年期脂肪摄入量以占总能量的 20% ～ 30% 为宜，少年时期是生长发育的高峰期，能量的需要也达到了高峰。因此，一般不过度限制儿童少年膳食脂肪摄入，但脂肪摄入量过多将增加肥胖及成年后心血管疾病等慢性病的发生风险。

11. 正常膳食时体内储存的脂肪主要由什么转化而来（　　　）

A. 甘油　　　　　　B. 脂肪酸　　　　　　C. 葡萄糖　　　　　　D. 酮体

【答案】C

【解析】正常生理状态下，体内储存的脂肪主要由多余的糖类转化而来。人在饥饿时，需要消耗糖原和肌肉组织的蛋白质来满足能量需要。

12. 人类膳食中 ω-3 和 ω-6 脂肪酸的适宜比例是（　　　）

A. 1：1　　　　　B. 1：（2 ～ 3）　　　C. 1：（4 ～ 6）　　　D. 1：（7 ～ 9）

【答案】C

【解析】一般认为必需脂肪酸的摄入量应不少于总能量的 3%。建议 ω-3 与 ω-6 脂肪酸摄入比为 1：（4 ～ 6）。

13. 在体内被称为"不动脂"的脂类是（　　　）

A. 多不饱和脂肪酸　　B. 饱和脂肪酸　　　C. 单不饱和脂肪酸　　D. 类脂

【答案】D

【解析】类脂主要包括磷脂、糖脂和类固醇等。类脂在体内的含量较恒定，即使是肥胖患者其体内类脂的含量也不增多，反之饥饿状态下也不减少，故有"固定脂"或"不动脂"之称。

14. 关于反式脂肪酸,以下描述正确的是(　　)

　　A. 反式脂肪酸具有必需脂肪酸的生物活性

　　B. 反式脂肪酸可危害心血管健康

　　C. 反式脂肪酸可以在体内由必需脂肪酸转化合成

　　D. 反式脂肪酸与顺式脂肪酸一样广泛存在于植物油中

【答案】B

【解析】在自然状态下,大多数的不饱和脂肪酸为顺式脂肪酸,只有少数的是反式脂肪酸(主要存在于牛奶和奶油中)。反式脂肪酸是由不饱和脂肪酸氢化而成,不具有必需脂肪酸的生物活性。研究发现,反式脂肪酸可升高低密度脂蛋白胆固醇(LDL-C)水平,降低高密度脂蛋白胆固醇(HDL-C)水平,从而增加冠心病的风险。

15. 关于脂肪,下列叙述正确的是(　　)

　　A. 脂肪约占脂类的 5%　　　　　　　　B. 脂肪主要分布于细胞膜和机体组织器官

　　C. 脂肪可以直接给血细胞提供能量　　　D. 脂肪细胞可以不断储存脂肪

【答案】D

【解析】脂肪约占脂类的 95%,主要存在于脂肪组织内,分布在腹腔、皮下和肌肉纤维之间。人体脂肪含量常受营养状况和体力活动等因素的影响而增减。体内脂肪的贮存、提供能量特点:脂肪细胞可以不断地贮存脂肪;脂肪不能直接给脑、神经细胞和血细胞提供能量。

16. 关于类脂,下列叙述正确的是(　　)

　　A. 约占脂类的 95%　　　　　　　　　B. 在体内含量稳定

　　C. 在肥胖者体内含量增加　　　　　　　D. 在饥饿者体内减少

【答案】B

【解析】类脂约占脂类的 5%,包括磷脂和固醇类。其在体内的含量基本稳定,受膳食营养状况和机体活动的影响极小,即使是肥胖患者,其体内含量也不增加,在饥饿状态下也不减少,被称为"固定脂"或"不动脂"。

17. 海鱼中的脂肪酸主要是(　　)

　　A. 长链脂肪酸　　　　B. 中链脂肪酸　　　　C. 短链脂肪酸　　　　D. 饱和脂肪酸

【答案】A

【解析】脂肪酸按碳链长度分为长链脂肪酸(含 12 个以上碳原子)、中链脂肪酸(含 6 ~ 12 个碳原子)和短链脂肪酸(含 6 个以下碳原子),深海鱼类等水产富含二十碳五烯酸(eicosapentaenoic acid,EPA)和二十二碳六烯酸(docosahexaenoic acid,DHA),属于长链脂肪酸。

18. 对脑和视网膜发育具有重要作用的脂肪酸为（　　　）

    A. 硬脂酸和花生四烯酸　　　　　　　　B. 花生四烯酸和软脂酸

    C. 二十二碳六烯酸和软脂酸　　　　　　D. 花生四烯酸和二十二碳六烯酸

【答案】D

【解析】怀孕 20 周开始，胎儿脑细胞分裂加速，作为脑细胞结构和功能成分的磷脂增加是脑细胞分裂加速的前提，而长链多不饱和脂肪酸如花生四烯酸、二十二碳六烯酸为脑磷脂合成所必需。

第三节　碳水化合物

1. 关于碳水化合物，下列说法错误的是（　　　）

    A. 单糖是构成食物中各种糖类的最基本单位

    B. 淀粉完全由葡萄糖构成

    C. 人体只能利用 L 型葡萄糖

    D. 半乳糖在人体中须先转变为葡萄糖才能被利用

【答案】C

【解析】人体只能利用 D 型葡萄糖，不能利用 L 型葡萄糖。

2. 口服葡萄糖耐量试验（oral glucose tolerance test，OGTT）中使用的葡萄糖量为（　　　）

    A. 25g　　　　　　B. 50g　　　　　　C. 75g　　　　　　D. 100g

【答案】C

【解析】OGTT是晨 7 ～ 9 时开始，受试者空腹（8 ～ 10 小时）后口服溶于 300ml 水的无水葡萄糖粉 75g，如用 1 分子水葡萄糖则为 82.5g。儿童则予每千克体重 1.75g，总量不超过 75g。糖水在 5 分钟之内服完。

3. 一般混合膳食中碳水化合物的吸收率为（　　　）

    A. 98%　　　　　　B. 96%　　　　　　C. 95%　　　　　　D. 92%

【答案】A

【解析】正常人吃普通混合膳食时，碳水化合物平均吸收率为 98%，脂肪为 95%，蛋白质为 92%。

4. 根据我国的饮食习惯，成人碳水化合物的摄入量以占总能量的多少为宜（　　　）

    A. 10% ～ 20%　　　B. 20% ～ 30%　　　C. 50% ～ 65%　　　D. 60% ～ 70%

【答案】C

【解析】根据《中国居民膳食营养素参考摄入量(2023 版)》,成人碳水化合物摄入量以占总能量的 50% ~ 65% 为宜,脂肪为 20% ~ 30%,蛋白质为 10% ~ 20%。

5. 能引起胃肠胀气的碳水化合物是( )

    A. 糖原   B. 水苏糖   C. 木糖   D. 蔗糖

【答案】B

【解析】水苏糖不能被人体肠道消化酶消化,能在结肠中被肠道细菌代谢、发酵产生气体和其他代谢产物,大量摄入能引起胃肠胀气。

6. 构成 RNA 的糖是( )

    A. 果糖   B. 核糖   C. 乳糖   D. 蔗糖

【答案】B

【解析】构成机体成分是碳水化合物的重要功能之一,如神经组织中的核糖和细胞膜表面具有信息传递功能的蛋白多糖。脱氧核糖核酸(deoxyribonucleic acid,DNA)及核糖核酸(ribonucleic acid,RNA)中含有的核糖,在遗传中起重要作用。

7. 中等血糖生成指数(glycemic index,GI)的范围是( )

    A. 40 ~ 55   B. 55 ~ 70   C. 40 ~ 60   D. 60 ~ 75

【答案】B

【解析】GI 是反映食物引起人体血糖升高程度的指标,是人体进食后机体血糖生成的应答状况。一般 GI > 70 为高 GI,55 ~ 70 为中等 GI,< 55 为低 GI。

8. 大脑主要能量来源是( )

    A. 脂肪酸   B. 葡萄糖   C. 半乳糖   D. 氨基酸

【答案】B

【解析】葡萄糖是小分子物质,在血液循环中容易通过血脑屏障,在氧气充足的条件下,葡萄糖转化为能量时的代谢产物只有水和二氧化碳,对大脑来说是一种"清洁能源"。脂肪酸、半乳糖、氨基酸分子大,不易穿过血脑屏障。

9. 已知苹果的血糖生成指数(glycemic index,GI)为 38,则苹果属于( )

    A. 低 GI 食物   B. 高 GI 食物

    C. 中等 GI 食物   D. 糖尿病患者不宜选用的食物

【答案】A

【解析】GI 是反映食物引起人体血糖升高程度的指标,是人体进食后机体血糖生成的应答状况。GI 高,表示食物进入胃肠道后消化快、吸收完全,葡萄糖迅速进入血液,血糖浓度波动大,反之则表示血糖浓度波动小。一般 GI > 70 为高 GI,55 ~ 70 为中等 GI,< 55 为低 GI。苹果的 GI 小于 55,属于低 GI 食物。

10. 下列不属于碳水化合物的是(　　　)

　　A. 淀粉　　　　　　B. 多肽　　　　　　C. 葡萄糖　　　　　D. 糖原

【答案】B

【解析】多肽是蛋白质水解后的次级结构,淀粉、葡萄糖、糖原均属于碳水化合物。

11. 构成食物中淀粉的最基本单位是(　　　)

　　A. 蔗糖　　　　　　B. 果糖　　　　　　C. 葡萄糖　　　　　D. 半乳糖

【答案】C

【解析】淀粉是由多个葡萄糖构成的能被人体消化吸收的植物多糖,所以淀粉的最基本单位是葡萄糖。

12. 下列属于多糖类的是(　　　)

　　A. 果糖　　　　　　B. 糖精　　　　　　C. 葡萄糖　　　　　D. 纤维素

【答案】D

【解析】纤维素化学结构与直链淀粉相似,但它是以糖苷键连接的无支链的葡萄糖多聚体,由数千个葡萄糖组成。

13. 人体每日摄入膳食纤维的适宜量为(　　　)

　　A. 5 ~ 10g　　　　　B. 10 ~ 15g　　　　　C. 15 ~ 20g　　　　　D. 25 ~ 30g

【答案】D

【解析】中国营养学会建议,成人以每日摄入 25 ~ 30g 膳食纤维为宜。过多摄入对机体无益,还可影响营养素的吸收利用。

14. 以下为双糖的是(　　　)

　　A. 蔗糖　　　　　　B. 乳糖　　　　　　C. 麦芽糖　　　　　D. 以上都是

【答案】D

【解析】双糖由二分子的单糖通过糖苷键形成,包括蔗糖、乳糖、麦芽糖。单糖是不能水解的最简单的碳水化合物,包括葡萄糖、果糖、核糖、半乳糖。

15. 不被消化的碳水化合物被称为益生元,主要有(　　)

　　A. 低聚果糖,菊粉　　　　　　　　B. 非淀粉多糖

　　C. 抗性淀粉　　　　　　　　　　　D. 以上都是

【答案】D

【解析】益生元包括低聚果糖、菊粉、非淀粉多糖、抗性淀粉等。

16. 膳食纤维的主要功能包括(　　)

　　A. 有利于食物的消化,预防胆结石形成

　　B. 防止能量过剩和肥胖,维持血糖正常平衡,防治糖尿病

　　C. 促进结肠功能,预防结肠癌

　　D. 以上都是

【答案】D

【解析】膳食纤维的主要生理功能包括:①有利于食物的消化;②降低血清胆固醇,预防冠心病;③预防胆结石形成;④促进结肠功能,预防结肠癌;⑤防止能量过剩和肥胖;⑥维持血糖正常平衡,防治糖尿病。此外,食物纤维尚有防治习惯性便秘,预防食管裂孔疝、痔疮等作用。

17. 下列不属于多糖的是(　　)

　　A. 糊精　　　　　　B. 果胶　　　　　　C. 糖原　　　　　　D. 蔗糖

【答案】D

【解析】蔗糖是一分子葡萄糖和一分子果糖构成的双糖。

18. 饮用牛奶常引起肠胃不适、胀气、痉挛、腹泻等不良反应,主要原因为(　　)

　　A. 淀粉酶缺乏或活性降低　　　　　　B. 乳糖酶缺乏或活性降低

　　C. 脂肪酶缺乏　　　　　　　　　　　D. 蛋白质酶缺乏

【答案】B

【解析】牛奶中主要含有乳糖,如果体内乳糖酶缺乏或活性降低,就会导致乳糖不能分解消化而引起肠胃不适、胀气、痉挛、腹泻等不良反应。

19. 能被人体消化吸收的碳水化合物是(　　)

　　A. 棉籽糖　　　　　　B. 果胶　　　　　　C. 纤维素　　　　　　D. 淀粉

【答案】D

【解析】食物中含有的碳水化合物主要为淀粉,此外还包括少量的低聚糖和单糖。

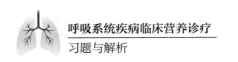

第四节　矿物质

1. 钼在人体内的主要作用是（　　　）

　　A. 细胞色素的组成成分

　　B. 参与构成谷胱甘肽过氧化物酶

　　C. 葡萄糖耐量因子的重要成分之一

　　D. 黄嘌呤氧化／脱氢酶、醛氧化酶和亚硫酸氧化酶的辅助因子

【答案】D

【解析】铁是细胞色素的组成成分；硒参与构成谷胱甘肽过氧化物酶；铬是葡萄糖耐量因子的重要成分之一；钼是黄嘌呤氧化／脱氢酶、醛氧化酶和亚硫酸氧化酶的辅助因子。

2. 根据《中国居民膳食指南（2022）》中铁的推荐摄入量（recommended nutrient intake，RNI），以下说法正确的是（　　　）

　　A. 成年男性 RNI 值为 20mg/d　　　　　B. 成年女性 RNI 值为 20mg/d

　　C. 成年男性 RNI 值为 15mg/d　　　　　D. 成年女性 RNI 值为 15mg/d

【答案】B

【解析】根据《中国居民膳食指南（2022）》铁的推荐摄入量，成年男性 RNI 值为 12mg/d，成年女性 RNI 值为 20mg/d。

3. 某儿童因抽搐住院治疗，检查发现患童有手足镯，应为该儿童选择哪种食物（　　　）

　　A. 瘦肉　　　　　B. 蔬菜　　　　　C. 牛奶　　　　　D. 海带

【答案】C

【解析】钙缺乏的主要表现包括：①血钙过低导致神经兴奋性增高，肌肉痉挛；②骨营养不良：儿童的钙缺乏可表现为佝偻病，严重者可出现膝内翻畸形（又称 O 形腿）或膝外翻畸形（又称 X 形腿）、肋骨串珠样变、鸡胸、手足镯等症状。牛奶及其制品含钙丰富，吸收率也高，是钙的理想来源。

4. 机体对铁的排泄能力有限，成人每天排出铁（　　　）

　　A. 20～25mg　　　B. 12～20mg　　　C. 0.90～1.05mg　　　D. 0.60～1.05mg

【答案】C

【解析】机体对铁的排泄能力有限，成人每天排出铁 0.90～1.05mg，约 90% 的摄入铁从肠道排出。

5. 可以通过测定以下什么组织的硒含量推算膳食硒摄入量（　　　）

    A. 全血　　　　　　　B. 血浆　　　　　　　C. 头发　　　　　　　D. 以上都是

【答案】D

【解析】通过测定全血、血浆、红细胞、头发、尿、指（趾）甲等组织的硒含量,评价硒的营养状况。

6. 体内镁主要存在于（　　　）

    A. 骨骼　　　　　　　B. 甲状腺　　　　　　C. 肝脏　　　　　　　D. 肌肉

【答案】A

【解析】正常人体内的镁含量为 20 ~ 28g,其中 60% ~ 65% 存在于骨骼,27% 存在于肌肉、肝、心、胰等组织。镁主要分布在细胞内,细胞外液的镁不超过 1%。

7. 婴儿必需的而又容易缺乏的矿物质主要有（　　　）

    A. 钙、铁、锌　　　　B. 钙、铁、镁　　　　C. 钙、铁、铜　　　　D. 铁、铜、镁

【答案】A

【解析】婴幼儿较容易缺乏的矿物质包括钙、铁、锌。婴儿在生长过程中需要储留大量的钙,母乳喂养的婴儿一般不会出现明显的钙缺乏。缺铁性贫血患病高峰年龄主要是 6 个月至 2 岁,主要原因包括先天储铁不足,铁摄入量不足,生长发育因素,铁的吸收障碍,铁的丢失过多等。生长发育迅速的婴儿对锌的需要量增加,如未及时补充,可发生锌缺乏。

8. 下列食物中镁含量最高的是（　　　）

    A. 猪肉　　　　　　　B. 菠菜　　　　　　　C. 带鱼　　　　　　　D. 牛奶

【答案】B

【解析】镁含量较丰富的食物包括绿叶蔬菜、大麦、黑米、荞麦、麸皮、口蘑、木耳、香菇等。糙粮、坚果也含有丰富的镁。肉类、淀粉类、奶类等食物镁含量中等。除食物之外,从饮水中也可以获得少量的镁。

9. 影响钙吸收的植酸主要存在于（　　　）

    A. 粮谷类　　　　　　B. 油脂　　　　　　　C. 肉类　　　　　　　D. 乳类

【答案】A

【解析】粮谷类、蔬菜等植物性食物中含有较多的草酸、植酸、磷酸,均可与钙形成难溶性的盐类,阻碍钙的吸收。

10. 生长期儿童锌缺乏的主要表现为（　　　）

    A. 生长迟缓　　　　　B. 克山病　　　　　C. 呆小病　　　　　D. 毛发脱落

【答案】A

【解析】锌缺乏可影响细胞蛋白合成和味蕾细胞更新，导致黏膜增生、角化不全，唾液中磷酸酶减少，从而导致食欲减退、异食癖、生长发育停滞等症状。儿童长期锌缺乏，可导致侏儒症。

11. 功能性铁主要存在于（　　　）

    A. 骨髓　　　　　B. 血红蛋白　　　　　C. 肝脏　　　　　D. 脾脏

【答案】B

【解析】正常人体内含铁总量为 4～5g，其中 65%～70% 的铁存在于血红蛋白，3% 在肌红蛋白，1% 在含铁酶类、辅助因子及运铁载体中，此类铁称为功能性铁。剩余 25%～30% 的铁为储存铁，主要以铁蛋白和含铁血黄素形式存在于肝、脾和骨髓的单核吞噬细胞系统中。

12. 以下两种营养素之间吸收有拮抗作用的是（　　　）

    A. 铜与锌　　　　　B. 铁与维生素 C　　　　　C. 钙与维生素 D　　　　　D. 硒与维生素 E

【答案】A

【解析】矿物质之间存在协同或拮抗作用。一种矿物质元素可影响另一种的吸收或改变其在体内的分布。例如，摄入过量铁或铜可以抑制锌的吸收和利用，过量的锌可诱导肠道内金属硫蛋白的合成，继而与铜结合将其隔离在肠细胞外，阻碍铜的吸收。摄入过量的锌也可以抑制铁的吸收，但是铁缺乏可以促进氟的吸收。

13. 一般情况下，用来反映某地域碘营养情况的指标是（　　　）

    A. 甲状腺结节　　　　　　　　　　　B. 尿碘

    C. 甲状腺球蛋白　　　　　　　　　　D. 游离四碘甲腺原氨酸

【答案】B

【解析】肾脏是碘的主要排出途径，尿碘是评价碘摄入量的良好指标，摄入碘越多，尿碘量越高。儿童尿碘 < 100μg/L，孕妇、乳母尿碘 < 150μg/L 提示该人群碘营养不良。测定尿碘最好采集 24 小时尿样本，其次是空腹晨尿。

14. 某男生夏季健身跑 1 小时后，口干难忍，大量饮用纯净水后出现头晕、肌肉脆弱无力伴抽搐，体能下降，其主要原因可能是（　　　）

    A. 中度脱水　　　　　B. 中暑　　　　　C. 低钠血症　　　　　D. 热射病

【答案】C

【解析】高温、重体力活动、呕吐、腹泻等都可能造成钠缺乏，导致细胞外液减少，严重时细胞内水分也有丢失,可引起食欲减退、恶心、肌无力、倦怠、头痛、心率加快、血压降低、精神淡漠及痉挛,大量饮水后,症状加重。

15. 必需微量元素包括(　　)
　　A. 硒、镁、锌、钾　　　　B. 镁、锌、钾、铁　　　　C. 镁、锌、钾　　　　D. 硒、锌、铁
【答案】D
【解析】必需微量元素包括铁、铜、锌、硒、铬、碘、钴、钼、锰、硅、镍、硼、钒。氟、铅、镉、汞、砷、铝、锡和锂具有潜在毒性,但低剂量可能具有功能作用。

16. 下列哪一组为人体常量元素(　　)
　　A. 铁、锌、碘、硒　　　　B. 钙、镁、钾、钠　　　　C. 铁、锌、钾、钠　　　　D. 钙、镁、碘、硒
【答案】B
【解析】体内含量大于体重0.01%的矿物质称为常量元素或宏量元素,包括钙、磷、钠、钾、硫、氯、镁,体内含量小于体重0.01%的称为微量元素。

17. 关于锰的生理功能,下列说法错误的是(　　)
　　A. 是酶的组成成分或激活剂　　　　　　B. 维持骨骼正常发育
　　C. 促进糖和脂肪代谢及抗氧化功能　　　D. 是构成牙齿的重要成分
【答案】D
【解析】锰的生理功能:是酶的组成成分或激活剂,维持骨骼正常发育,促进糖和脂肪代谢及抗氧化功能,还与生殖功能有关。氟是构成牙齿的重要成分。

18. 摄入或补充过量的钙对人体的危害是能导致(　　)
　　A. 骨质增生　　　　B. 骨关节炎　　　　C. 佝偻病　　　　D. 奶碱综合征
【答案】D
【解析】摄入过量的钙可产生不良作用,高钙尿是肾结石的一个重要危险因素,有研究表明,补充钙剂能增加肾结石的相对危险性,奶碱综合征典型症状包括高钙血症、碱中毒和肾功能障碍。

19. 具有参与消除体内自由基和过氧化物作用的营养素是(　　)
　　A. 钙　　　　B. 铁　　　　C. 硒　　　　D. 碘
【答案】C
【解析】硒是谷胱甘肽过氧化物酶的组成成分,该酶具有抗氧化功能,可清除体内脂质过氧化物,阻断活性氧和自由基对机体的损伤作用。谷胱甘肽过氧化物酶能特异性地催化还原

型谷胱甘肽成为氧化型谷胱甘肽,促进有毒的过氧化物还原为无毒的氢化物,从而保护细胞膜及组织免受过氧化物损伤,以维持细胞的正常功能。

20. 以下哪种食物不是硒的良好食物来源(　　　)

    A. 鱼子酱   B. 海参   C. 茶叶   D. 牡蛎

【答案】C

【解析】海产品和动物内脏是硒的良好食物来源,如鱼子酱、海参、牡蛎、蛤蜊和猪肾等。

21. 目前已知能抑制非血红素铁吸收的因素是(　　　)

    A. 黄酮类   B. 多酚类   C. 多肽类   D. 油脂

【答案】B

【解析】铅、铬、锰等矿物质过多摄入阻碍机体对铁的吸收,一些金属络合物如乙二胺四乙酸(ethylenediaminetetra-acetic acid,EDTA)也有阻碍机体对铁吸收的作用,非营养素成分如植酸、单宁、多酚与铁结合能力较强,是阻碍铁吸收的重要因素;柠檬酸、乳酸、丙酮酸、琥珀酸以及酒石酸等可促进铁的吸收。

22. 下列关于蛋类营养的描述,正确的是(　　　)

    A. 蛋类的维生素大部分存在于蛋清中   B. 蛋类的矿物质大部分存在于蛋清中

    C. 蛋类含有的铁的生物利用率很低   D. 煮鸡蛋会引起维生素的大量损失

【答案】C

【解析】蛋类的矿物质、维生素主要存在于蛋黄内,蛋清中含量极低,蛋黄中的铁含量虽然较高,但由于是非血红素铁,并与卵黄高磷蛋白结合,生物利用率仅为3%左右。

23. 人体内含量最多的矿物质是(　　　)

    A. 镁   B. 铁   C. 磷   D. 钙

【答案】D

【解析】钙是人体含量最多的矿物质元素,占成人体重的1.5% ~ 2.0%。约99%的钙集中在骨骼和牙齿中,其余1%的钙分布于软组织、细胞外液和血液中,统称为混溶钙池。人体内矿物质含量顺序为钙 > 磷 > 镁 > 铁。

24. 某老年女性常年吃纯素膳食,并且吃饭时喜欢喝浓茶,不爱吃酸味水果,出现匙状甲,据此判断最可能缺乏的营养素是(　　　)

    A. 钙   B. 铁   C. 锌   D. 锰

【答案】B

【解析】蛋白质类食物能够刺激胃酸分泌,促进铁的吸收。维生素 C 是铁吸收的有效促进因子。动物性食物含有丰富且易吸收的血红素铁,长期素食,铁摄入不足。长期膳食铁供给不足,可引起体内铁缺乏或导致缺铁性贫血,多见于婴幼儿、孕妇及乳母。临床表现为面色苍白、口唇黏膜和眼结膜苍白,有疲劳乏力、头晕、心悸、指甲脆薄、匙状甲等。

25. 下列食物中含钼丰富的食物是(　　　　)
　　A. 动物肝、肾　　　　B. 蔬菜　　　　　C. 水果　　　　　　D. 海产品

【答案】A

【解析】钼广泛存在于各种食物中,动物肝、肾中含量最丰富,奶及奶制品、干豆和谷类含钼也丰富,是钼的良好食物来源。蔬菜、水果、糖、油脂和鱼类中含钼较少。

26. 下列食物中含碘量丰富的食品是(　　　　)
　　A. 海带　　　　　　　B. 深绿色蔬菜　　　C. 水果　　　　　　D. 肉类

【答案】A

【解析】食物中碘含量随地球化学环境变化会出现较大差异,也受食物烹调加工方式的影响。海产品中含碘较丰富,海带、紫菜、淡菜、海参、虾皮等是碘良好的食物来源。

27. 锌的良好来源有(　　　　)
　　A. 贝壳类海产品　　　B. 动物内脏　　　　C. 红色肉类　　　　D. 以上均是

【答案】D

【解析】锌的来源较广泛,贝壳类海产品(牡蛎、蛏干、扇贝)、红色肉类及动物内脏均为锌的良好来源。蛋类、豆类、谷类胚芽、燕麦、花生等也富含锌。蔬菜及水果类锌含量较低。

28. 预防维生素 D 缺乏性佝偻病时常选用(　　　　)
　　A. 维生素 D400IU/d,口服
　　B. 维生素 D1 万 IU/d,口服
　　C. 维生素 D10 万 IU/d,口服
　　D. 维生素 D 60 万 IU,肌内注射,每隔 2 周 1 次,共 3 次

【答案】A

【解析】维生素 D 既来源于膳食,又可由皮肤合成,因而较难估计膳食维生素 D 的供给量。目前制订的营养素参考摄入量(dietary reference intake,DRI)是:在钙、磷供给量充足的条件下,儿童、少年、孕妇、乳母、老年人维生素 D 的推荐营养素摄入量(recommended nutrient intake,RNI)为每人每天 10μg,成人为 5μg,可耐受最高摄入量(tolerable upper intake level,UL)为 50μg。补充维生素 D 的预防剂量为 400 ～ 800IU/d。

29. 有助于维持上皮细胞形态完整和功能健全的营养素是（　　　）

　　A. 铁　　　　　　　B. 钙　　　　　　　C. 锌　　　　　　　D. 维生素 A

【答案】D

【解析】维生素 A 的生理功能包括维护上皮组织细胞的健康。维生素 A 对上皮的正常形成、发育与维持十分重要。维生素 A 充足时，皮肤和机体保护层才能维持正常的抗感染和抵御外来侵袭的天然屏障作用。维生素 A 不足或缺乏可导致糖蛋白合成异常，上皮基底层增生变厚、表层角化、干燥等，削弱了机体屏障作用，使机体易于感染。

30. 下列食物中含铁丰富的是（　　　）

　　A. 鸡蛋清　　　　　B. 动物血　　　　　C. 苹果　　　　　　D. 牛奶

【答案】B

【解析】动物血、肝脏、鸡胗、牛肾、大豆、黑木耳、芝麻酱的铁含量 > 10mg/100g；瘦肉、红糖、蛋黄、猪肾、羊肾、干果的铁含量 > 5mg/100g。其中动物性食物含有丰富且易吸收的血红素铁，人体吸收率比较高。

31. 生长期缺碘可引起下列哪种疾病（　　　）

　　A. 克汀病　　　　　B. 单纯性聋哑　　　C. 亚临床克汀病　　D. 性发育落后

【答案】A

【解析】碘缺乏的典型症状为甲状腺肿大，缺碘造成甲状腺激素合成分泌不足，引起垂体大量分泌促甲状腺激素（thyroid-stimulating hormone，TSH），导致甲状腺组织代偿性增生而发生腺体肿大。孕妇严重缺碘可影响胎儿神经、肌肉的发育及引起胚胎期和围生期胎儿死亡风险上升。婴幼儿缺碘可引起生长发育迟缓、智力低下，严重者发生克汀病。

32. 克汀病是因为饮食中缺乏（　　　）

　　A. 锌　　　　　　　B. 硒　　　　　　　C. 铁　　　　　　　D. 碘

【答案】D

【解析】婴幼儿缺碘可引起生长发育迟缓、智力低下，严重者发生克汀病。哺乳期妇女可通过乳汁排出碘以满足婴幼儿对碘的需要。碘强化措施是预防碘缺乏的重要途径，海产品中含碘较丰富，海带、紫菜、淡菜、海参、虾皮等是碘的良好食物来源。

33. 铁的良好食物来源不包括（　　　）

　　A. 动物肝脏　　　　B. 动物全血　　　　C. 畜禽肉类　　　　D. 牛奶

【答案】D

【解析】动物性食物含有丰富且易吸收的血红素铁，如动物血、肝脏、瘦肉等，牛奶及其制品中含铁量不高且生物利用率低。

34. 无机盐的生理功能包括（　　　）

    A. 构成生物活性物质 　　　　　　　　B. 维持渗透压

    C. 维持肌肉兴奋性 　　　　　　　　　D. 以上都是

【答案】D

【解析】除了组成有机化合物的碳、氢、氧、氮外的元素均称为无机盐,分为常量元素和微量元素,不同无机盐的生理功能不同。镁的生理功能包括促进骨骼生长和神经肌肉的兴奋性;锌是金属酶的组成成分或酶的激活剂;钠对维持体内电解质平衡、体液的渗透压与酸碱平衡,以及神经肌肉的兴奋性具有重要作用。

35. 儿童缺锌的临床表现有（　　　）

    A. 食欲差 　　　　B. 性发育不良 　　　　C. 生长迟缓 　　　　D. 以上都是

【答案】D

【解析】锌缺乏可影响细胞蛋白的合成和味蕾细胞更新,导致黏膜增生、角化不全,唾液中磷酸酶减少,从而导致食欲减退、异食癖、生长发育停滞等症状。儿童长期缺锌可导致侏儒症。

36. 关于矿物质缺乏,下列说法错误的是（　　　）

    A. 铁、锌、铜、钴缺乏可引起贫血

    B. 钙摄入不足可引起骨质疏松症

    C. 含碘、硒、锰、锌的食物摄入不足可影响胎儿的生长发育

    D. 钠、钾的缺乏可影响精子发育和精子活力

【答案】D

【解析】矿物质与机体的健康和疾病具有密切的关联。铁、锌、铜、钴缺乏可引起贫血,钙摄入不足可引起骨质疏松症,含碘、硒、锰、锌的食物摄入不足可影响胎儿的生长发育,锌、铜、硒、锰、镍等缺乏还可影响精子发育和精子活力。

37. 下列哪种病是碘缺乏病（　　　）

    A. 大骨节病 　　　　B. 克汀病 　　　　C. 痛痛病 　　　　D. 克山病

【答案】B

【解析】碘缺乏的典型症状为甲状腺肿大,缺碘造成甲状腺激素合成分泌不足,引起垂体大量分泌促甲状腺激素(TSH),导致甲状腺组织代偿性增生而发生腺体肿大。孕妇严重缺碘可影响胎儿神经、肌肉的发育及引起胚胎期和围生期胎儿死亡风险上升。婴幼儿缺碘可引起生长发育迟缓、智力低下,严重者发生克汀病。

38. 味觉减退或有异食癖可能是由于缺乏（　　　）

    A. 锌　　　　　　　　B. 铬　　　　　　　　C. 硒　　　　　　　　D. 钙

【答案】A

【解析】引起锌缺乏的因素包括长期膳食锌摄入不足,特殊生理需要量增加,机体吸收利用减少以及排出增加。锌缺乏可影响细胞蛋白的合成和味蕾细胞更新,导致黏膜增生、角化不全,唾液中磷酸酶减少,从而导致食欲减退、异食癖、生长发育停滞等症状。

39. 下列哪种元素是体内葡萄糖耐量因子的重要组成成分（　　　）

    A. 铬　　　　　　　　B. 铜　　　　　　　　C. 铁　　　　　　　　D. 硒

【答案】A

【解析】铬是体内葡萄糖耐量因子的重要组成成分,在糖代谢中作为辅助因子,具有增强胰岛素作用的功能。其作用方式可能为通过含铬的葡萄糖耐量因子,促进细胞膜内的巯基和胰岛素分子 A 链的两个二硫键之间形成一个稳定的桥,使胰岛素充分发挥作用。

40. 钴主要存在于（　　　）

    A. 猪肝　　　　　　　B. 牛奶　　　　　　　C. 精制米面　　　　　D. 奶酪

【答案】A

【解析】钴主要存在于动物性食物中,如动物肝、肾,海产品等,蔬菜中钴含量也较高。奶制品和各类精制食品中钴含量较低。

41. 影响谷胱甘肽还原酶活性的营养素是（　　　）

    A. 硒　　　　　　　　B. 锌　　　　　　　　C. 维生素 B_1　　　　D. 维生素 B_2

【答案】A

【解析】硒是谷胱甘肽过氧化物酶的组成成分,该酶具有抗氧化功能,可清除体内脂质过氧化物,阻断活性氧和自由基对机体的损伤作用。谷胱甘肽过氧化物酶能特异性地催化还原型谷胱甘肽成为氧化型谷胱甘肽,促进有毒的过氧化物还原为无毒的羟化物,从而保护细胞膜及组织免受过氧化物损伤,以维持细胞的正常功能。

第五节　维生素

1. 下列哪种维生素具有抗氧化功能（　　　）

    A. 维生素 B_1　　　　B. 维生素 B_2　　　　C. 维生素 C　　　　　D. 维生素 D

【答案】C

【解析】维生素C(又称抗坏血酸)的生理功能:①具有抗氧化作用;②是胶原蛋白羟化过程的底物和酶的辅助因子;③增加铁、钙和叶酸的利用;④促进类固醇的代谢;⑤清除自由基;⑥参与合成神经递质;⑦促进抗体形成、解毒等。

2. 维生素 E 的良好来源为(　　　)
   A. 植物油　　　　B. 肉类　　　　C. 蔬菜类　　　　D. 水果类
【答案】A
【解析】植物油是维生素 E 的良好来源之一,特别是小麦胚芽油、橄榄油和葵花籽油,含有较高的维生素 E 含量。将这些油用于烹饪或制作沙拉酱,可以保证有效地摄入维生素 E。

3. 水溶性维生素的共性不包括(　　　)
   A. 溶于水　　　　　　　　　　B. 在碱性溶液中容易破坏
   C. 在体内贮存少　　　　　　　D. 营养状况不能用尿负荷试验进行评价
【答案】D
【解析】水溶性维生素在体内有少量贮存,其原型物或代谢产物可经尿排出体外,尿负荷试验是评定人体水溶性维生素营养水平的方法之一。

4. 影响维生素 A 吸收的因素不包括(　　　)
   A. 胆汁　　　　B. 维生素 E　　　　C. 卵磷脂　　　　D. 服用矿物质
【答案】D
【解析】小肠中的胆汁是维生素 A 乳化所必需的。抗氧化剂,如维生素 E 和卵磷脂等,有利于其吸收。服用矿物油及肠道寄生虫不利于维生素 A 的吸收。而矿物质对维生素 A 的吸收是无影响的。

5. 以下哪一种物质最怕光(　　　)
   A. 维生素 B_2　　　　B. 柠檬酸　　　　C. 吡哆醇　　　　D. 烟酸
【答案】A
【解析】维生素 B_2(又称核黄素)见光 1 小时便会降解,失效超过 50%,奶类被日光照射 2 小时以上,其中的维生素 B_2 会被破坏殆尽。

6. 某小学组织学生进行体检时,发现有少量学生嘴角有轻度溃疡,考虑可能是缺少某种营养素,进行了相应的实验室检查。该营养素及相应的实验室检查项目分别是(　　　)
   A. 维生素 B_1 和红细胞转酮醇酶活性测定
   B. 维生素 B_1 和全血谷胱甘肽还原酶活性测定

C. 维生素 B_2 和全血谷胱甘肽还原酶活性测定

D. 维生素 B_2 和红细胞转酮醇酶活性测定

【答案】C

【解析】维生素 B_2 与口腔黏膜的自我修复能力有关,全血谷胱甘肽还原酶活性系数能反映维生素 B_2 在体内的代谢利用情况以及贮存的边缘缺乏状态。

7. 红细胞转酮醇酶活性系数可用来评价哪一种营养素的营养情况(　　)

    A. 维生素 A　　　　　B. 维生素 B_1　　　　　C. 铜　　　　　　　D. 锌

【答案】B

【解析】红细胞转酮醇酶活性系数与血中维生素 B_1(又称硫胺素)的含量密切相关。值越高,则说明维生素 B_1 缺乏越严重,是评价维生素 B_1 营养状况较可靠的指标。

8. 胆汁分泌的减少会影响以下哪一种维生素的吸收(　　)

    A. 维生素 B_6　　　　B. 维生素 B_{12}　　　　C. 维生素 C　　　　D. 维生素 E

【答案】D

【解析】胆汁对促进脂溶性维生素(维生素 A、D、E、K)的吸收有重要意义。

9. 维生素 E 的适宜摄入量是(　　)

    A. 14mgα-TE/d　　　B. 140mgα-TE/d　　　C. 1 400mgα-TE/d　　D. 14mgβ-TE/d

【答案】A

【解析】专家建议制订维生素 E 的推荐摄入量时需要考虑膳食能量或膳食多不饱和脂肪酸的摄入量,成人膳食能量为 2 000～3 000kcal 时,维生素 E 的适宜摄入量是 14mgα-TE/d。

10. 下列营养素中,大量摄入会干扰维生素 B_{12} 缺乏导致的巨幼红细胞贫血临床诊断的是(　　)

    A. 维生素 A　　　　　B. 叶酸　　　　　　C. 泛酸　　　　　　D. 生物素

【答案】B

【解析】过量增补叶酸会掩盖维生素 B_{12} 缺乏,干扰维生素 B_{12} 缺乏导致的巨幼红细胞贫血临床诊断。

11. 视黄醇当量是指(　　)

    A. 维生素 A(IU)×1/6 + β- 胡萝卜素(μg)

    B. 维生素 A(IU)×1/3 + β- 胡萝卜素(μg)×1/6

    C. 维生素 A(IU)×1/3 + β- 胡萝卜素(μg)

D. 维生素 A（IU）× 1/3 + β- 胡萝卜素（μg）× 1/12

【答案】B

【解析】世界卫生组织/联合国粮食及农业组织提出了视黄醇当量（retinol equivalent，RE）的概念。其含义是包括视黄醇和β-胡萝卜素在内的具有维生素A活性物质所相当的视黄醇量，视黄醇当量（RE）= 维生素 A（IU）× 1/3 + β- 胡萝卜素（μg）× 1/6。

12. 夜盲症和干眼病的病因是缺乏（　　　）

    A. 烟酸　　　　　　　B. 维生素 C　　　　　　C. 维生素 A　　　　　　D. 维生素 K

【答案】C

【解析】维生素 A 缺乏最早的症状是暗适应能力下降，严重者可致夜盲症和干眼病。

13. 成人缺乏维生素 D 会导致哪种疾病（　　　）

    A. 软骨病　　　　　　B. 脚气病　　　　　　C. 坏血病　　　　　　D. 癞皮病

【答案】A

【解析】维生素 D 缺乏的主要危害：①婴儿缺乏维生素 D，骨骼不能正常钙化，将引起佝偻病；②成人，尤其是孕妇、乳母及老年人，缺乏维生素 D 可使已成熟的骨骼脱钙发生骨软化症和骨质疏松症；③缺乏维生素 D 可导致钙吸收不足，引起手足痉挛。

14. 下列属于脂溶性维生素特点的是（　　　）

    A. 化学组成仅含碳、氢、氧

    B. 多余部分由尿排出

    C. 体内仅有少量储存

    D. 绝大多数以辅酶或辅基的形式参与各种酶系统的工作

【答案】A

【解析】脂溶性维生素有维生素 A、D、E、K，化学组成仅含碳、氢、氧，吸收与肠道脂质吸收有关，大部分贮存在脂肪组织中，通过胆汁缓慢排出体外。绝大多数水溶性维生素以辅酶或辅基的形式参与各种酶系统的工作。

15. 维生素 B₁ 缺乏病在我国哪个地区发病率较高（　　　）

    A. 北方　　　　　　　B. 南方　　　　　　　C. 西部　　　　　　　D. 东北地区

【答案】B

【解析】《中国营养科学全书（第 2 版）》指出，谷类食物为我国大多数人群所需维生素 B₁ 的主要来源，但稻米中维生素 B₁ 含量较少且多存在于外皮和胚芽中。在我国南方维生素 B₁ 缺乏病的发病率较北方为高，主要是由于这些地方以精米为食，且气候炎热潮湿，使人体随

汗液丢失的维生素 B_1 较多。

16. 按化学结构命名,维生素 A 称为(　　　)

　　A. 生育酚　　　　　　B. 叶酸　　　　　　C. 抗坏血酸　　　　　D. 视黄醇

【答案】D

【解析】维生素 A 按其化学结构命名为视黄醇,维生素 E 按其化学结构命名为生育酚。

17. 下列不是乳酸脱氢酶所含维生素的是(　　　)

　　A. 维生素 B_1　　　　B. 维生素 B_2　　　　C. 烟酸　　　　　　D. 维生素 C

【答案】D

【解析】乳酸脱氢酶中含有的维生素包括维生素 B_1(硫胺素)、维生素 B_2(核黄素)、烟酸、泛酸和维生素 B_6(吡哆素),在维持身体正常运转中起着重要作用,参与乳酸脱氢酶催化反应,促进能量代谢和其他生物化学反应的进行。

18. 下列水果中,维生素 C 含量最低的是(　　　)

　　A. 草莓　　　　　　　B. 苹果　　　　　　C. 猕猴桃　　　　　　D. 鲜枣

【答案】B

【解析】维生素 C 含量:苹果约 3mg/100g,鲜枣约 243mg/100g,猕猴桃约 131mg/100g,草莓约 47mg/100g。

19. 维生素 B_1 缺乏初期可出现下列哪项症状(　　　)

　　A. 下肢乏力,有沉重感,精神淡漠,食欲减退等

　　B. 眼结膜干燥

　　C. 口角糜烂,唇炎,舌炎

　　D. 皮下出血,伤口不易愈合

【答案】A

【解析】维生素 B_1 缺乏可引起不同的临床表现。急性缺乏可表现为韦尼克脑病(Wernicke encephalopathy),伴眼异常、精神状态改变和共济失调。急性或慢性维生素 B_1 缺乏也可引起湿性脚气病(表现为高输出型心力衰竭,伴水肿和端坐呼吸),或低输出型心力衰竭,伴乳酸性酸中毒和周围性发绀。干性脚气病发生于慢性维生素 B_1 缺乏,主要表现为远端多发性周围神经病变。

20. 色氨酸可以在体内少量合成的维生素是(　　　)

　　A. 维生素 K　　　　　B. 维生素 C　　　　　C. 烟酸　　　　　　D. 维生素 B_2

【答案】C

【解析】体内色氨酸代谢也可生成烟酸,但效率较低,60mg 色氨酸仅能生成 1mg 烟酸,并且需要维生素 B_1、B_2 和 B_6 的参与。

21. 维生素 B_2 含量较少的食物是（　　）

    A. 动物肝、肾、心　　　B. 蛋黄　　　　　　　C. 鳝鱼　　　　　　　　D. 谷类

【答案】D

【解析】维生素 B_2 高密度食物有水产品、畜类制品、菌藻类、蔬菜和乳类,但谷类含量较少。

22. 维生素 B_6 的生理功能不包括（　　）

    A. 是转氨酶和脱羧酶的辅酶　　　　　　　　B. 与脂肪代谢密切相关

    C. 与血红素合成有关　　　　　　　　　　　D. 抗氧化作用

【答案】D

【解析】维生素 B_6 为人体内某些辅酶的组成成分,参与多种代谢反应,尤其是与氨基酸代谢有密切关系,但不具有抗氧化作用。

23. 维生素的生理功能不包括（　　）

    A. 保护视力　　　　B. 影响生殖功能　　　C. 提供能量　　　　　D. 参与骨代谢

【答案】C

【解析】维生素在人体生长、代谢、发育过程中发挥着重要的作用,是维持人体健康所必需的一类有机物质,但不提供能量。

24. 维生素 B_6 参与（　　）

    A. 脂肪代谢　　　　B. 糖代谢　　　　　　C. 氨基酸代谢　　　　D. 无机盐代谢

【答案】C

【解析】维生素 B_6 作为辅酶在体内氨基酸代谢中发挥重要作用。

25. 以下不具有抗氧化作用的微量营养素是（　　）

    A. 硒　　　　　　　B. 维生素 D　　　　　C. 维生素 E　　　　　D. 维生素 C

【答案】B

【解析】硒及含硒化合物是很好的抗氧化营养素,β-胡萝卜素、维生素 A 及维生素 E 都是重要的脂溶性抗氧化营养素,对阻断或抑制细胞脂质过氧化有益,维生素 C 是重要的水溶性抗氧化物,并且可增强维生素 E 保护细胞膜脂质的作用。维生素 D 不具备抗氧化功能。

26. 当血液中钙浓度降低时,会促使骨骼释放出可交换钙的激素是（　　　）

　　A. 甲状腺激素　　　　B. 甲状旁腺激素　　　C. 降钙素　　　　D. 肾上腺皮质激素

【答案】B

【解析】当血液中钙浓度降低时,甲状旁腺激素就会促使骨骼释放出可交换钙,并刺激维生素 D 转变成为活性形式 1,25-$(OH)_2$ 维生素 D_3 促进肠黏膜对钙的吸收,协同甲状旁腺激素增加骨吸收,并促进肾小管对钙的重吸收,使血钙水平恢复正常。

27. 与视蛋白结合形成视紫红质的物质是（　　　）

　　A. 全反视黄醛　　　　B. 全反视黄醇　　　C. 11 顺式 - 视黄醇　　D. 11 顺式 - 视黄醛

【答案】D

【解析】维生素 A 进入体内后被转化为 11 顺式 - 视黄醛,11 顺式 - 视黄醛是一种感光物质,与视蛋白结合形成视紫红质。

28. 下列有关维生素的叙述有误的是（　　　）

　　A. 可分为脂溶性维生素和水溶性维生素

　　B. 是一类无机物,所以不能供给能量

　　C. 脂溶性维生素较难排泄所以易蓄积产生毒性

　　D. 少部分维生素可由机体合成

【答案】B

【解析】维生素是维持机体生命活动过程所必需的一类微量的低分子有机化合物。

29. 日常购买的维生素 D 胶囊都是用国际单位 IU 来表示含量,如果 1 粒胶囊中含有 400IU 的维生素 D_3,换算成以 "μg" 为单位是（　　　）

　　A. 10μg　　　　　　B. 20μg　　　　　　C. 50μg　　　　　　D. 200μg

【答案】A

【解析】维生素 D 的量可以用 IU 或 μg 表示,两者的换算关系是:1μg 维生素 D_3 = 40IU 维生素 D_3,如果 1 粒胶囊中含有 400IU 的维生素 D_3,那么换算成以 "μg" 为单位是 10μg。

30. 人体内维生素 D 营养状况评价的首选指标是（　　　）

　　A. 血浆 25- 羟维生素 D_3　　　　　　　　B. 血浆甲状旁腺素

　　C. 血清碱性磷酸酶活性　　　　　　　　D. 血清钙磷乘积

【答案】A

【解析】25- 羟维生素 D_3 是维生素 D 在血液中的主要存在形式,主要依赖于皮肤产生和膳食摄入,半衰期为 3 周,可特异性地反映人体几周到几个月内维生素 D 的储存情况;此外,在血液中 25- 羟维生素 D_3 受机体调节影响较小,因而可作为评价机体维生素 D 营养状况的首选指标。

31. 维生素 K_2 作为哪种酶的辅酶参与骨形成(　　)
　　A. 丙酮酸羧化酶　　　　　　　　　　B. 草酰乙酸脱羧酶
　　C. 谷氨酸 γ- 羧化酶　　　　　　　　 D. 天冬氨酸 γ- 羧化酶
【答案】C
【解析】维生素 K_2 是谷氨酸 γ- 羧化酶的辅酶,能够将维生素 K 依赖蛋白 - 骨钙素和基质 γ- 羧化谷氨酸残基蛋白中的谷氨酸残基羧化,形成 γ- 羧化骨钙素,促进骨形成。

32. 能通过膳食和皮肤两种途径获得的维生素是(　　)
　　A. 维生素 A　　　　B. 维生素 D　　　　C. 烟酸　　　　D. 维生素 E
【答案】B
【解析】维生素 D_2 是由酵母菌或麦角中的麦角固醇经日光或紫外光照射形成的产物,并且能被人体吸收。维生素 D_3 是由储存于皮下的胆固醇衍生物 7- 脱氢胆固醇,在紫外光照射下转变而成。在某些特定条件下,如工作或居住在日照不足、空气污染的地区,维生素 D 必须由膳食供给,才能成为一种真正意义上的维生素,故又认为维生素 D 是条件维生素。

33. 胃切除患者最容易缺乏的维生素是(　　)
　　A. 维生素 A　　　　B. 泛酸　　　　C. 维生素 B_{12}　　　　D. 维生素 C
【答案】C
【解析】维生素 B_{12} 在消化道内的吸收依赖于一种胃黏膜细胞分泌的糖蛋白内因子(intrinsic factor, IF)。当食物通过胃时,维生素 B_{12} 从食物蛋白质复合物中释放出来,与内因子结合,形成维生素 B_{12}- 内因子复合物,其对胃蛋白酶较稳定,进入肠道后附着在回肠内壁黏膜细胞的受体上,在肠道酶的作用下,内因子释放出维生素 B_{12},由肠黏膜细胞吸收。

34. 孕妇在孕早期缺乏下列哪种维生素时,可增加胎儿神经管畸形的风险(　　)
　　A. 维生素 B_1　　　　B. 维生素 D　　　　C. 烟酸　　　　D. 叶酸
【答案】D
【解析】叶酸缺乏的表现:①巨幼红细胞贫血;②对孕妇和胎儿的影响:叶酸缺乏可使孕妇先兆子痫和胎盘早剥的发生风险增高,使胎盘发育不良导致自发性流产,叶酸缺乏尤其是患有巨幼红细胞贫血的孕妇,易出现胎儿宫内发育迟缓、早产和新生儿低出生体重,怀孕早期缺乏叶酸可引起胎儿神经管畸形;③高同型半胱氨酸血症。

35. 当儿童出现比托斑时,提示缺乏(　　　)

    A. 维生素 A　　　　　B. 维生素 B_1　　　　　C. 维生素 D　　　　　D. 维生素 B_2

【答案】A

【解析】儿童维生素 A 缺乏最重要的临床诊断体征是比托斑(Bitot's spot),为眼角膜外侧位于眼球平行线上的底边向内的三角形、椭圆形或不规则的斑点。

36. 婴儿脚气病是由于缺乏(　　　)

    A. 维生素 A　　　　　B. 维生素 B_1　　　　　C. 维生素 B_2　　　　　D. 维生素 C

【答案】B

【解析】维生素 B_1 又称硫胺素,维生素 B_1 缺乏症又称脚气病,婴儿脚气病多是由于乳母缺乏维生素 B_1。

37. 促进非血红素铁吸收的膳食因素是(　　　)

    A. 植酸　　　　　B. 铅　　　　　C. 铬　　　　　D. 维生素 C

【答案】D

【解析】维生素 C 是非血红素铁吸收的有效促进因子,而植酸、铅、铬会阻碍非血红素铁的吸收。

38. 下列食物中维生素 A 含量最丰富的是(　　　)

    A. 动物肝脏　　　　　B. 鸡蛋　　　　　C. 肉类　　　　　D. 菠菜

【答案】A

【解析】维生素 A 良好的食物来源是各种动物肝脏、鱼肝油、鱼卵、全奶、奶油、禽蛋等。植物性食物只能提供类胡萝卜素,类胡萝卜素主要存在于深绿色或红黄橙色蔬菜和水果中。

39. 烟酸缺乏导致的癞皮病的典型症状不包括(　　　)

    A. 腹泻　　　　　B. 皮炎　　　　　C. 痴呆　　　　　D. 脱水

【答案】D

【解析】烟酸缺乏可引起癞皮病,典型症状是皮炎(dermatitis)、腹泻(diarrhea)和痴呆(dementia),又称"3D"症状,不包括脱水。

40. 当体内缺乏哪种维生素时,会发生营养性巨幼红细胞贫血(　　　)

    A. 维生素 B_2　　　　　B. 泛酸　　　　　C. 叶酸　　　　　D. 维生素 B_1

【答案】C

【解析】叶酸缺乏时,骨髓中幼红细胞分裂增殖速度减慢,红细胞停留在幼红细胞阶段以致成熟受阻,细胞体积增大,核内染色质疏松,形成巨幼红细胞。骨髓中大的、不成熟的红细胞增多。叶酸缺乏同时也引起血红蛋白合成减少,形成巨幼红细胞贫血。患者红细胞发育障碍,伴有红细胞和白细胞减少,还可能引起智力退化。

第六节　能量

1. 三大营养物质在体内氧化时所释放的能量中,用来维持体温的能量约占总能量的
（　　）
　　A. 40%　　　　　　　B. 30%　　　　　　　C. 50%　　　　　　　D. 60%
【答案】C
【解析】生命活动所需要的能量主要来源于碳水化合物、脂肪和蛋白质(碳水化合物是主要的供能物质),蛋白质一般不作为供能物质,只有在长期饥饿或极度消耗等情况下,体内糖原和脂肪耗竭时,蛋白质才分解供能来维持必需的生理功能。产能营养素在体内氧化分解释放的能量,约有 50% 转化为热能,用于维持体温。

2. 下列哪项不是产能营养素（　　）
　　A. 碳水化合物　　　B. 蛋白质　　　　　C. 维生素　　　　　D. 脂肪
【答案】C
【解析】三大主要产能营养素为糖类、蛋白质和脂肪。

3. 能量消耗部分中,以下哪项是儿童特有的（　　）
　　A. 基础代谢　　　　B. 活动耗能　　　　C. 食物热效应　　　D. 生长发育耗能
【答案】D
【解析】人体能量消耗主要包括维持基础代谢所需的能量,从事活动包括日常生活、学习、体育锻炼和劳动所消耗的能量,食物热效应所消耗的能量,儿童还包括生长发育所消耗的能量。

4. 婴儿基础能量消耗占全日能量消耗的（　　）
　　A. 70%　　　　　　　B. 60%　　　　　　　C. 50%　　　　　　　D. 40%
【答案】B
【解析】婴儿基础能量消耗占全日能量消耗的 60%,能量需要量为 55kcal/（kg·d）,以后随着年龄的增长而逐渐减少,到 12 岁时接近成人。食物热效应:婴儿期约占能量消耗的 7% ～ 8%,而较大儿童为 5% 左右。

5. 关于人体能量消耗测定方法,以下描述错误的是(　　)

    A. 直接测热法是权衡总能量消耗最正确的方法

    B. 气体代谢法能够获取受试者的基础能量消耗和身体活动的能量消耗

    C. 双标水法不可以用于孕妇、乳母以及老年人等特殊群体

    D. 测量心率是一种简略地监测和评价总能量消耗的方法

【答案】C

【解析】双标水法目前已广泛应用于不同人群能量消耗的研究,如早产儿、儿童、艾滋病患者、肥胖人群、孕妇、哺乳期妇女和老年人。

6. 人类除了从食物中的碳水化合物、脂肪和蛋白质获取能量外,还能从以下哪种物质获取能量(　　)

    A. 矿物质　　　　　　B. 维生素　　　　　　C. 乙醇　　　　　　D. 黄酮类化合物

【答案】C

【解析】乙醇是一种高能量物质,每克乙醇含有 7kcal 的热量。

7. 关于身体活动影响能量消耗,下列叙述正确的是(　　)

    A. 肌肉越发达,活动时消耗的能量越多

    B. 体重越重,做相同的运动所消耗的能量越多

    C. 慢跑消耗的能量多于快走

    D. 以上都是

【答案】D

【解析】肌肉越发达,活动时消耗的能量越多;工作越熟练,消耗的能量越少;体重越重,做相同的运动所消耗的能量越多;相同时间内做家务比游泳消耗的能量少;慢跑消耗的能量多于快走。

8. 人类对营养的需要,首先是对下列哪一项的需要(　　)

    A. 能量　　　　　　B. 碳水化合物　　　　　　C. 脂肪　　　　　　D. 蛋白质

【答案】A

【解析】能量是人体进行生理活动和生活活动的动力来源,人体每时每刻都在消耗能量。碳水化合物、脂类和蛋白质经体内代谢可释放能量,统称为产能营养素或能源物质。

9. 下列哪一项是人体能量的主要食物来源(　　)

    A. 谷类　　　　　　B. 肉类　　　　　　C. 奶类　　　　　　D. 蛋类

【答案】A

【解析】碳水化合物是主要的供能物质,能为人体提供能量;蛋白质是构成人体细胞的基本物质,与人体的生长发育以及细胞的修复和更新有重要关联,也能提供少量的能量;脂肪是备用能源,一般存储在皮下备用。谷类食物中碳水化合物的含量一般为 70% ~ 80%,是碳水化合物主要的食物来源。

10. 影响能量需要量最主要的因素是(　　　)

　　A. 劳动强度　　　　　B. 年龄　　　　　　C. 环境温度　　　　　D. 生理状况

【答案】A

【解析】影响能量需要量最主要的因素是劳动强度,另外,体重大小、年龄、生理状况及环境温度等均对能量需要量产生影响。

第七节　食物营养

1. 大豆中不能被人体消化吸收的碳水化合物是(　　　)

　　A. 淀粉　　　　　　B. 半乳糖　　　　　C. 阿拉伯糖　　　　　D. 水苏糖

【答案】D

【解析】人体因缺乏 α-D- 半乳糖苷酶和 β-D- 果糖苷酶,不能消化吸收大豆中的水苏糖和棉子糖,其在肠道细菌作用下可产酸产气,引起胀气,过去称之为胀气因子或抗营养因子。

2. 谷类蛋白质的含量一般为(　　　)

　　A. < 5%　　　　　　B. 7.5% ~ 15%　　　C. 10% ~ 20%　　　　D. 20% ~ 36%

【答案】B

【解析】谷类蛋白质含量一般在 7.5% ~ 15%。

3. 下列食物中铁含量很低的食物是(　　　)

　　A. 河蚌　　　　　　B. 猪肝　　　　　　C. 牛奶　　　　　　　D. 畜肉类

【答案】C

【解析】牛奶中矿物质含量丰富,是钙的良好来源,但铁含量很低。河蚌含铁量较高,约26.6mg/100g;猪肝和畜肉类含铁量丰富,分别约为 22.6mg/100g 和 30.5mg/100g。

4. 从提高蛋白质营养价值的角度看,与谷类天然互补的食物是(　　　)

　　A. 大豆　　　　　　B. 肉类　　　　　　C. 蛋类　　　　　　　D. 蔬菜

【答案】A

【解析】大豆蛋白质赖氨酸含量较高,氨基酸模式较好,具有较高的营养价值,属于优质蛋白质。谷类食物中赖氨酸含量低,通常是第一限制氨基酸,大豆与谷类食物混合食用可较好地发挥蛋白质互补作用。

5. 蔬菜在烹调时损失最多的营养素是(　　)

    A. 蛋白质　　　　　　B. 脂肪　　　　　　C. 维生素 C　　　　D. 维生素 E

【答案】C

【解析】蔬菜在加工烹调过程中损失的主要是维生素和矿物质,特别是维生素 C。

6. 蛋黄中的脂肪组成以下哪项为主(　　)

    A. ω-6 系列多不饱和脂肪酸　　　　　　B. 单不饱和脂肪酸

    C. 饱和脂肪酸　　　　　　D. ω-3 系列多不饱和脂肪酸

【答案】B

【解析】蛋类蛋白质的营养价值很高,优于其他动物性蛋白质,蛋黄中的脂肪组成以单不饱和脂肪酸中的油酸为主,约占 50%,且磷脂含量也较高。

7. 有关牛奶的叙述,下列错误的是(　　)

    A. 牛奶蛋白质为优质蛋白质　　　　　　B. 牛奶是钙的良好来源

    C. 牛奶是富含铁的食品　　　　　　D. 牛奶中含有人体需要的多种维生素

【答案】C

【解析】牛奶的蛋白质消化吸收率为87% ~ 89%,属于优质蛋白质。牛奶中矿物质含量丰富,是钙的良好来源,但铁含量很低。牛奶中含有多种人体需要的维生素,如维生素 A、维生素 C、维生素 D,以及 B 族维生素等。

8. 从营养素的生物利用率和营养贡献角度来看,以下食品中最好的补铁食品是(　　)

    A. 全麦面粉　　　　B. 菠菜　　　　C. 鸡腿肉　　　　D. 干海带

【答案】C

【解析】全麦面粉的含铁量为 8mg/100g,菠菜的含铁量为 9mg/100g,鸡腿肉的含铁量为 5mg/100g,干海带的含铁量为 8mg/100g。全麦面粉、菠菜和干海带虽然都含有一定量的铁,但都是以非血红素铁的形式存在,生物利用率低。鸡肉中的铁是以血红素铁的形式存在,生物利用率高。因此,从生物利用率和营养贡献角度来看,鸡腿肉是 4 种食品中最好的补铁食品。

9. 蛋类的营养素含量丰富,其中生物利用率很低的营养素是(　　)

    A. 维生素 A　　　　B. 蛋白质　　　　C. 磷脂　　　　D. 铁

【答案】D

【解析】蛋黄中铁含量虽然较高,但由于是非血红素铁,并与卵黄高磷蛋白结合,生物利用率仅为3%左右。

10. 下列物质中含有淀粉的是(　　　)
　　A. 果胶　　　　　　B. 马铃薯　　　　　　C. 纤维素　　　　　　D. 木质素

【答案】B

【解析】多糖分为淀粉和非淀粉多糖。淀粉是高分子碳水化合物,是由单一类型的糖单元组成的多糖,主要存在于谷类、根茎类植物中,马铃薯中含有淀粉。果胶、纤维素、木质素为非淀粉多糖。

11. 幼儿应注意增加含铁丰富且吸收率高的食物的摄入,如(　　　)
　　A. 动物血、蛋黄　　　B. 动物血、瘦肉　　　C. 鱼类、红枣　　　　D. 瘦肉、菠菜

【答案】B

【解析】畜禽肉和动物血中铁含量丰富,且主要以血红素铁的形式存在,生物利用率高,是膳食铁的良好来源。蔬菜和蛋黄中的铁以非血红素铁的形式存在,生物利用率低。

12. 以下加工、烹调蔬菜的方法,不正确的是(　　　)
　　A. 去茎留芯　　　　B. 先洗后切　　　　　C. 急火快炒　　　　　D. 炒好即食

【答案】A

【解析】蔬菜加工、烹调的正确方法是先洗后切、开汤下菜、急火快炒、炒好即食。蔬菜中富含的膳食纤维主要存在于根、茎、干、叶、皮、果中,去茎留芯可增加膳食纤维的流失,不是正确的加工、烹调蔬菜的方法。

13. 关于谷类的烹调,下列描述错误的是(　　　)
　　A. 制作米饭时采用蒸的方法,B族维生素的保存率比弃汤捞蒸方法要高
　　B. 米饭在电饭煲中保温时间的延长,不会造成B族维生素损失的增加
　　C. 制作油条时,加碱和高温油炸会使维生素 B_1 全部损失
　　D. 制作面食时,高温油炸可使B族维生素损失较多

【答案】B

【解析】米饭在电饭煲中保温时间的延长,会造成B族维生素损失的增加。

14. 含少量膳食纤维的饮品是(　　　)
　　A. 咖啡　　　　　　B. 碳酸饮料　　　　　C. 酒精饮料　　　　　D. 果蔬汁

【答案】D

【解析】全谷物、蔬菜、水果等富含膳食纤维,即使加工成饮品,其中仍含有少量膳食纤维。咖啡、碳酸饮料和酒精饮料中几乎不含膳食纤维。

15. 影响大豆中营养物质吸收的因子不包括(　　　)
　　A. 植酸　　　　　　　　　　　　B. 蛋白酶抑制剂
　　C. 大豆红细胞凝集素　　　　　　D. 大豆皂苷

【答案】D

【解析】大豆中含有多种影响营养物质吸收的因子,即抗营养因子,主要包括大豆低聚糖、植酸、蛋白酶抑制剂、大豆红细胞凝集素等。大豆皂苷是一类植物化学物,具有广泛的生物学作用。

16. 影响蔬菜中钙吸收的主要因素是(　　　)
　　A. 植酸　　　　　B. 红细胞凝集素　　　C. 草酸　　　　　D. 蛋白酶抑制剂

【答案】C

【解析】蔬菜中的草酸不仅影响本身钙的吸收,还影响同食的食物中钙的吸收。植酸主要存在于谷类食物中,同样影响钙的吸收。

17. 下列哪一项不属于水果中的碳水化合物(　　　)
　　A. 葡萄糖　　　　　B. 果糖　　　　　C. 蔗糖　　　　　D. 麦芽糖

【答案】D

【解析】水果中的碳水化合物主要是果糖、葡萄糖和蔗糖。

18. 鱼汤冷却后形成的凝胶的主要成分是(　　　)
　　A. 短链脂肪酸　　B. 长链脂肪酸　　　C. 碳水化合物　　D. 胶原蛋白和黏蛋白

【答案】D

【解析】存在于鱼类结缔组织和软骨中的含氮浸出物主要为胶原蛋白和黏蛋白,是鱼汤冷却后形成凝胶的主要成分。

19. 描述谷类食物营养特点不正确的是(　　　)
　　A. 谷皮不含淀粉　　　　　　　　B. 糊粉层含丰富的淀粉
　　C. 胚乳含大量的淀粉和一定量的蛋白质　　D. 胚芽含有一定量的脂溶性维生素

【答案】B

【解析】谷皮主要由纤维素、半纤维素等组成,含较丰富的矿物质和脂肪。糊粉层含丰富的蛋白质、脂肪、矿物质和 B 族维生素。胚乳含大量的淀粉和一定量的蛋白质。胚芽富含脂肪、蛋白质、矿物质、B 族维生素和维生素 E。

20. 有些人煮稀饭为了增加其黏稠性而加碱,这种烹调方法损失最多的营养素是( )

    A. 蛋白质   B. 脂肪   C. 碳水化合物   D. B 族维生素

【答案】D

【解析】煮稀饭加碱这种烹调方法损失最多的营养素是维生素,特别是 B 族维生素。

21. 膳食中铁的良好来源是( )

    A. 玉米   B. 菠菜   C. 牛奶   D. 动物肝脏

【答案】D

【解析】动物肝脏中铁含量丰富,且主要以血红素铁的形式存在,生物利用率高,是膳食中铁的良好来源。

22. 使大豆产生豆腥味的酶类主要是( )

    A. 淀粉酶   B. 脂肪氧化酶   C. 脲酶   D. 蛋白酶

【答案】B

【解析】大豆产生豆腥味是由于豆类中的不饱和脂肪酸经脂肪氧化酶氧化降解产生醇、醛、酮等小分子。

23. 膳食纤维可影响下列哪种营养素的吸收和利用( )

    A. 钙   B. 铁   C. 锌   D. 以上都是

【答案】D

【解析】膳食纤维会影响矿物质的吸收,如钙、铁、锌、铜等。

24. 鱼类的营养学特点是( )

    A. 含有丰富的维生素 C   B. 钙含量低于畜禽肉

    C. 鱼油是维生素 D 的重要来源   D. 淡水鱼中的碘含量也很高

【答案】C

【解析】鱼类是维生素 A 和维生素 D 的重要来源,维生素 E、维生素 B_1 和烟酸的含量也较高,但几乎不含维生素 C。鱼类钙的含量较畜肉高。海水鱼类含碘丰富,而淡水鱼碘含量较低。

25. 下列可作为参考蛋白的食物是( )

    A. 鱼肉   B. 鸡蛋   C. 大豆   D. 牛奶

【答案】B

【解析】鸡蛋蛋白的必需氨基酸组成与人体接近,是蛋白质生物学价值最高的食物,常被用作参考蛋白。

26. 下列哪一项所列的方法均可以避免食物中营养素的流失（　　　）

　　A. 煮米粥加碱,蔬菜先热烫再炒　　　　　　B. 淘米的次数不要过多,煮米粥加碱

　　C. 蔬菜先洗后切,先热烫再炒　　　　　　　D. 淘米的次数不要过多,蔬菜先洗后切

【答案】D

【解析】淘米次数减少可以减少 B 族维生素的流失。煮米粥加碱不能避免营养素的流失,反而会增加 B 族维生素的流失。蔬菜先洗后切可以减少维生素 C 的流失。蔬菜先热烫再炒不能避免营养素的流失,反而会增加维生素 C 的流失。

27. 麦淀粉是去除小麦粉中的哪一种物质后提取出来的（　　　）

　　A. 膳食纤维　　　　　B. 蛋白质　　　　　C. 维生素　　　　　D. 淀粉

【答案】B

【解析】麦淀粉是一种由小麦加工而成的淀粉,由小麦粉去除其中的面筋蛋白后得到。

28. 扁豆必须在高温下烧熟煮透后才能食用,这是因为扁豆中含有（　　　）

　　A. 龙葵素　　　　　　　　　　　　　　　B. 亚硝酸盐

　　C. 植物血细胞凝集素　　　　　　　　　　D. 硫苷化合物

【答案】C

【解析】芸豆和扁豆中含有皂苷和植物血细胞凝集素两种有毒物质,只有在高温下才能被破坏,因此必须烧熟煮透后再食用,否则会引起呕吐、恶心、腹痛、头晕等中毒反应。

29. 下列食物中含膳食纤维最多的是（　　　）

　　A. 木耳　　　　　　　B. 魔芋　　　　　　C. 海带　　　　　　D. 豆渣

【答案】B

【解析】魔芋是膳食纤维含量最高的食物,每 100g 魔芋含有 74.4g 的膳食纤维。

30. 全谷物与精制谷物相比,可提供更多的营养素是（　　　）

　　A. 膳食纤维、蛋白质、矿物质　　　　　　B. 膳食纤维、B 族维生素、矿物质

　　C. 膳食纤维、蛋白质、B 族维生素　　　　D. 蛋白质、B 族维生素、矿物质

【答案】B

【解析】全谷物与精制谷物相比,可提供更多的纤维素、半纤维素,更多的矿物质、脂肪、B 族

维生素和维生素 E。

31. 下列关于薯类的叙述,错误的是( )
    A. 马铃薯和甘薯是我国居民主要食用的薯类
    B. 薯类含有大量的脂肪
    C. 马铃薯可以作为主食
    D. 适量增加薯类的摄入可降低便秘的发病风险
【答案】B
【解析】马铃薯和甘薯是我国居民主要食用的薯类。薯类蛋白质和脂肪的含量较低。马铃薯含有丰富的碳水化合物、多种维生素和矿物质,富含膳食纤维而且脂肪含量较低,适合作为主食。薯类含有大量的纤维素,适量增加薯类的摄入可以降低便秘的发病风险。

32. 含嘌呤最少的食物是( )
    A. 猪肝　　　　　　B. 牛奶　　　　　　C. 豆腐　　　　　　D. 鱼子
【答案】B
【解析】牛奶中嘌呤含量较少,属于低嘌呤食物。和猪肝、豆腐和鱼子相比,牛奶是嘌呤最少的食物。

33. 营养质量指数(index of nutrition quality,INQ)表示食物中某营养素的供给少于能量供给的是( )
    A. INQ = 1　　　　B. INQ > 1　　　　C. INQ ≥ 1　　　　D. INQ < 1
【答案】D
【解析】INQ < 1 表示该食物中的该营养素的供给能力低于能量的供给能力。INQ > 1 表示该食物中的该营养素的供给能力高于能量的供给能力。INQ = 1 表示该食物中的该营养素的供给能力和能量的供给能力相当。

34. 下列食物中胆固醇含量最高的食物是( )
    A. 羊肉　　　　　　B. 猪脑　　　　　　C. 鸡肉　　　　　　D. 牛排
【答案】B
【解析】猪脑是以上四种食物中胆固醇含量最高的食物。

35. 以下关于水果的描述中错误的是( )
    A. 水果中碳水化合物含量在 6% ~ 28%
    B. 水果在成熟的过程中甜度逐渐增加,是由于淀粉逐渐转化为可溶性糖

C. 水果含有人体所需的多种矿物质

D. 新鲜水果中维生素 B_1 和维生素 B_2 含量丰富

【答案】D

【解析】新鲜水果中含维生素 C 和胡萝卜素较多,而维生素 B_1 和维生素 B_2 含量较少。

36. 评价食物的营养价值应考虑的因素包括( )

A. 营养素质量、营养素种类、烹调加工的影响、食物抗氧化能力

B. 营养素质量、营养素种类、食物抗氧化能力

C. 营养素质量、烹调加工的影响、食物抗氧化能力

D. 营养素质量、营养素种类、烹调加工的影响

【答案】A

【解析】评价食物的营养价值应该考虑的因素包括营养素种类、营养素含量、营养素质量、烹调加工的影响和食物抗氧化能力等。

37. 发芽马铃薯含有的毒素是( )

A. 黄曲霉毒素　　　B. 皂苷　　　　　C. 龙葵素　　　　D. 亚硝酸盐

【答案】C

【解析】发芽的马铃薯中含有的毒素为茄碱(又称龙葵素)。黄曲霉毒素是我国粮食和饲料中常见的真菌毒素;皂苷主要存在于一些未煮熟的豆类或蔬菜中;亚硝酸盐主要存在于腌制食品、腐烂蔬菜、肉类食物中。

38. 畜禽肉中的铁以以下哪种形式存在( )

A. 血红素铁　　　B. 非血红素铁　　　C. 转铁蛋白　　　D. 游离铁

【答案】A

【解析】食物中的铁分为血红素铁和非血红素铁两种。动物性食物中的铁以血红素铁的形式存在,生物利用率高,是膳食铁的良好来源。

第二章

人群营养

学习目的

1. 了解特殊人群的定义和分类。
2. 了解特殊人群的营养需求以及特殊人群容易出现的营养问题。
3. 了解膳食调查对于评估人群营养状况和制订营养干预措施的重要性。
4. 掌握营养流行病学的定义及意义。
5. 掌握营养不良和营养相关疾病在不同人群中的流行病学特征。
6. 掌握膳食指南的制订原则、流程,膳食调查的方法和技术。

特殊人群营养是研究处于特殊生理阶段、特殊生活环境、特殊工作环境的人群和特殊职业人群的营养与健康的一门学科。处于特殊生理阶段的人群包括孕妇、哺乳期妇女、婴幼儿、学龄前和学龄期儿童、老年人。这些人群的生理代谢特点、营养需求不同于正常人群,是医务人员和营养师关注的重点。

公共营养是营养学的重要分支,具有较强的实践性。营养流行病学是应用流行病学的方法研究人群营养以及营养与健康及疾病关系的学科,内容包括确定膳食因素在人类与营养相关疾病中的作用,特别是在慢性病中的重要作用,将流行病学的发现转变为面向人群的膳食建议来预防疾病,降低慢性病发生危险和预防营养不良。膳食指南是针对各国各地区存在的膳食问题提出的通俗易懂、简明扼要的合理膳食要求。膳食调查是为了了解个体或群体的饮食结构和营养素摄入情况而进行的系统性数据收集与分析。通过膳食调查,评估膳食对健康的影响,制订相应的营养干预措施,促进公众健康。

第一节 特殊人群营养

1. 孕期血清水平不降低的营养素是（　　　）

  A. 葡萄糖   B. 氨基酸   C. 血脂   D. 铁

【答案】C

【解析】孕期女性人绒毛膜生长激素（human chorionic somatomammotropin, hCS）分泌增加，hCS 可减少母体对葡萄糖的利用并将葡萄糖转给胎儿，同时促进脂肪分解，使血中的游离脂肪酸增加，故而母体血脂水平不降低。

2. 以下哪种营养素的缺乏与新生儿神经管畸形相关（　　　）

  A. 叶酸   B. 维生素 E   C. 烟酸   D. 铁

【答案】A

【解析】叶酸不足与新生儿神经管畸形的发生相关，补充叶酸可以预防神经管畸形已得到多项研究证实。《中国居民膳食指南（2022）》建议备孕女性至少应从计划怀孕前 3 个月开始每天补充叶酸 400μg。

3. 孕期妇女的生理性改变不包括（　　　）

  A. 消化液分泌增加   B. 肾小球滤过率增加

  C. 胃排空时间延长   D. 血浆总蛋白水平下降

【答案】A

【解析】孕期妇女血容量增加，由于血液稀释，从妊娠早期开始血浆总蛋白水平就开始下降。肾血流量增加 75%，肾小球滤过率增加约 50%，尿中的代谢废物排泄增多。消化系统方面，孕酮分泌增加可引起消化液分泌减少，胃肠蠕动减慢，胃排空时间延长。胃排空时间延长、胃肠蠕动减慢等可导致食物在胃肠道停留时间延长，有利于钙、铁、叶酸等营养素的吸收。

4. 超重的妇女整个孕期总体重适宜的增长范围为（　　　）

  A. 11 ～ 16kg   B. 8 ～ 14kg

  C. 7 ～ 11kg   D. 5 ～ 9kg

【答案】C

【解析】中国营养学会团体标准《中国妇女妊娠期体重监测与评价》（T/CNSS 009—2021）中关于妊娠妇女体重增长范围的推荐值为：低体重妇女（BMI < 18.5kg/m²）总增重范围 11 ～ 16kg；正常体重妇女（18.5kg/m² ≤ BMI < 24.0kg/m²）总增重范围 8 ～ 14kg；超重妇女（24kg/m² ≤ BMI < 28kg/m²）总增重范围 7 ～ 11kg；肥胖妇女（BMI ≥ 28kg/m²）总增重范围 5 ～ 9kg。

5. 孕妇易出现生理性贫血主要是因为（　　　）
  A. 血液被稀释   B. 铁摄入不足
  C. 营养消化吸收不良   D. 红细胞破坏增多
【答案】A
【解析】从孕期的生理变化来看,妊娠 6 ~ 8 周开始孕期妇女血容量开始增加,孕 32 ~ 34 周达到顶峰,血容量比妊娠前增加 35% ~ 40%,并一直维持到分娩。血容量的增加包括了血浆容积和红细胞数量的增加,但血浆容积的增加大于血细胞数量的增加,使血液相对稀释,容易导致生理性贫血。

6. 孕妇孕吐严重影响进食时,为满足脑组织对葡萄糖的需要,预防酮症酸中毒对胎儿的危害,每天须至少摄取碳水化合物（　　　）
  A. 100g   B. 130g   C. 150g   D. 200g
【答案】B
【解析】早孕反应不明显的孕妇可继续孕前平衡膳食,早孕反应严重影响进食者,不必强调平衡膳食和规律进餐,但应保证每天至少摄入含有 130g 碳水化合物的食物。

7. 孕中期,孕妇能量须增加（　　　）
  A. 250kcal   B. 300kcal   C. 350kcal   D. 400kcal
【答案】A
【解析】《中国居民膳食营养素参考摄入量(2023 版)》建议孕早期孕妇能量增加 0kcal,孕中期能量增加 250kcal,孕晚期能量增加 400kcal。

8. 关于初乳营养成分,下列说法错误的是（　　　）
  A. 初乳含有丰富的免疫活性物质   B. 初乳含有较多的脂肪与乳糖
  C. 初乳含有较多的维生素 A   D. 初乳含有较多的锌、铜
【答案】B
【解析】初乳含有丰富的维生素 A、锌、铜及分泌型 IgA,而脂肪和乳糖含量较成熟乳少。

9. 对于纯母乳喂养的婴儿,乳母烟酸摄入不足可能引起的疾病是（　　　）
  A. 佝偻病   B. 克汀病   C. 低体重   D. 癞皮病
【答案】D
【解析】烟酸缺乏会引起癞皮病。

10. 关于婴儿生长所需能量,下列说法错误的是(　　)
    A. 婴儿的基础代谢所需能量约占总能量消耗的 60%。
    B. 婴儿的食物热效应约占能量消耗的 5%。
    C. 每增加 1g 新组织需要能量 18.4 ~ 23.8kJ。
    D. 婴儿排泄耗能约占能量消耗的 10%。

【答案】B

【解析】婴儿的食物热效应约占能量消耗的 7% ~ 8%,幼儿约为 5%。

11. 母乳优于牛奶的原因是(　　)
    A. 牛奶蛋白质中酪蛋白含量过低
    B. 牛奶中分泌型 IgA 含量不如母乳
    C. 牛奶脂肪中饱和脂肪酸含量低
    D. 牛奶中蛋白质、钙、钠、钾、磷等营养素含量低,与婴儿未成熟的肾脏功能不相适应

【答案】B

【解析】牛奶中酪蛋白含量高,不利于婴儿消化;饱和脂肪酸含量较高,亚油酸含量少,不能满足婴儿对亚油酸的需要。此外,牛奶的蛋白质、钙、钠、钾、磷等营养素含量高于母乳,与婴儿未成熟的肾脏功能不相适应。

12. 婴儿胸围与头围大致相等的时间是(　　)
    A. 6 月龄　　　　　　　B. 1 岁　　　　　　　C. 2 岁　　　　　　　D. 3 月龄

【答案】B

【解析】1 岁时,婴儿胸围与头围大致相等,称为胸围交叉。

13. 关于婴儿消化系统的特点,以下错误的是(　　)
    A. 发生肠套叠、肠扭转可能性较成人高　　　B. 肠黏膜通透性强
    C. 胃贲门括约肌弱而幽门括约肌较紧张　　　D. 1 个月时,唾液淀粉酶分泌量已较足

【答案】D

【解析】3 ~ 4 月龄时,婴儿唾液腺逐渐发育成熟,唾液中淀粉酶才逐渐增加。

14. 以下哪个氨基酸为婴幼儿必需氨基酸(　　)
    A. 组氨酸　　　　　　　B. 胱氨酸　　　　　　　C. 酪氨酸　　　　　　　D. 甲硫氨酸

【答案】A

【解析】组氨酸为婴幼儿必需氨基酸。

15. 关于佝偻病,以下说法错误的是(　　)

　　A. 在 3 月龄时易发生颅骨软化

　　B. 在 6 月龄时可发生肋骨串珠与肋骨外翻

　　C. 在 6 月龄时可出现膝外翻畸形

　　D. 应以预防为主,出生后数天内即可补充维生素 D

【答案】C

【解析】佝偻病患儿在刚学走路时可发生膝外翻畸形(又称 X 形腿)。

16. 以下哪个指标能够敏感地反映儿童短期内的营养状况(　　)

　　A. 年龄别体重　　　　B. 年龄别身高　　　　C. 体重指数(BMI)　　D. 身高别体重

【答案】A

【解析】年龄别体重是反映近期、远期营养状况的敏感指标。年龄别身高反映长期的营养状况,身高增长缓慢或停滞反映存在较长时间的营养亏空。身高别体重过低可反映急性饥饿或长期营养不足。BMI 是评价肥胖与消瘦的良好指标,受体成分影响较大。

17. 关于婴儿辅食添加,以下错误的是(　　)

　　A. 应继续母乳喂养,满 6 月龄起添加辅食

　　B. 从富含铁的泥糊状食物开始添加,逐渐过渡至食物多样

　　C. 辅食少加调味品,适量添加糖和盐

　　D. 辅食应适量添加植物油

【答案】C

【解析】婴儿辅食提倡食物本味,不加或少加盐、糖和调味品。

18. 以下指标中,哪一项不是儿童体格测量常用的评估方法(　　)

　　A. 标准差评分　　　　B. Z 值评分　　　　C. 百分位法　　　　D. 肌酐身高指数

【答案】D

【解析】标准差评分、Z 值评分、百分位法均为儿童体格测量常用的评估方法。肌酐身高指数可作为衡量人体蛋白质水平的指标。

19. 学龄儿童一日三餐中,早餐和午餐的营养素供给量应分别达到(　　)

　　A. 全天推荐摄入量的 30% ~ 35%、30% ~ 40%

　　B. 全天推荐摄入量的 25% ~ 30%、30% ~ 40%

　　C. 全体推荐摄入量的 20% ~ 25%、30% ~ 35%

　　D. 全天推荐摄入量的 25% ~ 30%、40% ~ 45%

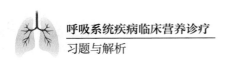
【答案】B

【解析】学龄儿童的三餐营养素供给量应分别达到全天推荐量的 25% ~ 30%、30% ~ 40%、30% ~ 35%。

20. 关于儿童青少年营养需求特点,以下正确的是(　　　)

　　A. 能量的需要量与各营养素的供能比是恒定约

　　B. 能量、蛋白质的需要量与生长发育速率一致

　　C. 每天摄入脂肪供能占总能量的 30% ~ 35%

　　D. 维生素的需求量小于成人

【答案】B

【解析】由于儿童青少年合成代谢旺盛,所需能量与各营养素的量相对成人高,与生长发育速率是一致的,但是各年龄组的营养素需求量是有差异的,每天膳食脂肪供能占总能量的比例应为 20% ~ 30%

21. 关于老年人的生理特点,以下说法正确的是(　　　)

　　A. 消化系统功能减退　　　　　　　　B. 体重减轻,体脂减少

　　C. 分解代谢降低　　　　　　　　　　D. 体内氧化损伤减轻

【答案】A

【解析】老年人消化功能减弱,胃酸及胃蛋白酶等消化酶分泌减少。基础代谢随着年龄增加而降低,合成代谢降低而分解代谢增加,体重减轻,瘦组织减少,但体脂增加,有向心分布的趋势。体内氧化损伤加重,免疫功能下降。

22. 以下符合老年人代谢特点和营养需求的是(　　　)

　　A. 容易出现负氮平衡

　　B. 应该摄入大量动物性蛋白质

　　C. 减少膳食纤维摄入以减轻肠道负担

　　D. 降低脂肪供能比,占总量 12% ~ 24% 为宜

【答案】A

【解析】老年人容易出现负氮平衡,且由于老年人肝肾功能降低,大量蛋白质摄入会增加肝肾负担。应鼓励适量摄入优质蛋白,优质蛋白占总蛋白 1/3 为宜。降低单糖、双糖摄入量,增加膳食纤维摄入。控制脂肪摄入量,脂肪供能占总能量 20% ~ 30% 为宜。

23. 以下不符合老年人营养需求特点的是(　　　)

　　A. 能量摄入应高于成年人　　　　　　B. 铁摄入应高于成年人

C. 维生素摄入应高于成年人　　　　　　　D. 钙摄入应高于成年人

【答案】A

【解析】老年人能量需求降低,膳食能量摄入量应低于成年人。

24. 素食人群容易出现哪些营养素不足(　　)

　　A. 维生素 B_6、维生素 A、钙、钠、饱和脂肪酸

　　B. 维生素 B_2、维生素 C、钾、铜、蛋白质

　　C. 维生素 A、维生素 C、硒、钾、蛋白质

　　D. 维生素 B_{12}、铁、锌、蛋白质、ω-3 多不饱和脂肪酸

【答案】D

【解析】长期素食的人群容易缺乏维生素 B_{12}、铁、锌、蛋白质和 ω-3 多不饱和脂肪酸。

25. 不易通过乳腺输送到乳汁的营养素是(　　)

　　A. 铁、维生素 D　　　　　　　　　　B. 铁、维生素 A

　　C. 维生素 A、维生素 D　　　　　　　D. 维生素 D、维生素 C

【答案】A

【解析】人乳中铁含量很低,是由于铁不能通过乳腺输送至乳汁。维生素 D 几乎不能通过乳腺,故母乳中维生素 D 含量很低。

26. 关于哺乳的描述不正确的是(　　)

　　A. 泌乳量少是乳母营养不足的一个指针　　B. 婴儿的吸吮对乳汁分泌十分重要

　　C. 乳母严重营养不良将影响乳汁质量　　D. 母亲泌乳量的个体差别不大

【答案】D

【解析】母体泌乳量的个体差别较大。

27. 婴儿无眼、小头畸形等先天性畸形的发生,可能是由于孕妇摄入过量的(　　)

　　A. 维生素 A　　　　B. 维生素 E　　　　C. 铁　　　　D. 钙

【答案】A

【解析】孕妇维生素 A 摄入不足与胎儿宫内发育迟缓、低出生体重及早产有关,但摄入大剂量维生素 A 可能导致自发性流产和胎儿畸形。

第二节 公共营养

1. 关于对铅作业人员采取的营养干预措施,以下不适合的是( )

    A. 增加维生素 C 摄入   B. 增加优质蛋白质摄入

    C. 增加脂肪摄取   D. 增加 B 族维生素摄取

【答案】C

【解析】为减少铅的吸收,加强铅的排出,铅作业人员应增加维生素 C 和优质蛋白的摄入,增加 B 族维生素摄入,减少脂肪摄取。

2. 社区按功能可划分为( )

    A. 企业、事业单位、机关、学校和居民生活区

    B. 企业、事业单位、派出所、学校和居民生活区

    C. 执法单位、事业单位、机关、学校和居民生活区

    D. 公司、服务机构、机关、学校和居民生活区

【答案】A

【解析】社区营养管理工作的范围广,工作范围按地域可划分为城市区域和农村区域。城市区域按行政划分为市区的街道、居民委员会;按功能可划分为企业、事业单位、机关、学校、居民生活区等。农村区域按行政划分为县(市)的乡(镇)、村民委员会。

3. 人体衰老过程中基础代谢率变化特点是( )

    A. 基础代谢率下降   B. 基础代谢率上升

    C. 基础代谢率与成年人相同   D. 基础代谢率与年龄无关仅表现为个体差异

【答案】A

【解析】人体衰老过程中基础代谢率呈下降趋势。

4. 影响人体健康最重要的因素是( )

    A. 医疗条件   B. 遗传因素   C. 个人生活方式   D. 社会条件

【答案】C

【解析】一般认为,对人健康的影响 15% 取决于遗传,10% 取决于社会条件,8% 取决于医疗条件,7% 取决于自然环境,60% 取决于个人生活方式。

5. 以下属于构成比计算的是( )

    A. 特定时期某人群中某病新旧病例数 ÷ 同期观察人口数 × k(k = 100%,1 000‰……)

    B. 某一组成部分的数值 ÷ 同一事物各组成部分的数值总和 × 100%

C. 甲指标 ÷ 乙指标

D. 某现象实际发生的例数 ÷ 可能发生该现象的总人数 ×k(k = 100%,1 000‰······)

【答案】B

【解析】构成比是指某事件或事物中各部分在整体中所占的比重,一般用百分数表示。具体计算公式是:构成比 =(所求的组成部分的量 / 整体全部的量)×100%

6. 《国民营养计划(2017—2030 年)》要求临床营养师(包含营养医师、营养技师)和床位比例达到(   )

  A. 1 ∶ 100   B. 1 ∶ 150   C. 1 ∶ 200   D. 1 ∶ 500

【答案】B

【解析】为贯彻落实《"健康中国 2030"规划纲要》,提高国民营养健康水平,国务院办公厅印发了《国民营养计划(2017—2030 年)》,建议通过试点示范,进一步全面推进临床营养工作,加强临床营养科室建设,使临床营养师和床位比例达到 1 ∶ 150,增加多学科诊疗模式,组建营养支持团队,开展营养治疗,并逐步扩大试点范围。

7. 健康管理的组成包括(   )

  A. 健康信息收集,进行健康监测;健康危险因素评价;健康危险因素干预;循环不断进行

  B. 健康信息收集,进行健康监测;健康危险因素评价;健康危险因素干预

  C. 健康信息收集,进行健康监测;健康危险因素评价

  D. 健康危险因素评价;健康危险因素干预

【答案】B

【解析】健康管理的组成包括健康信息收集,进行健康监测;健康危险因素评价和健康危险因素干预。

8. 《中国居民膳食营养素参考摄入量(2023 版)》建议乳母膳食铁的适宜摄入量为(   )

  A. 10mg/d   B. 5mg/d   C. 25mg/d   D. 35mg/d

【答案】C

【解析】《中国居民膳食营养素参考摄入量(2023 版)》建议乳母膳食铁的适宜摄入量为 25mg/d。

9. 中国营养学会确定的全民营养周的时间为(   )

  A. 每年 5 月的第一周   B. 每年 5 月的第三周

  C. 每年 5 月的第四周   D. 每年 3 月的第一周

【答案】B

【解析】中国营养学会确定的全民营养周的时间为每年 5 月的第三周。

10. 健康风险评估的种类一般不包括（　　　）

  A. 个人健康信息评估   B. 一般健康状况评估

  C. 生活质量评估   D. 疾病风险评估

【答案】B

【解析】健康风险评估的种类包括个人健康信息汇总评估、疾病风险评估、生活方式评估（生活质量评估、行为方式评估）。

11. 下列属于根茎类食物的是（　　　）

  A. 竹笋   B. 山药   C. 藕   D. 以上都是

【答案】D

【解析】根茎类食物主要包括萝卜、胡萝卜、藕、山药、芋头、马铃薯、葱、蒜、竹笋等。

12. 最能反映儿童长期营养状况的指标的是（　　　）

  A. 身高   B. 体重   C. 年龄别身高   D. 年龄别体重

【答案】C

【解析】年龄别身高用于儿童较长期的营养状况评价。

13. 乳汁中含量稳定，不受膳食摄入量影响的营养素是（　　　）

  A. 蛋白质   B. 脂肪   C. 钙   D. 铁

【答案】C

【解析】乳汁中常量元素（钙、磷、镁、钾、钠）的浓度一般不受膳食的影响，含量比较恒定。

14. 乳母维生素 B_1 和维生素 B_2 的推荐摄入量（reference nutrient intake, RNI）分别为（　　　）

  A. 1.8mg/d 和 1.7mg/d   B. 1.7mg/d 和 1.8mg/d

  C. 1.2mg/d 和 1.2mg/d   D. 1.5mg/d 和 1.5mg/d

【答案】A

【解析】《中国居民膳食营养素参考摄入量（2023 版）》建议维生素 B_1 的 RNI 为 1.8mg/d，维生素 B_2 的 RNI 为 1.7mg/d。

15. 我国唯一立法强制进行食品强化的是（　　　）

  A. 配方奶粉   B. 碘盐

  C. 铁强化酱油   D. 维生素 B_1 强化精白面

【答案】B

【解析】食品强化是指根据不同人群的营养需要,向食品中添加营养素或天然食物成分,以提高食品的营养价值使之更适合人体营养需要的一种食品深加工行为。为了预防碘缺乏病,我国立法强制进行食盐加碘。

16. 营养干预策略主要包括(　　　)

    A. 营养教育干预　　　　B. 行为干预　　　　C. 食物营养干预　　　　D. 以上均是

【答案】D

【解析】营养干预策略包括营养教育干预、行为干预和食物营养干预。

17. 成年男子轻体力劳动者,膳食能量推荐摄入量为(　　　)

    A. 2 100kcal/d　　　　B. 2 200kcal/d　　　　C. 2 400kcal/d　　　　D. 2 500kcal/d

【答案】C

【解析】中国营养学会推荐我国成年男子轻体力劳动者膳食能量推荐摄入量为 10.03MJ/d(2 400kcal/d)。

18. 关于标准人的定义,以下正确的是(　　　)

    A. 以极轻体力劳动成年女子为标准人　　　　B. 以轻体力劳动成年女子为标准人

    C. 以极轻体力劳动成年男子为标准人　　　　D. 以轻体力劳动成年男子为标准人

【答案】D

【解析】标准人:以成年男子轻体力劳动者为标准人,以其能量供给量 9.0MJ(2 150kcal)作为1。在群体膳食调查过程中,由于被调查者群体可能是由不同能量需要的各类人员组成,各类人的年龄、性别和劳动强度有很大差别,所以无法用食物或者营养素的平均摄入量直接进行比较,一般将各类人都折合成标准人进行比较。

19. 负氮平衡状态常见于(　　　)

    A. 生长发育的儿童　　B. 孕妇　　　　C. 正常人　　　　D. 老年人

【答案】D

【解析】负氮平衡是指体内蛋白质代谢处于消耗状态,净氮排泄量大于摄入量,即氮的入不敷出。负氮平衡常见于老年人、饥饿状态、组织创伤或消耗性疾病患者。

20. 蔬菜水果中富含下列哪些成分(　　　)

    A. 碳水化合物、蛋白质、有机酸、芳香物质、矿物质

    B. 碳水化合物、脂肪、芳香物质、矿物质

C. 碳水化合物、蛋白质、芳香物质、矿物质

D. 碳水化合物、有机酸、芳香物质、矿物质

【答案】D

【解析】蔬菜水果中富含碳水化合物、有机酸、芳香物质和矿物质,但蛋白质含量不高。

21. 我国强制规定必须标注营养成分的食品种类有（　　　）

A. 保健食品、强化食品、医用食品、婴儿食品

B. 保健食品、强化食品

C. 强化食品、医用食品、婴儿食品

D. 特医食品、强化食品、婴儿配方食品

【答案】D

【解析】目前除了特殊膳食用食品(包括婴幼儿配方食品、婴幼儿辅助食品、特殊医学用途配方食品、其他特殊膳食用食品)和强化食品必须标注营养成分外,普通食品和保健食品尚没有营养成分标注的管理和规定。

22. 促进食物与营养发展的政策措施包括（　　　）

A. 加强食物生产与供给　　　　　　B. 全面普及膳食营养和健康知识

C. 加快食物与营养科技创新　　　　D. 以上都是

【答案】D

【解析】2014年1月28日,国务院办公厅印发《中国食物与营养发展纲要(2014—2020年)》,分总体要求、主要任务、发展重点、政策措施4部分。政策措施包括:全面普及膳食营养和健康知识,加强食物生产与供给,加大营养监测与干预,推进食物与营养法制化管理,加快食物与营养科技创新,加强组织领导和咨询指导。

23. 以下哪个指标能够敏感地反映14岁男童近期的营养状况（　　　）

A. BMI ≥ 26.4 为肥胖　　　　　　B. BMI ≥ 26.3 为肥胖

C. BMI ≥ 23.0 为超重　　　　　　D. BMI ≥ 23.0 为肥胖

【答案】A

【解析】体重反映儿童的营养状况,尤其是近期的营养状况。体重可以受多种因素的影响,如营养、辅食添加、疾病等。身高是反映儿童近期与远期营养状况的重要指标。我国目前建议使用体质指数(BMI)结合身高和体重指标来评价儿童近期营养状况。不同年龄段、不同性别儿童肥胖的BMI判断临界点不同,14岁男童超重、肥胖的判断值为23.1、26.4,14岁女童超重、肥胖的判断值为23.0、26.3。

24. 下列不属于公共营养特点的是（　　　）

    A. 宏观性　　　　　　B. 多学科性　　　　　C. 实践性　　　　　　D. 强制性

【答案】D

【解析】公共营养特点包括宏观性、多学科性、实践性和社会性。

25. 影响基础代谢的因素不包括（　　　）

    A. 年龄　　　　　　　B. 性别　　　　　　　C. 内分泌　　　　　　D. 体力活动

【答案】D

【解析】基础代谢是指生物体处于安静、活动降至最低时的能量代谢，是维持生命所有器官最低能量需要的代谢状态，是人体在清醒、极端安静的状态下，不受肌肉活动、环境温度、食物及精神紧张等影响时的能量代谢。

26. 对我国儿童青少年而言，膳食蛋白质供能占总能量摄入的适宜百分比是（　　　）

    A. 8% ~ 10%　　　　B. 10% ~ 12%　　　C. 10% ~ 20%　　　D. 14% ~ 16%

【答案】C

【解析】蛋白质是构成细胞、组织和器官的基本物质，是构成酶、激素和抗体的重要成分，对儿童的生长发育和健康至关重要。儿童正处于生长发育的关键时期，对蛋白质的需求相对较高，膳食蛋白质供能占总能量摄入的适宜百分比是 10% ~ 20%。

27. 一般成人蛋白质供能占膳食总热量的（　　　）

    A. 10% ~ 20%　　　B. 10% ~ 12%　　　C. 12% ~ 14%　　　D. 12% ~ 20%

【答案】B

【解析】膳食蛋白质供给量主要是以各类人群需要量为基础，根据当地饮食习惯与食物构成情况、个体差异等因素，给予一个安全系数大的安全摄入量。一般成人蛋白质供能占膳食热量的 10% ~ 12% 较为合适。

28. 人类食物营养是否满足需求的基本标志是（　　　）

    A. 热量、维生素　　B. 蛋白质、矿物质　C. 维生素、矿物质　D. 热量、蛋白质

【答案】D

【解析】人类食物营养是否满足需求的基本标志是热量和蛋白质。

29. 我国新时代卫生健康工作方针的内容包括（　　　）

    A. 保护环境　　　　　B. 预防为主　　　　　C. 中西医结合　　　　D. 提高医学教育

【答案】B

【解析】我国新时代卫生健康工作方针是:以基层为重点,以改革创新为动力,预防为主,中西医并重,将健康融入所有政策,人民共建共享。

30. 世界卫生组织(WHO)对儿童的定义是(　　　)

    A. 小于 18 岁的人群　　　　　　　　B. 小于 14 岁的人群

    C. 0 ~ 16 岁人群　　　　　　　　　　D. 15 岁以下的人群

【答案】A

【解析】世界卫生组织(WHO)对儿童的定义为 18 岁以下人群。

31. 世界卫生组织对青少年的定义是(　　　)

    A. 10 ~ 19 岁的人群　　　　　　　　B. 15 ~ 18 岁的人群

    C. 18 ~ 20 岁的人群　　　　　　　　D. 14 ~ 18 岁的人群

【答案】A

【解析】世界卫生组织对青少年的定义为 10 ~ 19 岁的人群。

第三节　营养流行病学

1. 以下对于食物频数法的描绘,错误的是(　　　)

    A. 可用于估计一段时间内的平均食品摄取量

    B. 可研究既往饮食习惯与某些慢性病的关系

    C. 假如将来调查某些营养素的摄入量,要调查富含这类营养素的食品

    D. 该方法能较准确地提供每日食品摄取量

【答案】D

【解析】食物频数法是估计被调查者在指定的一段时期内吃某些食物的频率的一种方法。以问卷形式进行膳食调查,可调查个体经常性的食物摄入种类,经常在膳食与健康、慢性疾病关系的流行病学调查研究中使用。根据每日、每周、每月甚至每年所食各种食物的次数或食物的种类来评价膳食营养状况。但食物频数法无法准确地估计每日食品和营养素摄入量。

2. 在查验胆固醇摄取量与高脂血症关系的研究中,队列研究与横断面研究对比最大的优势是什么(　　　)

    A. 减少选择偏倚　　　　　　　　　　B. 减少高脂血症诊疗信息偏倚

    C. 降低了扰乱要素的影响　　　　　　D. 明确了时间次序

【答案】D

【解析】横断面研究,又称现况研究,用来监测特定时间疾病的存在与否和暴露因素存在与否,结局和暴露在同一时间被确定,所以两者的时间关系不确定。队列研究是从暴露到结局、由因及果的研究,确定一组暴露于某一因素的人群和一组或多组不暴露的人群,然后随访暴露组和非暴露组一段时间来确定结局。

3. 以下营养要素与疾病关系的研究方法中,证据等级最高的是(   )

    A. 细胞实验   B. 动物实验

    C. 前瞻性队列研究   D. 随机对照试验

【答案】D

【解析】随机对照试验研究通常被认为是探讨膳食和疾病因果关系、明确膳食变化与疾病结局或中间结局关联的首选方法。

4. 科学研究设计中对照的意义是(   )

    A. 排除或控制自然变化对观察结果的影响

    B. 鉴别处理因素与非处理因素的差异

    C. 找出综合因素中的主要有效因素

    D. 以上都是

【答案】D

【解析】以上均是科学研究设计中对照的意义。

5. 以下几种概率抽样方法中,抽样误差最小的方法是(   )

    A. 分层抽样   B. 系统抽样

    C. 单纯随机抽样   D. 整群抽样

【答案】A

【解析】抽样方法包括分层抽样、系统抽样、整群抽样和简单抽样。分层抽样(类型抽样法):从一个可以分成不同子总体(或称为层)的总体中,按规定的比例从不同层中随机抽取样品(个体)的方法。这种方法的优点是,样本的代表性比较好,抽样误差最小。

6. 下列哪项属于一级预防(   )

    A. 早期发现疾病并积极救治   B. 定期复查

    C. 专科门诊随访   D. 开展健康教育

【答案】D

【解析】一级预防也称病因预防,是在问题尚没有发生时便采取措施,减少病因或致病因素,防止疾病发生。开展健康教育属于一级预防措施。

7. 确定膳食营养素参考摄入量(dietary reference intake,DRI)的方法不包括(　　)

　　A. 动物实验研究　　　　B. 离体实验研究　　　C. 人群观测研究　　　D. 随机临床研究

【答案】B

【解析】离体实验是指将器官或细胞从体内分离出来,在一定条件下进行的研究,故此不能确定营养素缺乏。

8. 为了保证录入结果的准确性,数据录入一般采取(　　)

　　A. 二人单轨录入　　　B. 二人双轨录入　　　C. 一人双轨录入　　　D. 一人单轨录入

【答案】B

【解析】二人双轨录入数据可保证数据的独立性、完整性及准确性。

9. 以下不适宜进行健康干预的危险因素是(　　)

　　A. 吸烟　　　　　　　B. 饮酒　　　　　　　C. 疾病家族史　　　　　D. 年龄

【答案】C

【解析】健康危险因素干预是指应用临床医学、预防医学、行为医学、心理学、营养学和其他健康相关学科的理论和方法对个体和群体的健康危险因素进行控制和干预,预防疾病,促进健康。不适宜进行健康干预的危险因素是疾病家族史。

10. 发病率的准确性受很多因素的影响,下列哪项因素不是发病率准确性的影响因素(　　)

　　A. 报告制度不健全　　　　　　　　　　B. 漏报

　　C. 致残程度　　　　　　　　　　　　　D. 年龄、性别构成不同

【答案】C

【解析】发病率表示在一定时间内一定人群中某病新发生的病例出现的频率,是反映疾病对人群健康影响和描述疾病分布状态的一项测量指标。发病率 =(某时期内某人群中某病新病例人数 / 同时期内暴露人口数)× K,K = 100%、1 000‰、10 000/ 万或 100 000/10 万等。致残程度反映疾病严重程度,与发病率无关。

11. 调查的具体方法包括(　　)

　　A. 观察法、自填问卷法、访谈法、专题小组讨论法

　　B. 观察法、自填问卷法

　　C. 自填问卷法、访谈法、专题小组讨论法

　　D. 观察法、自填问卷法、专题小组讨论法

【答案】A

【解析】调查的方法包括观察、自填问卷法、访谈法及专题小组讨论法

12. 设计调查问卷时应注意哪些常见问题（　　）

    A. 题量适中   B. 避免诱导性提问   C. 少用开放性问题   D. 以上都是

【答案】D

【解析】设计调查问卷时少用开放性问题，因为这些问题需要回答者自己构思答案，可能导致回答不准确或不完整。优先选择封闭性问题，即提供预先确定的选项供回答者选择。问卷的设计要求避免诱导性提问，确保问卷的客观性和公正性。问卷的题量应适中，过多则影响问卷的应答率和可信度。

13. 前瞻性队列研究与流行病学实验的根本区别是（　　）

    A. 是否人为控制研究条件   B. 是否设立对照组

    C. 是否进行显著性检验   D. 是否在现场人群中进行

【答案】A

【解析】前瞻性队列研究是队列研究最常用的一种类型，研究对象的分组是根据研究开始时研究对象的暴露情况而定，前瞻性队列研究是自然的暴露因素，流行病学实验则是人为控制干预措施。

14. 为确定疾病防治工作的重点、制订防治措施和对策提供依据的是（　　）

    A. 个体评价   B. 群体评价   C. 团队评价   D. 患者评价

【答案】B

【解析】多个专家（或决策者）参与社会系统中的大型复杂的评价项目，这种情况称为群体评价。群体评价可用于了解危险因素在人群中的分布和严重程度，确定疾病防治工作的重点，为制订防治措施和对策提供依据。

15. 下列哪一项不是调查的具体方法（　　）

    A. 观察法   B. 实验法   C. 访谈法   D. 专题小组讨论法

【答案】B

【解析】实验法是一种典型的定量研究方法。

16. 以下是病例对照研究的特点，除了（　　）

    A. 设立对照   B. 属于观察性研究方法

    C. 可以估计疾病的患病率   D. 观察方向由"果"至"因"

【答案】C

【解析】患病率是指某特定时间内一定人群中某病新旧病例之和所占的比例。患病率＝（患病人数／总人数）×100%。

17. 下列指标不是"比"的是（　　　）
    A. 某地 2005 年贫血发病率为 8%　　　　B. 某小区高血压的患病率是 10%
    C. 某县人口的出生率为 6.39‰　　　　D. 以上都不是
【答案】D
【解析】在数学中,比是由两个数组成的比例关系,通常表示为 a ∶ b 或 a/b,其中 a 是比的前项,b 是比的后项。率指在某一确定人群中某些事件发生的频率或强度,由分子(发生数)、分母(可能发生的总数)组成。

18. 研究设计的作用为（　　　）
    A. 可以减少人力、物力和时间
    B. 可以取得较为可靠的资料
    C. 可对实验数据的误差大小做出比较准确的估计
    D. 以上都是
【答案】D
【解析】以上均为研究设计的作用。

19. 下列哪一项可早期发现营养缺乏的种类和缺乏程度,为营养评价提供客观的依据
    （　　　）
    A. 膳食调查　　　　　　　　　　　B. 问卷调查
    C. 实验室检查或生化检查　　　　　D. 体格检查
【答案】C
【解析】实验室检查或生化检查可早期发现营养缺乏的种类和缺乏程度,为营养评价提供客观的依据。

20. 下列关于描述性研究的叙述,正确的是（　　　）
    A. 描述性研究总是设立对照组
    B. 描述性研究以个体为单位收集和分析资料
    C. 描述性研究最大的优点是直接验证病因假设
    D. 依据描述疾病的分布特点,其结果可提供某病的病因线索
【答案】D
【解析】描述性研究是流行病学研究的基础,主要用于描述人群中疾病或健康状况以及暴露

因素的分布、发生和发展规律,帮助研究者提出病因假设。

21. 验证病因假设因果效应相关性论证强度最高的是(　　)
　　A. 随机对照试验　　　B. 病例对照研究　　　C. 队列研究　　　　　D. 病例系列研究
【答案】A
【解析】循证证据级别最高的为随机对照试验。

22. 用于了解危险因素在人群中的分布和严重程度,为制订防治措施和对策提供依据的是
(　　)
　　A. 个体评价　　　　　B. 群体评价　　　　　C. 团队评价　　　　　D. 患者评价
【答案】B
【解析】多个专家(或决策者)参与社会系统中的大型复杂的评价项目,这种情况称为群体评价。群体评价可用于了解危险因素在人群中的分布和严重程度。

23. 疾病的三间分布是指(　　)
　　A. 年龄分布、性别分布、职业分布　　　　B. 时间分布、空间分布、人群分布
　　C. 人群分布、年龄分布、地区分布　　　　D. 性别分布、季节分布、人群分布
【答案】B
【解析】疾病的三间分布指时间分布、空间分布、人群分布。

24. 长期蛋白质 - 热能营养不良的儿童可出现(　　)
　　A. 零氮平衡　　　　　B. 负氮平衡　　　　　C. 正氮平衡　　　　　D. 以上都不是
【答案】B
【解析】长期蛋白质 - 热能营养不良的儿童可出现人体摄入的氮(通常以蛋白质的形式)少于排出的氮,体内的蛋白质合成量小于分解量,出现负氮平衡。

25. 以下不属于营养调查范畴的是(　　)
　　A. 能量摄入情况调查　　　　　　　　　　B. 社会经济指导
　　C. 血清总蛋白测定　　　　　　　　　　　D. 尿负荷试验
【答案】B
【解析】社会经济指导不属于营养调查的范畴。

26. 下列关于发病率与患病率的叙述,正确的是(　　)
　　A. 计算公式的分子不同,发病率低的疾病患病率可能比较高

B. 计算公式的分子不同,发病率常用于慢性病流行水平的描述,发病率低的疾病患病率可能比较高

C. 计算公式的分子不同,发病率常用于慢性病流行水平的描述,发病率低的疾病患病率可能比较高,两者的观察方式都是横断面的

D. 计算公式的分子不同,发病率常用于慢性病流行水平的描述,两者的观察方式都是横断面的

【答案】A

【解析】发病率表示在一定时间内一定人群中某病新发生的病例出现的频率,是反映疾病对人群健康影响和描述疾病分布状态的一项测量指标。发病率=(某时期内某人群中某病新病例人数/同时期内暴露人口数)×K,K = 100%、1 000‰、10 000/万或 100 000/10 万等。患病率是指某特定时间内总人口中某病新旧病例之和所占的比例。患病率=(患病人数/总人数)×100%。发病率通常用于描述疾病的新发病情况,常用于发病报告或队列研究,反映新发病例的出现情况。患病率则用于描述病程较长的慢性病的流行情况及其对人群健康的影响程度,通常通过横断面调查获得。

27. 健康风险评估的三个基本模块是(　　　　)

    A. 问卷、危险度计算、风险筛查　　　　B. 问卷、病历记录、危险度计算

    C. 问卷、危险度计算、评估报告　　　　D. 问卷、病历记录、评估报告

【答案】C

【解析】问卷是健康风险评估中用于收集信息的重要工具,可能包括生理生化指标、生活方式资料、个人或家族健康史、其他危险因素(如精神压力)以及态度和知识方面的信息。危险度计算目的是估计具有特定健康特征的个人在一定时间内发生某种疾病或健康状况的概率。评估报告是对个人或群体健康风险评估结果的总结,通常包括个人患病风险(绝对风险)、人群风险(相对风险)以及个人可降低风险的信息。

28. 个人健康档案的基本资料一般包括(　　　　)

    A. 人口学资料、临床资料、生活资料　　　　B. 人口学资料、健康行为资料、临床资料

    C. 人口学资料、临床资料、问题目录　　　　D. 人口学资料、健康行为资料、问题目录

【答案】B

【解析】问题目录和生活资料不属于健康档案资料。

29. 科研选题范围要(　　　　)

    A. 有利于经济建设和社会发展及重大疾病的防治

    B. 扬长避短,发挥优势,使某些研究形成"拳头"课题

　　C. 利用现有的人力、设备、集中投资，解决有可能突破的问题

　　D. 以上都正确

【答案】D

【解析】以上均为选择科研选题范围的原则。

30. 以下说法错误的是（　　　）

　　A. 研究者故意更改科研数据属于过失误差，在科研中应该杜绝

　　B. 随机误差是无法避免的，但可以缩小

　　C. 系统误差的存在总是造成研究结果高于真值或低于真值，具有方向性

　　D. 偏倚（bias）也称偏差，是一种系统误差

【答案】A

【解析】研究者故意更改科研数据不属于过失误差，而是故意误差，科研中应该杜绝。

31. 下列哪项是科学研究工作的第一步，也是科研工作的关键（　　　）

　　A. 课题选择　　　　　B. 收集资料　　　　　C. 整理资料　　　　　D. 分析资料

【答案】A

【解析】科研工作的首要任务是选择课题，收集资料、整理资料、分析资料为后续的步骤。

32. 关于进行食药疗效分析，下列正确的是（　　　）

　　A. 因为是临床试验，不需要对照组

　　B. 试验组、对照组均只选典型患者

　　C. 试验组、对照组都应选择有代表性者，并且两组是均衡可比的

　　D. 试验组应选择较轻的患者

【答案】C

【解析】食药疗效分析作为临床试验的一类，必须设置对照组。试验组、对照组都应选择有代表性者，确保研究结果具有普遍性和可推广性，并且两组是均衡可比的。

33. 为了由样本推断总体，样本应当是总体中（　　　）

　　A. 任意一部分　　　　B. 典型部分　　　　C. 有价值的一部分　　　D. 有代表性的一部分

【答案】D

【解析】有代表性的样本才能反映总体的特征。

34. 随机事件的概率为（　　　）

　　A. $P=1$　　　　　　B. $P=0$　　　　　　C. $P=0.5$　　　　　　D. $0 \leq P \leq 1$

【答案】D

【解析】在一定条件下,可能发生也可能不发生的事件,其发生概率为 $0 \leqslant P \leqslant 1$。

35. 循证医学中最好的证据是指(　　　)

    A. 基础研究   B. 大规模的随机对照临床试验

    C. 经验分析   D. 病例报告

【答案】B

【解析】循证医学数据库级别最高的证据为大规模的随机对照临床试验,其次是描述性研究、病例报告和经验分析。

36. 下列哪一项是实验设计的原则(　　　)

    A. 随机化原则   B. 任意原则   C. 一次性原则   D. 配伍原则

【答案】A

【解析】实验设计的原则包括随机化原则、对照原则、重复原则、盲法和齐同原则。

37. 常用的抽样方法不包括(　　　)

    A. 单纯随机抽样   B. 系统抽样   C. 分层抽样   D. 随意抽样

【答案】D

【解析】常用的抽样方法包括单纯随机抽样、系统抽样、分层抽样和整群抽样。

38. 可以提取特定疾病的差异表达基因以开展研究的公开数据库是(　　　)

    A. eps   B. cnki   C. PubMed   D. GeneCards

【答案】D

【解析】GeneCards 是一个包含基因组、蛋白质组、转录组、遗传和功能的综合数据库,可帮助临床研究人员通过数据库归纳总结的目标基因关键信息,获得其与临床疾病表型之间的关系,从基因互作蛋白分子、信号通路、临床意义等角度解读目标基因,揭开基因序列表达的结构功能背后隐藏的生物信息,从而为研究疾病的发生机制提供便利。

39. 反映疾病严重程度的指标是(　　　)

    A. 发病率   B. 死亡率   C. 感染率   D. 病死率

【答案】D

【解析】病死率是指一定时间内某病的全部患者中因该病死亡者所占的比例,是用于反映疾病严重程度的指标。

第四节 膳食调查

1. 有关营养调查,下列说法不正确的是(   )

    A. 营养调查包括膳食调查、人体测量、临床和生化检查等方面

    B. 膳食调查常用的方法有称重法、记账法、回顾法、食物频数法四种

    C. 回顾法又称询问法

    D. 食物频数法可获得长期食物和营养素平均摄入量

【答案】B

【解析】营养调查包括膳食调查、人体测量和人体营养水平的生化检验;回顾法又称询问法;食物频数法收集过去一段时间内各种食物消费频率及消费量,因此可获得长期食物和营养素平均摄入量。膳食调查常用方法有称重法、记账法、回顾法、食物频数法和化学分析法五种。

2. 为了使记账法调查结果具有良好的代表性和真实性,一般每年进行几次(   )

    A. 1 次　　　　　B. 2 次　　　　　C. 3 次　　　　　D. 4 次

【答案】D

【解析】不同地区不同季节的人群膳食营养状况往往有明显差异,为了使调查结果有良好的代表性和真实性,最好在不同季节分次调查,一般每年进行 4 次(每季 1 次),至少应在春秋和夏冬各进行 1 次。

3. 长期摄入达到营养素推荐摄入量(RNI)水平的营养素,是否可以满足身体对该营养素的需要(   )

    A. 不能满足　　　B. 可以满足　　　C. 远不能满足　　　D. 不能确定

【答案】B

【解析】RNI 是指可以满足某一特定性别、年龄、生理状况群体中绝大多数(97% ~ 98%)个体需要量的摄入水平。长期摄入 RNI 水平的营养素,可以满足身体对该营养素的需要,保持健康和维持组织中有适当的营养素储备。

4. 24 小时回顾法是通过哪种形式收集膳食信息的一种回顾性膳食调查方法(   )

    A. 称重　　　　　B. 访谈　　　　　C. 记账　　　　　D. 分析

【答案】B

【解析】24 小时回顾法是通过询问或者访谈的方法,使被调查对象回顾和描述在调查时刻以前 24 小时内摄入的所有食物的数量和种类。

5. 我国开展的全国营养调查中,都采用哪种方法进行膳食摄入量调查( )

    A. 称重记账法   B. 称重法   C. 记账法   D. 24 小时回顾法

【答案】A

【解析】称重记账法是称重法和记账法相结合的一种膳食调查方法。这种膳食调查方法兼具了称重法的准确和记账法的简便,是目前应用非常广泛的一种膳食调查方法。在我国开展的四次全国营养调查中,均采用了该种方法。

6. 记账法不适用于( )

    A. 个人调查   B. 家庭调查   C. 餐饮企业调查   D. 幼儿园调查

【答案】A

【解析】记账法只能得到全家或集体中人均的膳食摄入量,不能分析个体膳食摄入情况,因此,不适用于个人调查。

7. 膳食营养素推荐供给量是为了什么提出的食物营养素供应标准( )

    A. 保障居民不患营养缺乏病

    B. 保障居民不患营养过剩性疾病

    C. 保障居民既不患营养缺乏病又不患营养过剩性疾病

    D. 营养缺乏病的诊断

【答案】C

【解析】膳食营养素推荐供给量(recommended dietary allowance,RDA)是为了保障居民既不患营养缺乏病又不患营养过剩性疾病所提出的食物营养素供应标准。

8. 关于 24 小时膳食回顾调查表的内容,下列说法不正确的是( )

    A. 食物名称包括主食、菜品、水果、小吃等

    B. 原料名称指食物名称中所列食物的各种原料名称

    C. 原料质量指各种原料的实际摄入量

    D. 进餐时间为早、中、晚三餐

【答案】D

【解析】24 小时膳食回顾调查表的内容中进餐时间应包含一日三餐及加餐,包括上午加餐、下午加餐和晚上加餐。

9. 利用 24 小时回顾法进行膳食调查,最典型的获得信息的方法是( )

    A. 使用开放式调查表进行电话询问   B. 使用开放式调查表进行面对面的询问

    C. 使用封闭式调查表进行电话询问   D. 使用封闭式调查表进行面对面的询问

【答案】B

【解析】询问调查对象前一天的食物消耗情况,称为24小时回顾法,最典型的获得信息的方法是使用开放式调查表进行面对面的询问,通过调查员引导性提问获得信息。

10. 膳食营养素参考摄入量(DRI)是一组每日平均膳食营养素摄入量的参考值,是在下列哪一项的基础上发展起来的(　　　)
A. 膳食营养素推荐供给量(RDA)　　　B. 平均需要量(EAR)
C. 推荐摄入量(RNI)　　　D. 适宜摄入量(AI)

【答案】A

【解析】膳食营养素参考摄入量(dietary reference intake,DRI)是在RDA基础上发展起来的一组每日平均膳食营养素摄入量的参考值系列标准,包括以下4个营养水平指标:平均需要量(estimated average requirement,EAR)、推荐摄入量(recommended nutrient intake,RNI)、适宜摄入量(adequate intake,AI)、可耐受最高摄入量(tolerate upper intake level,UL)。

11. 称重记账法调查表的设计应考虑进餐人数的登记和(　　　)
A. 食物结存量的记录　　　B. 食物消耗量的记录
C. 食物购入量的记录　　　D. 食物废弃量的记录

【答案】B

【解析】称重记账法调查表的设计应考虑食物消耗量的记录和进餐人数的登记,食物消耗量=食物结存量+购进食物量−废弃食物总量−剩余总量。

12. 较少依赖记账人员的记忆,食物遗漏少的膳食调查方法是(　　　)
A. 记账法　　　B. 膳食史法　　　C. 24小时回顾法　　　D. 称重记账法

【答案】D

【解析】称重记账法是由调查对象或研究者称量记录一定时期内的食物消耗总量,研究者通过查阅这些记录,并根据同一时期进餐人数,计算每人每日各种食物的平均摄入量。称重记账法记录较单纯记账法精确,能够得到较准确的结果。此法较少依赖记账人员的记忆,食物遗漏少。

13. 营养师常用的信息化计算工具是(　　　)
A. 膳食计算软件　　　B. 食物成分表　　　C. 计算器　　　D. 膳食指南

【答案】A

【解析】膳食计算软件可进行食物营养成分计算、分析每日膳食营养摄入状况,用于正常人群日常膳食营养计算、制作三餐平衡带量食谱、制作餐盒营养标签、膳食调查、查询食物营养数据,是针对食品、营养、质量控制人员设计的一款营养计算软件。

14. 关于 24 小时回顾法的缺点,下列说法正确的是(　　　)
　　A. 应答者需要较高的文化水平　　　　B. 应答者的回顾依赖于短期记忆
　　C. 无须对调查者进行严格培训　　　　D. 调查者之间不存在差别

【答案】B

【解析】24 小时回顾法所用时间短、应答者不需要较高文化,能得到个体的膳食营养素摄入情况,缺点是应答者的回顾依赖于短期记忆,对调查者要严格培训,不然调查者之间的差别很难标准化。

15. 家庭称重记账法调查表能够记录的内容不包括(　　　)
　　A. 结存、购进、废弃、剩余食物量　　　B. 家庭成员人数
　　C. 家庭成员的就餐地点　　　　　　　D. 家庭成员在家就餐的餐次

【答案】C

【解析】称重记账法是家庭、托儿所儿童膳食调查的方法之一。家庭称重记账法调查表的设计应能够记录庭成员的基本情况,家庭成员人数,家庭成员在家就餐的餐次,结存、购进、废弃、剩余食物量,不要求记录就餐地点。

16. 混合系数是指(　　　)
　　A. 所调查的家庭中每个标准人的标准日数之和除以全家总人日数
　　B. 全家总标准人日数
　　C. 家庭标准人系数之和
　　D. 全天个人总餐数之和

【答案】A

【解析】混合系数是指所调查的家庭中每个标准人的标准日数之和除以全家总人日数,混合系数 =(家庭成员 1 标准人系数 × 人日数 + 家庭成员 2 标准人系数 × 人日数 +……)÷ 全家总人日数。

17. 24 小时膳食回顾调查表中的原料编码是指(　　　)
　　A. 为调查方便进行的编码　　　　　　B. 随意的编号
　　C. 食物成分表中对应原料的编码　　　D. 统一的编码

【答案】C

【解析】《膳食调查方法　第 1 部分:24 小时回顾法》(WS/T 426.1—2013)中提出原料编码是指各种食物在食物成分表中的编码,每种食物原料具有唯一的编码。

18. 每次膳食调查的时间一般为(　　　)

    A. 1 ~ 2 天　　　　　B. 3 ~ 5 天　　　　　C. 10 ~ 20 天　　　　　D. 以上均是

【答案】B

【解析】膳食调查的目的是了解调查对象的食物摄入量,调查的内容包括调查期间的食物及食物的数量和种类。每次膳食调查的时间一般为 3 ~ 5 天,其中不包括节日。

19. 关于 24 小时回顾法的优点,下列描述错误的是(　　　)

    A. 所用时间短,应答者不需要较高文化

    B. 能得到个体的膳食营养素摄入状况,便于与其他相关因素进行分析比较

    C. 调查员不需要进行严格培训

    D. 其结果对于人群营养状况分析非常有价值

【答案】C

【解析】24 小时回顾法需要调查员有一定的调查技巧,熟悉调查的内容,以及与调查对象的沟通,因此调查员需要进行严格培训。

20. 以下三餐分配不合理的是(　　　)

    A. 早、中、晚三餐提供的能量分别占全天能量的 1/3、1/3、1/3

    B. 早、中、晚三餐提供的能量分别占全天能量的 1/5、2/5、2/5

    C. 中餐提供的能量占全天总能量的 40%,早晚餐能量各占 30%

    D. 中餐提供的能量占全天总能量的 30% ~ 40%,早餐能量占 25% ~ 30%,晚餐能量占 30% ~ 40%

【答案】B

【解析】《中国居民膳食指南(2022)》平衡膳食准则六:规律进餐是实现合理膳食的前提,应合理安排一日三餐,定时定量,早餐提供的能量应占全天总能量的 25% ~ 30%,午餐占 30% ~ 40%、晚餐占 30% ~ 35%。

21. 在进行膳食结构评价计算豆类摄入量时,应按蛋白质的含量将各种豆制品的量折算成什么的量进行计算(　　　)

    A. 豆腐　　　　　B. 豆浆　　　　　C. 豆芽　　　　　D. 黄豆

【答案】D

【解析】计算豆类摄入量时,应按蛋白质含量将各种豆制品的量折算成黄豆的量,然后才能相加。

22. 下列调查方法中,最适合于膳食结构与相关疾病关系分析的是( )

 A. 称重法 B. 记账法 C. 24 小时回顾法 D. 食物频数法

【答案】D

【解析】食物频数法可快速得到平时各种食物摄入的种类和数量,反映长期膳食行为,其结果可作为研究慢性病与膳食模式关系的依据。

23. 膳食调查报告主体内容不包括( )

 A. 居民食物摄入状况 B. 居民能量和主要营养素摄入状况

 C. 居民的体格状况 D. 居民膳食结构的评价

【答案】C

【解析】膳食调查报告主体内容包括:居民食物摄入状况,居民能量和主要营养素摄入状况,居民膳食能量、蛋白质、脂肪的来源,居民膳食结构状况与膳食指南的比较。通常采用统计分析软件进行人群数据的录入、整理与分析。

24. 对某部队战士进行膳食调查,最适宜采用的方法是( )

 A. 称重法 B. 记账法 C. 24 小时回顾法 D. 化学分析法

【答案】B

【解析】记账法是根据伙食账目来获得膳食营养素摄入状况的一种调查方法,适用于家庭调查,也适用于集体单位调查。部队是一种集体单位,适宜用记账法。

25. 膳食调查通常采用的方法不包括( )

 A. 称重法 B. 查账法 C. 24 小时回顾法 D. 机体营养状况检查

【答案】D

【解析】膳食调查最常见的方法有称重法、记账法、询问法、频率法、膳食史法及化学分析法。机体营养状况检查属于营养调查范畴,不属于膳食调查范畴。

26. 使用记账法调查家庭膳食营养时( )

 A. 要求伙食账目完善,数据可靠

 B. 要求提供每次购物的发票

 C. 伙食账目不需要完整

 D. 伙食账目不需要连续

【答案】A

【解析】记账法的基础是膳食账目,所以要求被调查单位的伙食账目完善,数据可靠。

27. 到幼儿园进行调查,三餐提供的能量各占全天能量的 1/3,早餐、午餐、晚餐分别有 20 名、30 名和 25 名小朋友就餐,其总人日数为(　　)

　　A. 20 人日　　　　　B. 25 人日　　　　　C. 30 人日　　　　　D. 75 人日

【答案】B

【解析】总人日数是指全体全天个人总餐之和,即所有个人人日数的总和,总人日数 = 20 × 1/3 + 30 × 1/3 + 25 × 1/3 = 25(人日)。

28. 膳食结构分析中,平衡膳食模式各类食物的参考摄入量的设计依据是(　　)

　　A. 能量需要量　　　B. 蛋白质需要量　　C. 脂肪需要量　　D. 碳水化合物需要量

【答案】A

【解析】膳食结构是指膳食中各食物的品种、数量、所占比例以及种类组成,包括膳食中所含营养素(如蛋白质、脂肪、碳水化合物、维生素、矿物质、微量元素等)的数量、种类及其所占比例。膳食结构分析中,平衡膳食模式各类食物的参考摄入量的设计依据是能量需要量。

29. 不属于食谱评价内容的是(　　)

　　A. 产能营养素供能比评价　　　　　　B. 能量和营养素的摄入量评价
　　C. 三餐能量摄入分配评价　　　　　　D. 食品成本评价

【答案】D

【解析】食谱综合评价的内容包括:①食谱的能量和营养素计算;②食物的种类和数量;③三餐能量摄入的分配;④优质蛋白的比例及脂肪酸的比例;⑤3 种产能营养素的供能比;⑥烹调方法是否合理;⑦食谱中是否有粗粮;⑧食谱中是否有致癌物质。

30. 以下对象可用询问法进行膳食调查的是(　　)

　　A. 3 岁儿童　　　　　B. 5 岁儿童　　　　　C. 60 岁患者　　　　　D. 80 岁老人

【答案】C

【解析】询问法是指医生通过直接向调查对象提出问题来收集营养信息的方法。询问法可以适用于任何人群,但对于文化水平较低或者不善于口头表达的人,如儿童、聋哑人、痴呆老年人等,应视具体情况而定。

31. 食物频数法的问卷内容包括(　　)

　　A. 食物名单与食物频率　　　　　　B. 食物数量与食物频率
　　C. 食物重量与食物频率　　　　　　D. 食物结构与食物频率

【答案】A

【解析】食物频数法是指通过调查或观察,记录观察对象在一定时间内某一种食物的摄取频率以及食用量,并根据这些资料计算出食物摄取量的一种膳食调查方法。食物频数法的问卷内容包括食物名单和食物频率。

32. 食物频率指在一定时期内所食某种食物的(　　)
　　A. 次数　　　　　　B. 数量　　　　　　C. 体积　　　　　　D. 重量
【答案】A
【解析】食物频率指在一定时期内所食某种食物的次数。

33. 3 个人吃了 2 次早餐、3 次中餐、3 次晚餐,折合人日数为(　　)
　　A. 8.7 人日　　　　B. 3.0 人日　　　　C. 8.0 人日　　　　D. 2.7 人日
【答案】D
【解析】三餐提供能量各占全天能量的 1/3,人日数 = 2 × 1/3 + 3 × 1/3 + 3 × 1/3 = 2.7(人日)

34. 膳食调查的时间要求为(　　)
　　A. 每年至少在冬春、夏秋季节进行 2 次,每次不少于 3 天
　　B. 每年至少进行 1 次,每次不少于 3 天
　　C. 每年至少在冬春、夏秋季节进行 2 次,每次不少于 7 天
　　D. 每年至少进行 1 次,每次不少于 7 天
【答案】A
【解析】膳食调查的时间要求是每年至少在冬春、夏秋季节进行 2 次,每次不少于 3 天。

35. 记账法能计算出每人每天各种食物的(　　)
　　A. 实际摄入量　　B. 平均摄入量　　C. 最低摄入量　　D. 最高摄入量
【答案】B
【解析】记账法是指调查对象或研究者称量记录一定时期内的食物消耗总量,研究者通过这些记录并根据同一时期进餐人数,就能计算出每人每天各种食物的平均摄入量。

36. 1 个人日为 1 人 1 日用的餐次,包括(　　)
　　A. 早餐　　　　　　B. 中餐　　　　　　C. 晚餐　　　　　　D. 三餐
【答案】D
【解析】人日数代表被调查者用餐的天数,1 个人吃早、中、晚三餐为 1 个人日。

37. 设计 24 小时膳食回顾调查表首先要明确的基本信息不包括(　　)
　　A. 调查对象　　　B. 时间　　　　　　C. 地区　　　　　　D. 调查员

【答案】D

【解析】设计24小时膳食回顾调查表首先要明确调查对象、时间和地区等基本信息。

38. 营养素真实损失因子与下列哪一项有关（　　　）
    A. 食物是否被使用　　　　　　　　B. 食物购买场所
    C. 烹饪人员的登记　　　　　　　　D. 食物烹饪前后的重量

【答案】D

【解析】营养素真实损失因子是指烹饪前后食物重量的变化，即烹饪中营养素的损失。

39. 24小时膳食回顾是指（　　　）
    A. 从最后一餐吃东西结束向前推24小时　B. 从最后一餐吃东西开始向前推24小时
    C. 从前一餐吃东西结束向前推24小时　　D. 从前一餐吃东西开始向后推24小时

【答案】A

【解析】24小时膳食回顾是指从调查时间点开始向前推24小时，也就是最后一餐吃东西结束向前推24小时，包含最后一餐的膳食回顾。

40. 为了修正24小时回顾法仅调查一日可能存在的片面性，常常结合（　　　）
    A. 膳食史法　　　　B. 称重法　　　　C. 记账法　　　　D. 询问法

【答案】A

【解析】24小时回顾法仅调查一日可能存在片面性，结合膳食史法可以得到食物的摄入频率和数量，以及有关食物制备方法的资料和受试者的饮食习惯，可以更全面地了解人群膳食摄入情况。

41. 如果食物消耗量随季节变化较大，应在不同季节开展几次短期调查，结果才比较可靠（　　　）
    A. 1次　　　　　B. 2次　　　　　C. 3次　　　　　D. 多次

【答案】D

【解析】短期调查法是指在一段时间内通过对调查对象进行观察和了解取得所需资料的一种调查方法。如果食物消耗量随季节变化较大，应在不同季节内开展多次短期调查，结果才比较可靠。

42. 记账法一般不能调查下列哪一项的摄入量（　　　）
    A. 主食　　　　　B. 副食　　　　　C. 小吃　　　　　D. 调味品

【答案】D

【解析】记账法是通过记录食物消费量来评价膳食的一种方法。记账法一般不能调查调味品的摄入量。调味品的摄入量一般不会太多,但是记录它们的摄入量也很重要,因为有很多调味品都属于高油高糖的,对于总的能量摄入有一定影响。

43. 在实际的工作中 24 小时回顾法一般选用多少天连续的调查方法(　　　)

    A. 3 天　　　　　　　B. 4 天　　　　　　　C. 5 天　　　　　　　D. 7 天

【答案】A

【解析】24 小时回顾法一般选用 3 天连续的调查方法。

第五节　膳食指南

1. 《中国居民膳食指南(2022)》中建议平均每天摄入多少全谷物和杂豆类(　　　)

    A. 200 ~ 300g　　　B. 50 ~ 150g　　　C. 50 ~ 100g　　　D. 200 ~ 350g

【答案】B

【解析】《中国居民膳食指南(2022)》中提倡食物多样,合理搭配。食物多样是平衡膳食的基础。建议平均每天摄入 12 种以上食物,每周摄入 25 种以上。谷类为主是平衡膳食模式的重要特征,建议每天摄入谷类食物 200 ~ 300g,其中包含全谷物和杂豆类 50 ~ 150g,薯类 50 ~ 100g。

2. 《中国居民膳食指南(2022)》中建议每天进食多少克薯类(　　　)

    A. 200 ~ 300g　　　B. 50 ~ 150g　　　C. 50 ~ 100g　　　D. 200 ~ 350g

【答案】C

【解析】《中国居民膳食指南(2022)》中提倡食物多样,合理搭配。食物多样是平衡膳食的基础。多样的食物应该包括谷薯类、蔬菜水果、畜禽鱼蛋奶和豆类食物等。建议每天摄入谷类食物 200 ~ 300g,其中包含全谷物和杂豆类 50 ~ 150g,薯类 50 ~ 100g。

3. 《中国居民膳食指南(2022)》中建议每天进食多少克谷类食物(　　　)

    A. 200 ~ 300g　　　B. 50 ~ 150g　　　C. 50 ~ 100g　　　D. 200 ~ 350g

【答案】A

【解析】《中国居民膳食指南(2022)》建议每天摄入谷类食物 200 ~ 300g。

4. 《中国居民膳食指南(2022)》中建议每天进食新鲜蔬菜(　　　)

    A. 200 ~ 300g　　　B. 50 ~ 150g　　　C. 50 ~ 100g　　　D. 不少于 300g

【答案】D

【解析】蔬菜水果、奶类、大豆及大豆制品为平衡膳食的重要组成部分,坚果是膳食的有益补充。蔬菜水果是维生素、矿物质、膳食纤维和植物化学物的重要来源,奶类和大豆富含钙、优质蛋白质和 B 族维生素,对降低慢性病的发病风险有重要作用。推荐餐餐有蔬菜,每天新鲜蔬菜摄入不少于 300g,深色蔬菜应该占一半。

5. 《中国居民膳食指南(2022)》中建议每天进食新鲜水果(　　　　)
　　A. 200 ～ 300g　　　　B. 50 ～ 150g　　　　C. 50 ～ 100g　　　　D. 200 ～ 350g

【答案】D

【解析】《中国居民膳食指南(2022)》推荐天天吃水果,保证每天摄入 200 ～ 350g 的新鲜水果,果汁不能替代鲜果。

6. 《中国居民膳食指南(2022)》推荐每天摄入多少奶制品(　　　　)
　　A. 相当于 300ml 以上液态奶　　　　　　B. 相当于 400ml 以上液态奶
　　C. 相当于 500ml 以上液态奶　　　　　　D. 相当于 600ml 以上液态奶

【答案】A

【解析】《中国居民膳食指南(2022)》建议吃各种各样的奶制品,摄入量相当于每天 300ml 以上液态奶。

7. 《中国居民膳食指南(2022)》中推荐每周应该进行多少身体活动(　　　　)
　　A. 4 天低强度　　　　B. 4 天中等强度　　　　C. 5 天低强度　　　　D. 至少 5 天中等强度

【答案】D

【解析】体重是评价人体营养与健康状况的重要指标,运动和膳食平衡是保持健康体重的关键。各个年龄段都应该坚持运动,维持能量平衡,保持健康体重。体重过低和过高均易增加疾病的发生风险。推荐坚持日常身体活动,每周至少进行 5 天中等强度身体活动,累计 150分钟以上,主动身体活动最好每天 6 000 步。注意减少久坐时间,每小时起来动一动。

8. 《中国居民膳食指南(2022)》中推荐成年人平均每天摄入动物性食物总量为(　　　　)
　　A. 300 ～ 500g　　　　B. 100 ～ 150g　　　　C. 120 ～ 200g　　　　D. 300 ～ 350g

【答案】C

【解析】鱼禽肉蛋类可提供人体所需的优质蛋白质、维生素 A、B 族维生素等,有些也含有较高的脂肪。目前我国畜肉消费量高,过多摄入动物性食物对健康不利,应当适量食用。动物性食物优选鱼类和禽类,蛋类各种营养素齐全,瘦肉脂肪含量较低。烟熏和腌制肉类应少吃。推荐成人平均每天摄入动物性食物总量为 120 ～ 200g

9. 《中国居民膳食指南(2022)》中建议反式脂肪酸每天摄入量不超过（　　）

    A. 1g　　　　　　　B. 1.5g　　　　　　　C. 2g　　　　　　　D. 2.5g

【答案】C

【解析】过多摄入反式脂肪酸可升高低密度脂蛋白,降低高密度脂蛋白,增加动脉粥样硬化和冠心病的发生风险,反式脂肪酸还可干扰必需脂肪酸的代谢,可能影响儿童的生长发育及神经系统健康。《中国居民膳食营养素参考摄入量(2023版)》提出"1岁以上儿童及成人反式脂肪酸的宏量营养素可接受范围(acceptable macronutrient distribution range,AMDR)上限为膳食总能量的1%",大致相当于2g,故建议反式脂肪酸每天不超过2g。

10. 《中国居民膳食指南(2022)》中推荐成年人每天盐摄入量不超过（　　）

    A. 6g　　　　　　　B. 5g　　　　　　　C. 4g　　　　　　　D. 3g

【答案】B

【解析】我国多数居民食盐、烹调油和脂肪摄入过多,是目前肥胖、心脑血管疾病等慢性病发病率居高不下的重要因素,因此应当培养清淡饮食习惯,推荐成年人每天摄入食盐不超过5g。

11. 《中国居民膳食指南(2022)》中推荐成年女性每天酒精摄入量不超过（　　）

    A. 25g　　　　　　　B. 20g　　　　　　　C. 15g　　　　　　　D. 10g

【答案】C

【解析】《中国居民膳食指南(2022)》建议酒精每日摄入最好控制在25g以下。儿童青少年、孕妇、乳母不应饮酒,成年人如饮酒,成年男性一天饮酒的酒精量不超过25g,成年女性一天饮酒的酒精量不超过15g。

12. 《中国居民膳食指南(2022)》中推荐成年人每天摄入烹调油（　　）

    A. 10～15g　　　　　B. 20～25g　　　　　C. 25～30g　　　　　D. 30～35g

【答案】C

【解析】《中国居民膳食指南(2022)》推荐成年人每天摄入烹调油25～30g。

13. 《中国居民膳食指南(2022)》中推荐添加糖的摄入量每天不超过（　　）

    A. 50g　　　　　　　B. 40g　　　　　　　C. 30g　　　　　　　D. 25g

【答案】A

【解析】过多摄入添加糖可增加龋齿和超重的发生风险,《中国居民膳食指南(2022)》建议不喝或少喝含糖饮料,推荐添加糖的摄入量每天不超过50g,最好控制在25g以下。

14.《中国居民膳食指南(2022)》中建议添加糖的摄入量每天最好控制在多少克以下(　　　)

    A. 50g　　　　　　B. 40g　　　　　　C. 30g　　　　　　D. 25g

【答案】D

【解析】《中国居民膳食指南(2022)》推荐添加糖的摄入量每天不超过 50g,最好控制在 25g 以下。

15.《中国居民膳食指南(2022)》中推荐成年女性每天饮水(　　　)

    A. 2 500ml　　　　B. 2 000ml　　　　C. 1 700ml　　　　D. 1 500ml

【答案】D

【解析】水是构成人体成分的重要物质并发挥着多种生理作用。水的摄入和排出要平衡,以维护机体适宜的水合状态和健康。建议在温和气候条件下,低身体活动水平的成年男性每天喝水 1 700ml,成年女性每天喝水 1 500ml。应主动、足量饮水,推荐喝白水或茶水,不喝或少喝含糖饮料。

16.《中国居民膳食指南(2022)》中推荐成年男性每天饮水(　　　)

    A. 2 500ml　　　　B. 2 000ml　　　　C. 1 700ml　　　　D. 1 500ml

【答案】C

【解析】《中国居民膳食指南(2022)》推荐在温和气候条件下,低身体活动水平的成年男性每天喝水 1 700ml,女性每天喝水 1 500ml。应主动、足量饮水,推荐喝白水或茶水,不喝或少喝含糖饮料。

17. 根据《中国居民膳食指南(2022)》,下列哪种食物被推荐作为主食(　　　)

    A. 煎饼　　　　　　B. 牛肉面　　　　　C. 红烧排骨　　　　D. 粗粮小米饭

【答案】D

【解析】根据《中国居民膳食指南(2022)》,推荐选择粗细搭配、多样化的主食,例如粗粮小米饭,以满足身体对营养素的需求,促进健康。粗粮小米饭富含膳食纤维和微量元素,有助于维持身体健康,并符合膳食指南所倡导的均衡膳食原则。

18. 以下哪种食物在《中国居民膳食指南(2022)》中被推荐作为蛋白质来源(　　　)

    A. 冰激凌　　　　　B. 火腿肠　　　　　C. 鸡蛋　　　　　　D. 薯片

【答案】C

【解析】根据《中国居民膳食指南(2022)》,鸡蛋被推荐作为蛋白质的良好来源之一。鸡蛋含有优质蛋白质以及多种营养素,如维生素和矿物质,适量食用对人体健康非常有益。相比之下,冰激凌、火腿肠和薯片都含有较多的添加糖、油脂或者盐分,因此并不是被鼓励作为蛋白

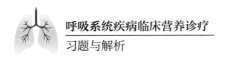

质来源的食物。

19.《中国居民膳食指南(2022)》中平衡膳食准则八条里的准则七为"会烹会选,会看标签",请根据以下食物标签选择能量密度最高的食品(　　　)

A.

营养成分表

项目	每100g	NRV%
能量	1 363kJ	16%
蛋白质	0g	0%
脂肪	1.0g	2%
碳水化合物	78.0g	26%
钠	57mg	3%

B.

营养成分表

项目	每100 克(g)	NRV%
能量	1 698 千焦(kJ)	20%
蛋白质	7.1 克(g)	12%
脂肪	10.0 克(g)	17%
--反式脂肪(酸)	0 克(g)	—
碳水化合物	70.1 克(g)	23%
钠	287 毫克(mg)	14%

C.

营养成分表

项目	每100 克(g)	NRV%
能量	1 352 千焦(kJ)	16%
蛋白质	6.0 克(g)	10%
脂肪	8.5 克(g)	14%
--饱和脂肪	4.0 克(g)	20%
碳水化合物	55.0 克(g)	18%
--糖	4.5 克(g)	
钠	3 000 毫克(mg)	150%

D.　　可能含有微量麸质和其他坚果果仁成分。

营养成分表

项目	每100 克(g)	NRV%
能量	2 298 千焦(kJ)	27%
蛋白质	6.5 克(g)	11%
脂肪	33.3 克(g)	56%
--饱和脂肪	18.3 克(g)	92%
--反式脂肪	0 克(g)	
碳水化合物	57.7 克(g)	19%
钠	91 毫克(mg)	5%

【答案】D

【解析】通过营养成分表可见,D 选项中的食品的能量密度为 2 298kJ/100g(即 550kcal/100g)为 4 个食品中能量密度最高的食品。

20.《中国居民膳食指南(2022)》中平衡膳食准则八条里的准则七为"会烹会选,会看标签",请根据以下食物标签选择蛋白质营养质量指数最高的食品(　　　)

A.

营养成分表

项目	每100 克(g)	NRV%
能量	1 698 千焦(kJ)	20%
蛋白质	7.1 克(g)	12%
脂肪	10.0 克(g)	17%
--反式脂肪(酸)	0 克(g)	—
碳水化合物	70.1 克(g)	23%
钠	287 毫克(mg)	14%

B.

营养成分表

项目	每100g	NRV%
能量	1 363kJ	16%
蛋白质	0g	0%
脂肪	1.0g	2%
碳水化合物	78.0g	26%
钠	57mg	3%

C.

营养成分表

项目	每 100 克(g)	NRV%
能量	1 352 千焦(kJ)	16%
蛋白质	6.0 克(g)	10%
脂肪	8.5 克(g)	14%
――饱和脂肪	4.0 克(g)	20%
碳水化合物	55.0 克(g)	18%
――糖	4.5 克(g)	
钠	3 000 毫克(mg)	150%

D.　可能含有微量麸质和其他坚果果仁成分。

营养成分表

项目	每 100 克(g)	NRV%
能量	2 298 千焦(kJ)	27%
蛋白质	6.5 克(g)	11%
脂肪	33.3 克(g)	56%
――饱和脂肪	18.3 克(g)	92%
――反式脂肪	0 克(g)	
碳水化合物	57.7 克(g)	19%
钠	91 毫克(mg)	5%

【答案】C

【解析】食物的营养质量指数(index of nutritionquality,INQ)为营养素密度与能量密度之比。以上食品的蛋白质营养质量指数分别为:A 食品 0.6,B 食品 0,C 食品 0.625,D 食品 0.4,故选 C。

第六节　营养健康宣教

1. 关于开放式问题,下列说法最准确的是(　　　)

A. 开放式问题是一种不提供可选择的答案,让应答者自由地用自己的语言来回答或解释有关想法的问题类型

B. 开放式问题是一种不提供可选择的答案,让应答者用自己的语言来回答或解释有关想法的问题类型

C. 开放式问题是一种不提供可选择的答案,让应答者用别人的语言来回答或解释有关想法的问题类型

D. 开放式问题是一种不提供可选择的答案,让应答者自由地用别人的语言来回答或解释有关想法的问题类型

【答案】A

【解析】开放式问题是让应答者自由地用自己的语言来回答或解释有关想法的问题类型。

2. "腹泻与急性呼吸道感染,婴幼儿的头号杀手!"采用的宣传技巧是(　　　)

　　A. 号召法　　　　　　B. 美化法　　　　　　C. 丑化法　　　　　　D. 假借法

【答案】C

【解析】丑化法是指把需要抑制的事物加以丑化,以增强人们的抵制力。此宣传语意在用丑化法强调腹泻和急性呼吸道感染对婴幼儿的影响。

3. 下列属于营养教育远期效果的是（　　　）
　　A. 营养健康状况的变化　　　　　　　　B. 知识和态度的变化
　　C. 信息和服务的变化　　　　　　　　　D. 行为的变化

【答案】A

【解析】营养健康教育是对人们的饮食行为进行分析，对其展开营养健康教育工作，分析教育前后的饮食行为、知识和态度改变状况。通过营养教育，可改变人们的饮食行为从而达到改善营养状况的目的。

4. 营养健康管理机构主要的营销目的是（　　　）
　　A. 服务于顾客群的需要来创造利润　　　B. 销售产品来获得利润
　　C. 宣传产品来获得顾客群　　　　　　　D. 提高服务质量获得顾客群

【答案】A

【解析】营销，这种以"交换"为核心概念的理论体系及其实践，是伴随着人类社会商业活动的产生发展应运而生的。说到底，营销是与消费者有关的，消费者在发生什么样的改变和变化，营销就根据消费者所发生的这些变化而作出相应的对策，从而使产品或服务受到消费者的欢迎。主要是深挖产品的内涵，切合和满足消费者的需求。

5. 非言语沟通最重要的是（　　　）
　　A. 时间语言　　　　B. 体态语言　　　　C. 空间语言　　　　D. 类语言

【答案】B

【解析】非言语沟通指运用姿态、表情、目光、手势、服饰、人际距离、时间控制、环境摆设等非语言符号进行的交流活动。其中以身体动作等特征表达出来的面部表情、手势、姿势等体态语言是最重要的形式。

6. 营养教育的形式包括（　　　）
　　A. 编制营养教育传播材料
　　B. 举办营养知识讲座，开展营养咨询 / 义诊服务
　　C. 利用大众媒体 / 新媒体开展营养与健康相关知识与技能传播
　　D. 以上都是

【答案】D

【解析】营养教育形式与方法是健康教育形式、方法在营养与健康领域的具体运用。编制营养教育传播材料、举办营养知识讲座、开展营养咨询 / 义诊服务、利用大众媒体 / 新媒体开展营养与健康相关知识与技能传播，是营养教育工作中常见的形式和方法。

7. 应用传播策略影响社区居民,促使相关个人及组织掌握知识,转变态度并做出有利于健康的行为,这种活动是指(　　)

　　A. 健康传播活动　　　B. 健康教育活动　　　C. 健康干预活动　　　D. 健康咨询活动

【答案】A

【解析】健康传播活动传播策略影响社区居民,促使相关个人及组织掌握知识,转变态度并做出有利于健康的行为。

8. 关于辅助教具的选择,以下说法错误的是(　　)

　　A. 预先确认辅助教具能够正常使用

　　B. 只要半数以上学员能够看清楚教具上的内容即可

　　C. 预先想好教具出现意外的应对之策

　　D. 确保全部学员能够看清楚教具上的内容

【答案】B

【解析】教具是指用来辅助教学的工具和设备,可以包括课本和讲义,白板和黑板,计算器和尺子,手工艺品和玩具。教具在使用前,应确保熟悉教具的各种功能和操作方法,确保教具的正确使用,并做好突发意外情况的预案。教具上的内容应确保全部学员能够看清。

9. 做营养教育时,医学科普文章必须坚持的第一原则是(　　)

　　A. 实用性　　　　　B. 科学性　　　　　C. 艺术性　　　　　D. 思想性

【答案】B

【解析】医学科普文章必须首先坚持科学性。

10. 医学科普文章的思想性可体现在哪些方面(　　)

　　A. 有积极向上的形式　　　　　　　B. 文章反映的科学

　　C. 适合读者对象阅读　　　　　　　D. 以上都包括

【答案】D

【解析】医学科普文章的思想性可体现在有积极向上的形式,文章反映的科学,适合读者对象阅读,为读者健康服务。

11. 健康教育包括(　　)

　　A. 宣传倡导和行为干预　　　　　　B. 健康传播和健康宣传

　　C. 健康传播和健康促进　　　　　　D. 以上都是

【答案】D

【解析】健康教育包括宣传倡导和行为干预,健康传播和健康宣传,健康传播和健康促进,信息传播和行为干预。

12. 健康促进包括（　　　）

    A. 健康支持、社会动员、健康教育　　　　B. 健康传播、行为干预、健康教育

    C. 健康环境、健康政策、健康教育　　　　D. 健康环境、健康政策、健康人生

【答案】C

【解析】健康促进包括健康环境、健康政策、健康教育。

13. 以下哪项是医务人员健康教育的核心内容（　　　）

    A. 咳嗽、咳痰两周以上，应怀疑得了肺结核

    B. 当地实施的惠民政策

    C. 患者服药注意事项

    D. 遵医嘱定期复查

【答案】D

【解析】医务人员健康教育的核心内容是教育人们树立健康意识，促使人们改变不健康的行为生活方式，养成良好的行为生活方式，以减少或消除影响健康的危险因素。遵医嘱定期复查符合"医务人员教育患者树立健康意识，促使他们养成良好的生活习惯"这一点。

14. 健康教育的效果评估不包括（　　　）

    A. 需求评估　　　　B. 效果评估　　　　C. 实施评估　　　　D. 过程评估

【答案】C

【解析】健康教育的效果评估包括需求评估、效果评估、过程评估。

15. 社会动员的主要对象是（　　　）

    A. 领导　　　　B. 专业人员　　　　C. 意见领袖　　　　D. 以上都是

【答案】D

【解析】社会动员的主要对象是领导、专业人员、意见领袖。

16. 培训的目的是使学员在哪些方面得到提升（　　　）

    A. 知识　　　　B. 技能　　　　C. 态度　　　　D. 知识、技能和态度

【答案】D

【解析】培训的目的是使学员在知识、技能、态度方面得到提升。

17. 以下关于幻灯片制作的原则和法则,表达不准确的是( )

    A. 简洁   B. 字体不宜超过 3 种

    C. 每张幻灯表达足够多的概念   D. 字号不宜太小

【答案】C

【解析】幻灯片制作的原则是内容简洁,字体清晰且不超过 3 种字体。

18. 开放式提问是指( )

    A. 提出较开阔的问题   B. 提出比较概括、广泛、范围大的问题

    C. 对回答的内容限制严格   D. 答案预先设计,多采用选择式

【答案】B

【解析】开放式提问是指提出比较概括、广泛、范围较大的问题,对回答的内容限制不严格,给对方以充分自由发挥的余地,这样的提问比较宽松,不唐突。而封闭式提问对回答的内容限制严格,答案预先设计、有唯一性。

19. 对肺结核患者开展健康教育有助于提高患者服药治疗的( )

    A. 接受性   B. 依从性   C. 选择性   D. 满意度

【答案】B

【解析】治疗依从性差、随意中断治疗可导致不理想的治疗结果。对肺结核患者开展健康教育,有助于增强患者服药意识以提升治疗效果。

20. 表示正在倾听的身体语言有( )

    A. 微笑   B. 目光注视   C. 点头   D. 以上都是

【答案】D

【解析】身体语言是通过人体各部位的姿势、动作、神态来表达和交流某种思想和感情的语言方式。微笑、点头、眼神交流如目光注视等都是常用的表示正在倾听的身体语言。

第三章

临床营养

学习目的

1. 掌握临床营养的概念。
2. 掌握不同患者膳食的适用范围及配膳原则。
3. 掌握肠内外营养的适应证和禁忌证。

　　临床营养是研究人体处于各种疾病状态下的营养需求和营养摄入途径的学科,即在正常生理需要量的基础上,根据疾病的种类、病情、患者的营养状况等,合理安排饮食,以增强机体抵抗力,改善代谢,修补组织,积极地促使疾病转归,从而使患者早日康复。

　　患者的营养风险筛查与评估是通过运用膳食营养评价、人体测量、营养素检测和实验室生化检查等方法,对患者进行营养与代谢状态的综合评定,以期了解患者营养不良的类型及程度,确定相应的营养支持方案,并监测营养治疗效果,预测疾病的转归,从而促进患者康复,减少并发症,降低死亡率。

　　根据人体的基本营养需要和各种疾病的治疗需要制订的医院患者膳食,可分为基本膳食、治疗膳食、特殊治疗膳食、儿科膳食、诊断膳食和代谢膳食等。肠内营养是指具有胃肠道消化吸收功能的患者,因机体病理、生理改变或一些治疗的特殊要求,需采用口服或管饲等方式给予要素制剂,经胃肠道消化吸收,提供能量和营养素,以满足机体代谢需要的营养支持疗法。肠外营养是指通过肠道以外的通路即静脉途径输注各种营养素,以达到纠正或预防营养不良,维持营养平衡目的的营养补充方式。

第一节　营养风险筛查与评估

1. 对住院患者进行营养风险筛查的首选方法是(　　　)

   A. 微型营养评估　　　　　　　　　　　　B. 营养风险筛查 2002(NRS 2002)

C. 主观整体评估 　　　　　　　　　　D. 患者主观整体评估

【答案】B

【解析】微型营养评估（MNA）适用于老年人的营养评定；营养风险筛查 2002（NRS 2002）是住院患者进行营养风险筛查的首选；主观整体评估（SGA）主要用于住院患者营养评定；患者主观整体评估（PG-SGA）主要用于肿瘤患者的营养评定。

2. 以下营养风险筛查工具中，哪一项不适用于儿童（　　　）

　　A. STAMP　　　　　　B. SGNA　　　　　　C. STRONGkids　　　D. NRS 2002

【答案】D

【解析】营养风险筛查 2002（nutritional risk screening 2002，NRS 2002）适用于 18 岁以上且住院时间超过 24 小时的患者，不推荐用于未成年人。

3. 13 岁患儿，女，目前身高 146cm（-1SD），体重 30kg（-2SD），BMI 14.07kg/m^2（-2SD），身高别体重 Z 评分为 -1 分，该患儿的营养诊断是（　　　）

　　A. 轻度营养不良 　　　　　　　　　　B. 中度营养不良

　　C. 重度营养不良 　　　　　　　　　　D. 中度营养不良伴消瘦

【答案】D

【解析】生长迟缓和消瘦在标准中被统称为营养不良。身高、体重、BMI 等评价指标的中位数为正常值，-1SD（1 个标准差）为偏瘦，-3SD 至 -2SD 为中度营养不良，体重数值小于 -3SD 为重度营养不良。

4. 指南建议重症患者入重症监护室后 48 小时内，使用营养风险筛查 2002（NRS 2002）或者危重症营养风险（NUTRIC）评分或者改良版危重症营养风险（mNUTRIC）评分对重症患者进行营养风险筛查。下列哪种情况下，应考虑患者存在高营养风险，尽快启动全面的营养评估与营养治疗，以改善患者预后

　　A. NRS 2002 ≥ 5 分或者 mNUTRIC ≥ 5 分

　　B. NRS 2002 ≥ 3 分或者 mNUTRIC ≥ 3 分

　　C. NRS 2002 ≤ 3 分或者 mNUTRIC ≤ 3 分

　　D. NRS 2002 > 5 分或者 mNUTRIC > 5 分

【答案】A

【解析】《中国成人 ICU 患者营养评估与监测临床实践指南（2023）》建议 NRS 2002 ≥ 5 分或者 mNUTRIC ≥ 5 分时应考虑患者存在高营养风险，尽快启动全面的营养评估与营养治疗，以改善患者预后。

5. 在重症监护室（ICU）超过多长时间的重症患者应被认为存在营养不良的风险（　　　）

  A. 12 小时   B. 24 小时   C. 36 小时   D. 48 小时

【答案】D

【解析】《ESPEN 重症病人营养指南（2023 版）》建议所有在 ICU 时间 > 48 小时的重症患者都应被认为存在营养不良的风险。

6. 建议使用下列哪一项作为危重症患者营养评定的量表工具（　　　）

  A. 主观全面评定（SGA）   B. 微型营养评定（MNA）

  C. 营养不良通用筛查工具（MUST）   D. 营养风险筛查 2002（NRS 2002）

【答案】A

【解析】《中国成人 ICU 患者营养评估与监测临床实践指南（2023）》建议使用主观全面评定（subjective global assessment，SGA）作为危重症患者营养评定的量表工具（弱推荐，低质量证据）。

7. 血清前白蛋白能够敏感地反映机体早期营养状态的改变，是因为其半衰期为（　　　）

  A. 14 ~ 20 天   B. 10 ~ 12 小时   C. 1.9 天   D. 8 ~ 10 天

【答案】C

【解析】《中国营养科学全书（第 2 版）》提出前白蛋白在人体代谢池小，生物半衰期仅为 1.9 天，较为敏感，能先于白蛋白、总蛋白反映机体蛋白质水平的下降。

8. 能够反映中、长期营养状况的营养预测指标是（　　　）

  A. 血清白蛋白   B. 血清转铁蛋白   C. 视黄醇结合蛋白   D. 血清前白蛋白

【答案】A

【解析】白蛋白代谢池较大且半衰期长（14 ~ 20 天），能够反映中、长期营养状况；血清前白蛋白半衰期仅为 1.9 天，是蛋白质营养状况的指标；转铁蛋白半衰期为 8 ~ 10 天，能快速反映机体蛋白质的营养状况；血清视黄醇结合蛋白半衰期约为 12 小时，是评价蛋白质营养不良急性变化的敏感指标。

9. 年龄 < 2 岁婴幼儿超重肥胖判断常用的指标是（　　　）

  A. 体重指数   B. 腰臀比

  C. 身高别体重 Z 评分   D. 体重别身高 Z 评分

【答案】C

【解析】年龄 < 2 岁婴幼儿的超重肥胖评价可应用身长的体重评价法。参照同年龄、同性别和同身长的正常人群相应体重平均值，计算标准差分值或 Z 评分，大于参照人群 1 个标准差为超重（Z 评分 > +1），大于 2 个标准差为肥胖（Z 评分 > +2）。

10. 体重指数（body mass index，BMI）的计算公式是（　　　）

　　A. 身高（m）/ 体重的平方（kg^2）　　　　　B. 体重（kg）/ 身高的平方（m^2）

　　C. 体重（kg）/ 身高（m）　　　　　　　　　D. 体重的平方（kg^2）/ 身高（m）

【答案】B

【解析】体重指数（BMI）的计算公式为：体重（kg）/ 身高的平方（m^2）。

11. 身体测量常用指标不包括（　　　）

　　A. 身高　　　　　　B. 上臂长　　　　　C. 体重　　　　　　D. 皮褶厚度

【答案】B

【解析】身体测量常用指标包括身长、身高、坐高与顶臀长、体重、头围、胸围、上臂围、皮褶厚度等方面的测量。

12. 美国肠外肠内营养学会（ASPEN）指南建议将营养风险筛查2002（NRS 2002）≥ 5分的重症患者定义为（　　　）

　　A. 存在高营养风险　　B. 存在低营养风险　　C. 无风险　　　　　D. 存在中营养风险

【答案】A

【解析】NRS 2002评分 ≥ 3分定义为存在营养风险，≥ 5分定义为存在高营养风险。

13. 下列营养评价指标能够早期反映机体营养状态改变的是（　　　）

　　A. 血清白蛋白　　　B. 血清转铁蛋白　　　C. 视黄醇结合蛋白　　D. 血清前白蛋白

【答案】D

【解析】前白蛋白半衰期短，血清含量少且全身代谢池小，是反映早期营养状况改变有效的指标。

14. 以下不属于儿童营养不良类型的是（　　　）

　　A. 低体重　　　　　B. 生长迟缓　　　　　C. 消瘦　　　　　　D. 低蛋白血症

【答案】D

【解析】儿童营养不良可分为低体重、生长迟缓、消瘦。低蛋白血症是营养不良的一种体现。

15. 以下不属于儿童营养状况评估内容的是（　　　）

　　A. 体格检查　　　　B. 实验室检查　　　　C. 膳食调查　　　　D. 精神运动发育评估

【答案】D

【解析】儿童营养状况评估包括膳食调查、体格检查、实验室检查等。

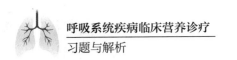

第二节 治疗膳食

1. 急慢性肾衰竭患者宜用下列哪种膳食（　　　）

    A. 高蛋白饮食　　　　B. 高纤维膳食　　　　C. 少渣膳食　　　　D. 麦淀粉膳食

【答案】D

【解析】肾功能下降者,在蛋白质定量范围内选用优质蛋白质,并可以适量采用淀粉来代替部分主食;肾衰竭患者,根据肾功能受损的程度来确定蛋白质的摄入量。每日膳食中的能量应充足供给,鼓励患者多食碳水化合物,必要时可采用低蛋白麦淀粉膳食,以增加能量。

2. 少渣膳食的要点是（　　　）

    A. 蔬菜、水果不限制　　B. 含纤维少的食物　　C. 少用动物油　　　　D. 注意烹调方法

【答案】B

【解析】少渣或低渣膳食的特点是需要限制膳食中的粗纤维,目的是减少对消化道的刺激和梗阻,减少肠道蠕动,减少粪便的量和粪便的运行。

3. 肠内营养支持的途径包括（　　　）

    A. 饮食　　　　　　　B. 口服营养补充　　　C. 经鼻胃管管饲　　D. 以上都是

【答案】D

【解析】肠内营养是指具有胃肠道消化吸收功能的患者,因机体病理、生理改变或一些治疗的特殊要求,需采用口服或管饲等方式给予要素膳制剂,经胃肠道消化吸收,提供能量和营养素,以满足机体代谢需要的营养支持疗法。口服包括日常饮食和口服营养补充剂。管饲主要有经鼻胃管管饲和经鼻肠管管饲。

4. 成年重症患者若无法经口进食,早期肠内营养(enteral nutrition,EN)应在几小时内开展而不是延迟进行（　　　）

    A. 12 小时　　　　　　B. 24 小时　　　　　　C. 48 小时　　　　　D. 72 小时

【答案】C

【解析】《ESPEN 重症病人营养指南(2023 版)》提出成年重症患者若无法经口进食,早期肠内营养应在 48 小时内开展而不是延迟进行。

5. 下列疾病肠内营养(enteral nutrition,EN)开展方式正确的是（　　　）

    A. 低温治疗:肠内营养剂量随复温逐渐增加

    B. 腹内高压不伴腹腔间室综合征:若进行肠内营养的过程中腹内压进一步升高,应考虑暂时减量或停止

  C. 急性肝功能衰竭:若急性、致命性代谢紊乱获得控制,无论肝性脑病的程度大小,开展低剂量肠内营养

  D. 以上均正确

【答案】D

【解析】《ESPEN 重症病人营养指南(2023 版)》提出下列疾病患者应开展低剂量肠内营养:①低温治疗,肠内营养剂量随复温逐渐增加;②腹内高压不伴腹腔间室综合征,若进行肠内营养的过程中腹内压进一步升高,应考虑暂时减量或停止;③急性肝功能衰竭,若急性、致命性代谢紊乱获得控制,无论肝性脑病的程度大小,开展低剂量肠内营养。

6. 饮用牛奶后常出现肠胃不适、胀气、痉挛、腹泻等不良反应,主要原因是(　　)

  A. 淀粉酶缺乏或活性降低　　　　　　B. 乳糖酶缺乏或活性降低

  C. 脂肪酶缺乏　　　　　　　　　　　　D. 蛋白质酶缺乏

【答案】B

【解析】乳糖不能直接被消化系统吸收。消化道内缺乏乳糖酶时不能消化吸收乳糖,饮用牛奶后会出现呕吐、腹胀、腹泻等症状,称为乳糖不耐受。

7. 终日酗酒的人容易患韦尼克脑病(Wernicke encephalopathy),可给予下列哪种维生素进行治疗(　　)

  A. 维生素 C   B. 维生素 B_1 C. 视黄醇   D. 维生素 B_2

【答案】B

【解析】长期酗酒的人群极易由于酒精中毒而引起维生素 B_1 缺乏导致韦尼克脑病,发病呈急性或亚急性,临床表现包括精神错乱、共济失调、眼肌麻痹、假记忆和逆行性健忘,甚至昏迷。

8. 为帮助一名 BMI 为 31kg/m² 的女青年达到每周减重 1kg 的目标,营养师应建议(　　)

  A. 将每周维持体重所需的能量减少 500kcal

  B. 将每日维持体重所需的能量减少 1 000kcal

  C. 将每日维持体重所需的能量减少 500kcal

  D. 将每周维持体重所需的能量减少 1 000kcal

【答案】B

【解析】《营养与食品卫生学(第 8 版)》指出肥胖者每天以减少 500 ~ 1 000kcal 的能量供给为宜,可以每周减重 0.5 ~ 1.0kg。

9. 某团膳公司需提供 1 000 份午餐餐盒,每份餐盒中有 50g 熟豌豆仁,豌豆仁烹调后的保留率为 96%,那么该公司一共需要准备多少豌豆仁(　　)

    A. 85kg　　　　　　　B. 72kg　　　　　　　C. 52kg　　　　　　　D. 90kg

【答案】C

【解析】豌豆仁质量 = 50 ÷ 96% ÷ 1 000 × 1 000 = 52(kg)。

10. 急性胰腺炎患者恢复进食初期,可给予的食物包括(　　)

    A. 果汁、米汤、脱脂牛奶　　　　　　　　B. 果汁、米汤、藕粉

    C. 米汤、脱脂牛奶、白煮鸡蛋白　　　　　D. 果汁、脱脂牛奶、藕粉、白煮鸡蛋白

【答案】B

【解析】急性胰腺炎患者随着病情的恢复可给予易于消化的低脂、高碳水化合物全流质饮食,如各种果汁、米汤、米粉、藕粉、糊精等。恢复正常进食后,宜给予富含优质蛋白质且低脂肪的鱼虾类、嫩的畜禽瘦肉类、蛋清、豆腐、豆浆、脱脂奶等;主食可选用素面条、素面片、烂米粥、软米饭等。

11. 低膳食纤维或低渣膳食不适用于(　　)

    A. 急慢性肠炎　　　B. 溃疡性结肠炎　　　C. 食管静脉曲张　　　D. 无并发症的憩室病

【答案】D

【解析】低膳食纤维或低渣膳食适用于各种急慢性肠炎、伤寒、痢疾、结肠憩室炎、肠管肿瘤等;肠道溃疡等所致的少量出血,肠道手术前后,肠道或食管官腔狭窄及食管静脉曲张。无并发症的憩室病应正常饮食,不适用低膳食纤维或低渣膳食。

12. 要素膳是一种(　　)

    A. 绿色食品　　　　　　　　　　　　B. 有渣膳食

    C. 可用于静脉注射的营养品　　　　　D. 化学配制膳

【答案】D

【解析】要素饮食又称要素膳、化学膳、元素膳,由人工配制,含有人体生理需要的各种营养成分,是不需消化或很少消化即可吸收的无渣饮食。

13. 限脂肪膳食不适合以下哪类患者(　　)

    A. 急慢性胰腺炎　　　B. 慢性胃炎　　　C. 胆囊疾患　　　D. 肥胖症

【答案】B

【解析】限脂肪膳食适用对象:急慢性肝炎、肝硬化、胆囊疾患、胰腺炎、高脂血症、冠心病、高血压患者。慢性胃炎患者无须特别限制脂肪摄入,应正常均衡膳食,或选择少渣或低渣膳食。

14. 要素膳适应证不包括（　　）

　　A. 结肠手术的肠道准备　　　　　　B. 胃肠道瘘

　　C. 营养不良　　　　　　　　　　　D. 痛风

【答案】D

【解析】要素膳为由氨基酸、单糖、必需脂肪酸、矿物质和维生素等单体物质组成的混合物。无须消化即可吸收。适用于低蛋白血症、严重烧伤、胃肠道瘘、结肠手术的肠道准备、大手术后胃肠功能紊乱、营养不良、消化和吸收不良、急性胰腺炎、短肠综合征、癌症晚期等疾病患者。痛风患者应限制嘌呤摄入，不适用要素膳。

15. 限胆固醇膳食的原则不包括（　　）

　　A. 每天脂肪不超过 40g

　　B. 脂肪提供能量不超过每日总能量的 20% ~ 25%

　　C. 忌食动物内脏

　　D. 忌食所有的海产品

【答案】D

【解析】限胆固醇膳食的原则：控制脂肪总量的摄入，脂肪供能不超过每日总能量的 20% ~ 25%，或一般不超过 40g；减少饱和脂肪酸的摄入；适当增加膳食纤维的摄入；少用或不用胆固醇高的食物。

16. 代谢膳食制备要点包括（　　）

　　A. 温度适中　　　　B. 消毒严格　　　　C. 先洗后切　　　　D. 称量准确

【答案】D

【解析】代谢膳食是临床上用于诊断疾病、观察疗效或研究机体代谢反应等情况的一种方法，是一种严格的称重膳食。

17. 体温正常、无消化道疾病的患者适用的膳食为（　　）

　　A. 普通膳食　　　　B. 软食　　　　C. 半流质饮食　　　　D. 流质饮食

【答案】A

【解析】患者体温正常、无消化道疾病时，可用普通膳食来满足其充足能量和营养全面的需求。

18. 慢性食管炎膳食可选择的食物为（　　）

　　A. 巧克力　　　　B. 全脂牛奶　　　　C. 咖啡　　　　D. 脱脂牛奶

【答案】D

【解析】脱脂牛奶可以选择性增加食管下端括约肌压力，适用于慢性食管炎膳食。

19. 糖尿病控制饮食的主要目的不包括(　　)

　　A. 稳定血糖　　　　　　　　　　B. 保护胰岛功能

　　C. 预防慢性并发症　　　　　　　D. 控制血脂升高

【答案】D

【解析】糖尿病营养治疗以平衡膳食为基础,通过调整饮食总能量、饮食结构、进餐方式及各种营养素的摄入量,合理选择食物,达到减少血糖波动、保护胰岛功能、调整糖脂代谢水平,预防并发症的发生、改善临床结局等目的。控制血脂升高不是主要目的。

20. 静坐生活方式同时又进食高脂肪膳食,最直接的后果是引起(　　)

　　A. 胆固醇升高　　　　　　　　　B. 血压升高

　　C. 血糖升高　　　　　　　　　　D. 体重增加

【答案】D

【解析】静坐生活方式同时又进食高脂肪膳食,最直接的后果就是导致体重增加。

第三节　肠内肠外营养

1. 对梭菌抑制作用最大的是(　　)

　　A. 菊粉　　　　B. 低聚果糖　　　　C. 低聚半乳糖　　　　D. 果胶

【答案】C

【解析】不同的益生元对菌的生长有特定的作用,益生元可选择性促进双歧杆菌和乳酸菌的增殖,低聚果糖对乳酸杆菌的促进作用最大,低聚半乳糖对梭菌的抑制作用最大。

2. 肠腔阶段淀粉水解的主要初步产物是(　　)

　　A. 葡萄糖　　　　B. 麦芽糖　　　　C. 半乳糖　　　　D. 果糖

【答案】B

【解析】淀粉主要受胰淀粉酶的作用。胰腺和唾液腺淀粉酶只能裂解 α-1,4 糖苷键,不能作用于 α-1,6 糖苷键,因此,淀粉肠腔水解的初步产物是来自直链淀粉的麦芽糖和麦芽三糖以及来自支链淀粉的 α- 极限糊精。

3. 淀粉的主要消化部位是(　　)

　　A. 胃　　　　　　　　　　　　　B. 胃及十二指肠

　　C. 十二指肠及近端空肠　　　　　D. 空肠与回肠

【答案】C

【解析】酶对淀粉的消化是从口腔开始的,淀粉被唾液腺分泌的 α- 淀粉酶消化。但淀粉酶在 pH = 7 时酶活力最强,胃内的酸性环境限制其消化作用,因此对淀粉的消化主要发生在十二指肠和近端空肠。

4. 在近端小肠主要通过被动扩散方式吸收的物质是(　　)
　　A. 镁　　　　　　B. 钙　　　　　　C. 铁　　　　　　D. 膳食磷酸盐
【答案】A
【解析】镁常从近端小肠吸收,主要通过被动扩散的方式;钙吸收在小肠各部,受电化学梯度的驱动;铁是在小肠上部主动吸收,膳食元素铁包括植物来源的非血红素铁和动物来源的血红素铁,前者只有还原成 Fe^{2+} 的形式才能被吸收,后者可以通过小肠刷状缘膜以完整的铁卟啉形式被吸收;膳食磷酸盐主要在空肠主动吸收。

5. 正常人食糜从幽门部到回盲瓣历时(　　)
　　A. 2 ~ 4 小时　　　B. 3 ~ 5 小时　　　C. 4 ~ 6 小时　　　D. 5 ~ 7 小时
【答案】B
【解析】食糜在小肠内实际的推进速度只有 1cm/min,食糜从幽门部到回盲瓣历时 3 ~ 5 小时,这为肠内营养鼻饲分次间断推注匀浆膳提供了一定的理论基础。

6. 关于营养物质的食物热效应,下列描述正确的是(　　)
　　A. 与能量摄入的速率无关
　　B. 主要与营养支持的能量底物有关
　　C. 当能量摄入较基础代谢率(禁食状态)增加 1 倍时,食物热效应可增加 30%
　　D. 含中链三酰甘油的脂肪乳剂食物热效应值高于长链制剂
【答案】D
【解析】食物热效应(thermic effect of food,TEF)主要与能量摄入的速率有关;当能量摄入较基础代谢率(禁食状态)增加 2 倍时,食物热效应可增加 30%;蛋白质和氨基酸的食物热效应值最高(占摄入能量的 20% ~ 25%),碳水化合物较低(6% ~ 8%),长链脂肪乳剂食物热效应仅增加 2% ~ 3%,含中链三酰甘油的脂肪乳剂食物热效应值高于长链制剂。

7. 肠内营养多聚配方中碳水化合物的主要来源是(　　)
　　A. 寡糖　　　　　B. 双糖　　　　　C. 多聚糖　　　　　D. 麦芽糖糊精
【答案】D
【解析】多聚配方中碳水化合物的主要来源是麦芽糖糊精,优点是渗透压负荷较低,比淀粉更易溶解,在肠道很快被水解。

8. 长期应用抗惊厥药可导致下列哪种物质缺乏（　　　）

    A. 色氨酸　　　　　　B. 生物素　　　　　　C. 胆碱　　　　　　D. 维生素 PP

【答案】B

【解析】抗惊厥药如卡马西平、扑米酮等,药物分子中都有一个酰胺键,可与生物素反应,形成脲基化合物,也可代替生物素与生物素酶结合,影响生物素的血浆转运、肾滤过或细胞吸收;卡马西平、扑米酮还可抑制生物素的肠道吸收,所以长期应用抗惊厥药可导致生物素缺乏。

9. 疾病急性阶段营养支持的主要目标是（　　　）

    A. 阻止瘦体组织群的丢失　　　　　　B. 通过增加能量摄入达到正氮平衡

    C. 维持功能　　　　　　　　　　　　D. 能量摄入量必须要高于能量消耗量

【答案】C

【解析】能量需要量不但取决于能量消耗量,而且与患者对底物的代谢能力有关。疾病急性期患者能量消耗因疾病状态而增加,但又因卧床而减少,能量摄入量应该和能量消耗量持平。急性阶段营养支持的主要目标是维持功能,是减少而不是阻止瘦体组织群的丢失。

10. 下列哪种成分不是外源性脂肪乳剂的代谢配体（　　　）

    A. 载脂蛋白 A-Ⅳ　　B. 载脂蛋白 B-48　　C. 载脂蛋白 C-Ⅱ　　D. 载脂蛋白 E

【答案】B

【解析】外源性脂肪乳剂不含酯化的胆固醇和载脂蛋白,如载脂蛋白 B-48、载脂蛋白 A-1,而且外源性脂肪乳剂成分的组成与内源性甘油三酯和磷脂的组成(如游离脂肪酸模式)有很大不同,但外源性脂肪乳剂微粒进入血管后,很快就会获得可交换的载脂蛋白如载脂蛋白 A-Ⅳ、载脂蛋白 C-Ⅱ、载脂蛋白 E 等进行生物代谢。

11. 不推荐患者使用脂肪乳剂的甘油三酯临界值是（　　　）

    A. 血甘油三酯 > 11.4mmol/L　　　　　B. 血甘油三酯 > 450 ~ 550mg/dL

    C. 血甘油三酯 > 190 ~ 260mg/dL　　　D. 血甘油三酯 > 3.5 ~ 4.5mmol/L

【答案】A

【解析】不推荐高甘油三酯血症(甘油三酯 > 11.4mmol/L)患者使用脂肪乳剂,血甘油三酯轻度升高者慎用。

12. 维生素 B_1 最主要参与的代谢是（　　　）

    A. 脂肪的代谢　　　B. 蛋白质的代谢　　　C. 糖类代谢　　　　D. 核酸代谢

【答案】C

【解析】维生素 B₁ 主要作为辅酶维持人体正常的葡萄糖代谢,将葡萄糖转化为热量,为机体提供能量,对神经系统具有保护和调节作用,改善精神状态,调节水盐代谢,维持心脏功能,促进胃肠蠕动,增加食欲,改善消化不良。

13. 完全胃肠外营养是指(　　)
　　A. 通过静脉输入全部营养　　　　　B. 从胃管内补其不足
　　C. 少量口服　　　　　　　　　　　D. 补充要素膳
【答案】A
【解析】完全胃肠外营养是指通过静脉输入全部营养。胃肠外营养是用静脉途径输入一定量的供给人体所需各种营养素的混合液体,包括氨基酸、脂肪、各种维生素、电解质和水分,以达到补充营养、维持正氮平衡和治疗某些疾病的目的。

14. 下列关于乳类蛋白质的描述,错误的是(　　)
　　A. 乳类蛋白质为优质蛋白质
　　B. 传统上将牛乳蛋白质划分为酪蛋白和乳清蛋白两类
　　C. 人乳中蛋白质含量高于牛乳和羊乳
　　D. 乳类蛋白质容易被人体消化吸收
【答案】C
【解析】人乳蛋白质含量低于牛乳和羊乳,为牛乳的 1/3 左右。

15. 胃肠道功能尚可的住院患者,其营养支持治疗首选(　　)
　　A. 口服营养补充　　　　　　　　　B. 鼻 / 肠管肠内营养
　　C. 肠内联合肠外营养　　　　　　　D. 肠外营养
【答案】A
【解析】胃肠道功能正常者营养支持首选肠内营养,肠内营养按支持途径可分为口服营养和管饲营养,首选口服营养。

16. 乳清蛋白的特性包括(　　)
　　A. 氨基酸模式接近人体模式,易吸收　　B. 可以提高机体免疫水平
　　C. 可以改善机体营养状况,维持瘦体组织　　D. 以上均是
【答案】D
【解析】在各种蛋白质中,乳清蛋白的营养价值是最高的,氨基酸模式接近人体模式,易吸收,含有 β- 乳球蛋白、α- 乳白蛋白、免疫球蛋白,可以提高机体免疫水平,改善机体营养状况,维持瘦体组织。

17. 可进食的重症患者应优先考虑(　　　)

    A. 经口进食　　　　　B. 肠内营养　　　　　C. 肠外营养　　　　　D. 鼻饲

【答案】A

【解析】《ESPEN 重症病人营养指南(2023 版)》推荐可进食的重症患者优先考虑经口进食而不是肠内营养(enteral nutrition,EN)或肠外营养(parenteral nutrition,PN)。

18. 为了避免过度喂养,早期重症患者应在入重症监护室的几天内营养摄入逐步达标(　　　)

    A. 3 ~ 7 天　　　　　B. 2 ~ 3 天　　　　　C. 7 ~ 10 天　　　　　D. 1 ~ 2 天

【答案】A

【解析】《ESPEN 重症病人营养指南(2023 版)》推荐,为了避免过度喂养,早期重症患者不适宜开展全量肠内营养和肠外营养,但应在入重症监护室的 3 ~ 7 天内营养摄入逐步达标。

19. 2016 年美国肠外肠内营养学会(ASPEN)建议大多数重症患者蛋白质摄入量为(　　　)

    A. 1.2 ~ 2.0g/(kg·d)　　　　　　　　　B. 0.6 ~ 0.8g/(kg·d)

    C. 1.0 ~ 1.2g/(kg·d)　　　　　　　　　D. 0.8 ~ 1.0g/(kg·d)

【答案】A

【解析】2016 年美国重症医学会(Society of Critical Care Medicine,SCCM)和美国肠外肠内营养学会(American Society for Parenteral and Enteral Nutrition,ASPEN)发布《成人危重患者营养支持疗法的评估和规定指南》,建议大多数重症患者的蛋白质摄入量为 1.2 ~ 2g/(kg·d),并建议为烧伤、肥胖或创伤患者提供更高的蛋白质剂摄入量。

20. 误吸风险高的患者,应通过_____喂养,主要是_____途径进行肠内营养。本句空白处应填入(　　　)

    A. 经胃途径,空肠　　　　　　　　　　B. 幽门后,空肠

    C. 鼻胃途径,胃　　　　　　　　　　　D. 经皮下胃造口,空肠

【答案】B

【解析】《ESPEN 重症病人营养指南(2023 版)》推荐误吸风险高的患者通过幽门后,主要是空肠途径进行肠内营养。

21. 重症患者蛋白质摄入量应逐步达到(　　　)

    A. 0.8g/(kg·d)　　　　B. 1.0g/(kg·d)　　　　C. 1.2g/(kg·d)　　　　D. 1.3g/(kg·d)

【答案】D

【解析】《ESPEN 重症病人营养指南(2023 版)》推荐重症患者蛋白质摄入量应逐步达到 1.3g/(kg·d)。

22. 胃肠功能完整或胃肠功能康复的患者,肠内营养治疗应选择的配方是(　　)
　　A. 整蛋白　　　　　　　　　　　B. 短肽
　　C. 特殊医学用途食品　　　　　　D. 药物

【答案】A

【解析】《中国急诊危重症患者肠内营养治疗专家共识》推荐胃肠功能完整或胃肠功能康复的患者,选择整蛋白配方;存在胃肠功能损伤的患者,选择短肽配方。现有肠内营养支持药物能够基本满足临床需求,应作为首选。不推荐首选特殊医学用途食品。

23. 肠内营养支持输注建议从什么速度起始,如胃肠功能耐受,可逐渐增加速度(　　)
　　A. 10 ~ 20ml/h　　B. 30 ~ 40ml/h　　C. 80 ~ 100ml/h　　D. 100 ~ 150ml/h

【答案】A

【解析】《中国急诊危重症患者肠内营养治疗专家共识》推荐输注速度从 10 ~ 20ml/h 起始,如胃肠功能耐受,可逐渐增加速度。

24. 对存在再喂养综合征风险患者,营养启动时最大目标为目标热量的(　　)
　　A. 10% ~ 20%　　B. 40% ~ 50%　　C. 60% ~ 70%　　D. 80% ~ 90%

【答案】B

【解析】《中国急诊危重症患者肠内营养治疗专家共识》推荐对存在再喂养综合征风险患者,营养启动时最大目标为目标热量的 40% ~ 50%。

25. 所有接受肠内营养支持的机械通气患者,为了减少误吸,应将床头抬高(　　)
　　A. 30° ~ 45°　　B. 0° ~ 10°　　C. 60° ~ 90°　　D. 15° ~ 30°

【答案】A

【解析】《中国急诊危重症患者肠内营养治疗专家共识》推荐所有接受肠内营养的机械通气患者将床头抬高 30° ~ 45°,以减少误吸。

第四节　特殊医学用途配方食品

1. FSMP 是指(　　)
　　A. 普通膳食食品　　　　　　　　B. 食疗膳食食品
　　C. 特殊医学用途配方食品　　　　D. 特殊膳食食品

【答案】C

【解析】特殊医学用途配方食品(food for special medical purpose,FSMP),是为了满足进食受限、

消化吸收障碍、代谢紊乱或特定疾病状态人群对营养素或膳食的特殊需要,专门加工配制而成的配方食品。该类产品必须在医生或临床营养师指导下,单独食用或与其他食品配合食用。

2. 《食品安全国家标准 特殊医学用途配方食品通则》(GB 29922—2013)和《食品安全国家标准 特殊医学用途配方食品良好生产规范》(GB 29923—2013)最初由原国家卫生和计划生育委员会发布于(　　)
   A. 2011年　　　　　　B. 2013 年　　　　　　C. 2015 年　　　　　　D. 2016 年
【答案】B
【解析】《食品安全国家标准 特殊医学用途配方食品通则》(GB 29923—2013)和《食品安全国家标准 特殊医学用途配方食品良好生产规范》(GB 29923—2013)由原国家卫生和计划生育委员会于 2013 年发布。

3. 以下对特殊医学用途配方食品的描述错误的是(　　)
   A. 是为满足进食受限、消化吸收障碍、代谢紊乱或特定疾病状态人群对营养素或膳食的特殊需要,专门加工配制而成的配方食品
   B. 适用于特殊人群,须在医生或临床营养师指导下使用
   C. 属于食品,可以单独使用或与普通食品共同使用
   D. 属于保健食品,具有特殊保健功效
【答案】D
【解析】特殊医学用途配方食品是指为满足进食受限、消化吸收障碍、代谢紊乱或者特定疾病状态人群对营养素或者膳食的特殊需要,专门加工配制而成的配方食品,包括适用于 0 月龄至 12 月龄婴儿的特殊医学用途婴儿配方食品和适用于 1 岁以上人群的特殊医学用途配方食品。

4. 适用于 1 岁以上人群的特殊医学用途配方食品为(　　)
   A. 全营养配方食品　　　　　　　　　B. 特定全营养配方食品
   C. 非全营养配方食品　　　　　　　　D. 以上均是
【答案】D
【解析】《食品安全国家标准 特殊医学用途配方食品通则》(GB 29922—2013)将适用于 1 岁以上人群的特殊医学用途配方食品分为三类,即全营养配方食品、特定全营养配方食品和非全营养配方食品。

5. 下列哪一类特殊医学用途配方食品不可作为单一营养来源(　　)
   A. 全营养配方食品

B. 特定全营养配方食品

C. 非全营养配方食品

D. 适用于 0 ～ 6 月龄婴儿的特殊医学用途配方食品

【答案】C

【解析】非全营养配方食品是可满足目标人群部分营养需求的特殊医学用途配方食品,适用于需要补充单一或部分营养素的人群,不可作为单一营养来源。

6. 特殊医学用途配方食品注册号的格式为(　　)

A. 国食注字 TY+ 四位年号 + 四位顺序号

B. 国食健注 G+ 四位年代号 + 四位顺序号

C. 国食注字 YP+ 四位年代号 + 四位顺序号

D. 国食健注 J+ 四位年代号 + 四位顺序号

【答案】A

【解析】《特殊医学用途配方食品注册管理办法》规定特殊医学用途配方食品注册号的格式为:国食注字 TY+ 四位年代号 + 四位顺序号,其中 TY 代表特殊医学用途配方食品。

7. 特殊医学用途配方食品注册证书有效期限为(　　)

A. 1 年　　　　　　B. 2 年　　　　　　C. 3 年　　　　　　D. 5 年

【答案】D

【解析】《特殊医学用途配方食品注册管理办法》规定特殊医学用途配方食品注册证书有效期 5 年,电子证书与纸质证书具有同等法律效力。

8. 特殊医学用途配方食品注册证书有效期届满,需要继续生产或进口的,应当在有效期届满几个月前向国家市场监督管理总局提出延续注册申请(　　)

A. 1 个月　　　　B. 3 个月　　　　C. 6 个月　　　　D. 1 年

【答案】C

【解析】《特殊医学用途配方食品注册管理办法》规定特殊医学用途配方食品注册证书有效期届满,需要继续生产或进口的,应当在有效期届满 6 个月前向国家市场监督管理总局提出延续注册申请。

9. 特殊医学用途婴儿配方食品适用于(　　)

A. 0 ～ 12 月龄婴儿　　　　　　　　B. 12 ～ 36 月龄幼儿

C. 3 ～ 6 岁儿童　　　　　　　　　D. 以上都不正确

【答案】A

【解析】《食品安全国家标准 特殊医学用途婴儿配方食品通则》(GB 25596—2010)适用于特殊医学用途婴儿配方食品,婴儿指 0 ~ 12 月龄的人。

10. 关于特殊医学用途婴儿配方食品,以下说法错误的是(   )

    A. 特殊医学用途婴儿配方食品指针对患有特殊紊乱、疾病或医疗状况等特殊医学状况婴儿的营养需求而设计制成的粉状或液态配方食品

    B. 需要在医生或临床营养师的指导下使用

    C. 可单独食用或与其他食物配合食用

    D. 能量和营养成分能够完全满足 0 ~ 12 月龄特殊医学状况婴儿的生长发育需求

【答案】D

【解析】《食品安全国家标准 特殊医学用途婴儿配方食品通则》(GB 25596—2010)规定特殊医学用途婴儿配方食品能量和营养成分能够满足 0 ~ 6 月龄特殊医学状况婴儿的生长发育需求。《特殊医学用途配方食品标识指南》规定可供 6 月龄以上婴儿食用的特殊医学用途配方食品,应标明"6 月龄以上特殊医学状况婴儿食用本品时,应配合添加辅助食品"。

11. 关于特殊医学用途婴儿配方食品中所使用的原料限制,以下正确的是(   )

    A. 不应含有谷蛋白　　　　　　　　B. 不应使用氢化油脂

    C. 不应使用经辐照处理过的原料　　D. 以上均正确

【答案】D

【解析】《食品安全国家标准 特殊医学用途婴儿配方食品通则》(GB 25596—2010)规定,特殊医学用途婴儿配方食品中所使用的原料应符合相应的食品安全国家标准和/或相关规定,禁止使用危害婴儿营养与健康的物质。所使用的原料和食品添加剂不应含有谷蛋白,不应使用氢化油脂,不应使用经辐照处理过的原料。

12. 特殊医学用途婴儿配方食品包装标签不得有以下哪项内容(   )

    A. 婴儿和妇女形象　　　　　　　　B. 产品的渗透压

    C. 请在医生和临床养分师指导下使用　　D. 禁忌证

【答案】A

【解析】《特殊医学用途配方食品标识指南》规定,标签和说明书中不得标注以下内容:①涉及虚假、夸大、违反科学原则或者绝对化的词语;②涉及预防、治疗疾病的词语;③涉及保健功能的词语,涉及明示或者暗示具有益智、增加抵抗力或者免疫力、保护肠道等功能性表述;④涉及庸俗或带有封建迷信色彩的词语;⑤误导消费者的词语;⑥婴儿或者病患的形象作为标签图案,以及"人乳化""母乳化"或近似术语表述等。

13. 关于特殊医学用途配方食品和婴幼儿配方食品管理,下列说法正确的是(　　)

　　A. 特殊医学用途配方食品参照药品管理

　　B. 不得以分装方式生产婴幼儿配方乳粉,同一企业生产不同品牌的婴幼儿配方乳粉可以使用同一配方

　　C. 婴幼儿配方食品应当实施全过程质量控制,对婴幼儿配方食品实施重点抽验上市销售制度

　　D. 与保健食品管理要求不同,特殊医学用途配方食品不得发布广告

【答案】A

【解析】特殊医学用途配方食品参照药品管理的要求管理;不得以分装方式生产婴幼儿配方乳粉,同一企业不得用同一配方生产不同品牌的婴幼儿配方乳粉;对出厂的婴幼儿配方食品实施逐批检验,不是“重点抽验”;特殊医学用途配方食品可发布广告,也参照药品广告的有关管理规定予以管理。

14. 关于特殊医学用途配方食品和婴幼儿配方食品管理,下列说法错误的是(　　)

　　A. 婴幼儿配方食品的产品配方应向省级药品监督管理部门注册

　　B. 特殊医学用途配方食品参照药品管理,须经国家市场监督管理总局注册

　　C. 特殊医学用途配方食品广告参照药品广告有关管理规定

　　D. 婴幼儿配方食品生产应实施全过程质量控制,实施逐批检验

【答案】A

【解析】①婴幼儿配方食品生产企业应当将食品原料、食品添加剂、产品配方及标签等事项向省级市场监督管理部门备案;②特殊医学用途配方食品的管理参照药品管理的要求,应当经国家市场监督管理部注册;③特殊医学用途配方食品广告适用药品广告管理的规定;④婴幼儿配方食品生产企业应当实施从原料进厂到成品出厂的全过程质量控制,对出厂的婴幼儿配方食品实施逐批检验,保证食品安全。

15. 特殊医学用途配方食品必须在醒目位置标示的内容包括(　　)

　　A. 请在医生或临床营养师指导下使用

　　B. 不适用于非目标人群使用

　　C. 本品禁止用于肠外营养支持和静脉营养

　　D. 以上都是

【答案】D

【解析】特殊医学用途配方食品应在醒目位置标示“请在医生或临床营养师指导下使用”“不适用于非目标人群使用”“本品禁止用于肠外营养支持和静脉营养”;还应根据实际需要选择性地标注“配制不当和使用不当可能引起××危害”“严禁××人群使用或××疾

病状态下人群使用"等警示说明,以及"产品使用后可能引起不耐受(不适)""××人群使用可能引起健康危害""使用期间应避免细菌污染""管饲系统应当正确使用"等注意事项。

16. 特殊医学用途配方食品注册证书有效期内,变更注册证书及其附件载明事项,需要再次组织开展审评的是(   )

    A. 配方变更   B. 企业名称变更

    C. 生产地址名称变更   D. 产品名称变更

【答案】A

【解析】《特殊医学用途配方食品注册管理办法》规定申请人申请产品配方变更、生产工艺变更等可能影响产品安全性、营养充足性或者特殊医学用途临床效果的,审评机构应当按照本办法第十一条的规定组织开展审评,作出审评结论。

17. 特殊医学用途配方食品注册需要审查(   )

    A. 产品配方、生产工艺、标签、说明书以及产品安全性

    B. 产品配方、营养充足性和特殊医学用途临床效果

    C. 产品配方、生产工艺、标签、说明书以及产品安全性、营养充足性和特殊医学用途临床效果

    D. 产品配方、生产工艺、标签、装箱规格、说明书以及产品安全性、营养充足性和特殊医学用途临床效果

【答案】C

【解析】特殊医学用途配方食品的注册审评机构应当对申请注册产品的产品配方、生产工艺、标签、说明书以及产品安全性、营养充足性和特殊医学用途临床效果进行审查。

18. 负责特殊医学用途配方食品注册管理工作的是(   )

    A. 所在县市级市场监督管理局   B. 地市级市场监督管理局

    C. 省级、直辖市市场监督管理局   D. 国家市场监督管理总局

【答案】D

【解析】国家市场监督管理总局负责特殊医学用途配方食品的注册管理工作。国家市场监督管理总局食品审评机构负责特殊医学用途配方食品注册申请的受理、技术审评、现场核查、制证送达等工作,并根据需要组织专家进行论证。省、自治区、直辖市市场监督管理部门应当配合特殊医学用途配方食品注册的现场核查等工作。

19. 有下列哪一情形的,不予延续特殊医学用途配方食品注册(   )

    A. 注册人未在规定时间内提出延续注册申请的

B. 注册产品连续 12 个月内在省级以上监督抽检中出现 3 批次及以上不合格的

C. 其他不符合法律法规以及产品安全性、营养充足性和特殊医学用途临床效果要求的情形

D. 以上均是

【答案】D

【解析】《特殊医学用途配方食品注册管理办法》规定,有下列情形之一的,不予延续注册:①未在规定时限内提出延续注册申请的;②注册产品连续 12 个月内在省级以上监督抽检中出现 3 批次及以上不合格的;③申请人未能保持注册时研发能力、生产能力、检验能力的;④其他不符合有关规定的情形。

20. 以下关于特殊医学用途配方食品标签说明错误的是(　　)

A. 产品名称包括通用名称、商品名称,进口产品还可标注英文名称

B. 按照《食品安全国家标准　特殊医学用途配方食品通则》(GB 29922—2013)和《食品安全国家标准　特殊医学用途婴儿配方食品通则》(GB 25596—2010)规定的产品类别进行标注

C. 配料表应当符合《食品安全国家标准　预包装食品标签通则》(GB 7718—2011)要求及有关规定

D. 标签上必须以"方框表"的形式标示每 100g(克)和 / 或每 100ml(毫升)、每 100kJ(千焦)以及每份产品中的能量、营养素和可选择成分的含量

【答案】D

【解析】营养成分表标签上以"方框表"的形式标示每 100g(克)和 / 或每 100ml(毫升)以及每 100kJ(千焦)产品中的能量(kJ 或 kcal)、营养素和可选择成分的含量;选择性标示每份产品中的能量(kJ 或 kcal)、营养素和可选择成分的含量。每份的营养成分表为选择性标示。

21.《食品安全国家标准　特殊医学用途配方食品通则》(GB 29922—2013)规定的特定全营养配方食品有(　　)

A. 10 类　　　　　　B. 13 类　　　　　　C. 15 类　　　　　　D. 20 类

【答案】B

【解析】特定全营养配方食品包括:①糖尿病全营养配方食品;②呼吸系统疾病全营养配方食品;③肾病全营养配方食品;④肿瘤全营养配方食品;⑤肝病全营养配方食品;⑥肌肉衰减综合征全营养配方食品;⑦创伤、感染、手术及其他应激状态全营养配方食品;⑧炎性肠病全营养配方食品;⑨食物蛋白过敏全营养配方食品;⑩难治性癫痫全营养配方食品;⑪胃肠道吸收障碍、胰腺炎全营养配方食品;⑫脂肪酸代谢异常全营养配方食品;⑬肥胖、减脂手术全营养配方食品。总共 13 类。

22. 以下属于特殊医学用途配方食品微生物限量检测项目的是（　　　）

    A. 菌落总数、大肠菌群

    B. 菌落总数、大肠菌群、沙门氏菌

    C. 菌落总数、大肠菌群、金黄色葡萄球菌

    D. 菌落总数、大肠菌群、沙门氏菌、金黄色葡萄球菌

【答案】D

【解析】《食品安全国家标准 特殊医学用途配方食品通则》（GB 29922—2013）规定特殊医学用途配方食品的微生物限量检测项目包括：①菌落总数；②大肠菌群；③沙门氏菌；④金黄色葡萄球菌。

23. 关于非全营养配方食品，以下说法错误的是（　　　）

    A. 常见的非全营养配方食品主要包括营养素组件、电解质配方、增稠组件、流质配方和氨基酸代谢障碍配方等

    B. 不能作为单一营养来源满足目标人群的营养需求

    C. 不需要与其他食品配合使用

    D. 应在医生或临床营养师的指导下，按照患者个体的特殊状况或需求使用

【答案】C

【解析】非全营养配方食品可满足目标人群部分营养需求，不适用于作为单一营养来源。

24. 适合苯丙酮尿症患者的氨基酸代谢障碍配方食品中需要限制含量的氨基酸是（　　　）

    A. 蛋氨酸   B. 赖氨酸   C. 苯丙氨酸   D. 蛋氨酸

【答案】C

【解析】苯丙酮尿症患者的氨基酸代谢障碍配方食品中苯丙氨酸的含量 ≤ 1.5mg/g 蛋白质等同物。

25. 特定全营养配方食品中糖尿病全营养配方食品配方总体血糖生成指数（GI）值应（　　　）

    A. ≤ 50   B. ≤ 55   C. ≤ 70   D. ≤ 75

【答案】B

【解析】糖尿病全营养配方食品作为单一营养来源能够满足糖尿病或高血糖相关疾病患者在特定疾病或医学状况下营养需求。碳水化合物供能比在 30% ~ 60%，含量应不低于 1.79g/100kJ（7.5g/100kcal），多选择低 GI 成分，配方总体 GI 值应 ≤ 55。增加膳食纤维摄入，含量应不低于 0.3g/100kJ（1.4g/100kcal），膳食纤维来源应为可溶性纤维与不溶性纤维来源。

第五节　疾病营养

1. 治疗营养性肥胖的首选疗法是（　　　）
   A. 控制饮食　　　　　　　　　　　　　B. 手术疗法
   C. 控制饮食＋运动疗法　　　　　　　　D. 药物治疗

【答案】C

【解析】肥胖的营养防治首先要控制总能量摄入,在此基础上,调整膳食模式和各种营养素摄入比例,且都应配合运动。

2. 腺嘌呤核苷和鸟嘌呤核苷氧化代谢的最后产物分别是（　　　）
   A. 醋酸、草酸　　　B. 草酸、尿素　　　C. 尿素、尿酸　　　D. 尿酸、尿酸

【答案】D

【解析】细胞内的嘌呤核苷酸先水解成嘌呤核苷,最终分解代谢为尿酸,随尿液排出体外。

3. 痛风患者无须避免以下何种食物（　　　）
   A. 牛肉　　　　　　B. 青菜　　　　　　C. 花生　　　　　　D. 沙丁鱼

【答案】B

【解析】痛风的营养防治原则包含增加蔬菜摄入。

4. 我国标准肥胖人群的 BMI 值是大于等于（　　　）
   A. $26kg/m^2$　　　B. $27kg/m^2$　　　C. $28kg/m^2$　　　D. $29kg/m^2$

【答案】C

【解析】我国成人 BMI 标准,$\geqslant 28kg/m^2$ 为肥胖。

5. 住院患者合理的营养支持有利于（　　　）
   A. 增加并发症　　　B. 控制感染　　　C. 增加住院费用　　　D. 延长住院时间

【答案】B

【解析】住院患者合理的营养支持有利于减少并发症,控制感染,降低住院费用和减少住院时间。

6. 以下不属于癌症早期征兆的是（　　　）
   A. 出现便血　　　　　　　　　　　　　B. 皮肤伤口经久不愈
   C. 非哺乳期的妇女乳头溢液　　　　　　D. 肢体麻木

【答案】D

【解析】便血是消化系统肿瘤的早期征兆;皮肤伤口经久不愈是皮肤癌的早期征兆;非哺乳期的妇女乳头溢液是乳腺癌的早期征兆;肢体麻木不是癌症的早期征兆。

7. 低蛋白膳食适应证不包括(　　　)
    A. 急性肾炎 　　　　　　　　　　B. 急慢性肾功能不全
    C. 肝昏迷 　　　　　　　　　　　　D. 慢性心力衰竭
【答案】D
【解析】低蛋白膳食的适应证为肾脏疾病,如急性肾炎、急性肾衰竭、慢性肾衰竭、肾病综合征、尿毒症及肾透析患者,以及肝性脑病各期的患者。

8. 2003年世界卫生组织(WHO)/联合国粮食及农业组织(FAO)联合专家委员会在报告中将膳食营养和慢性病关系的科学证据划分为几个等级(　　　)
    A. 3个　　　　　　B. 4个　　　　　　C. 5个　　　　　　D. 6个
【答案】B
【解析】2003年WHO/FAO发布的"膳食、营养与慢性病预防"的专家报告中将证据的强度分为4个等级:令人信服的证据(convincing evidence)、很可能的证据(probable evidence)、可能的证据(possible evidence)、不充足的证据(insufficient evidence)。

9. 在膳食控制的同时适量增加体力活动的益处是(　　　)
    A. 可以改善糖耐量,增加胰岛素的分泌　　B. 有利于机体负氮平衡的维持
    C. 可使人体精神振奋,具有健康感　　　　D. 促进体脂储存
【答案】C
【解析】在膳食控制的同时适量增加体力活动可以改善糖耐量,减少胰岛素的分泌;有利于机体正氮平衡的维持;减少体脂储存等。

10. 以下肿瘤中,目前研究认为与超重肥胖无关的是(　　　)
    A. 皮肤癌　　　　　B. 直肠癌　　　　　C. 乳腺癌　　　　　D. 结肠癌
【答案】A
【解析】肥胖是肿瘤的一个重要的危险因素,肥胖能够增加食管癌、直肠癌、结肠癌、肝癌、胆囊癌、胰腺癌、宫颈癌、乳腺癌、前列腺癌等的发病风险。目前尚无证据表明超重肥胖与皮肤癌的发生有关。

11. 营养治疗的目的和原则不包括(　　　)
    A. 纠正氨基酸比例失调,达到负氮平衡,防止营养不良

B. 改善整体健康状况,提高患者的生活质量

C. 保证维生素和膳食纤维的摄入,三餐营养素合理分配

D. 实行个性化营养治疗

【答案】A

【解析】营养治疗的目的和原则是纠正或改善患者的营养状况,达到正氮平衡,满足患者机体对营养的特殊需求,增强机体的自愈能力。

12. 胃酸的作用是(　　　)

    A. 乳化脂肪　　　　　B. 分解脂肪　　　　　C. 分解蛋白质　　　　D. 分解淀粉

【答案】C

【解析】胃液中盐酸也称胃酸,作用是可以使食物蛋白质变性,有利于蛋白质的水解。

13. 小明喝牛奶后常出现胀气、腹痛、腹泻,经检查排除了细菌感染,最大可能是缺乏(　　　)

    A. 蛋白水解酶　　　　B. 脂肪酶　　　　　　C. 乳糖酶　　　　　　D. 琥珀酸脱氢酶

【答案】C

【解析】乳糖不耐受的典型表现为胀气、腹痛、腹泻,小明在饮用牛奶后出现这些症状,因此考虑是缺乏乳糖酶导致的乳糖不耐受。

14. 营养五阶梯疗法当下一阶段不能满足 60% 目标能量需求多少天时,应该选择上一阶梯(　　　)

    A. 1 ~ 2 天　　　　　B. 3 ~ 5 天　　　　　C. 3 ~ 7 天　　　　　D. 1 ~ 5 天

【答案】B

【解析】营养五阶梯疗法的五个阶段依次为营养教育、口服营养补充、全肠内营养、部分肠外营养、全肠外营养,当下一阶段不能满足 60% 目标能量需求 3 ~ 5 天时,应该选择上一阶梯。

15. 以下哪种营养素的呼吸商最高(　　　)

    A. 蛋白质　　　　　　B. 维生素　　　　　　C. 脂肪　　　　　　　D. 碳水化合物

【答案】D

【解析】呼吸商是指蛋白质、脂肪和碳水化合物转化为能量的过程中,二氧化碳生成量与氧耗量之比。蛋白质、脂肪和碳水化合物的呼吸商分别为 0.8、0.7、1。

16. 5 岁以下重度营养不良患儿的营养治疗过程中,逐渐增加能量使体重达实际身高体重的 P_{50} 或均值,因营养不良儿童多有感染,能量需要较正常儿童增加(　　　)

    A. 6kcal/kg　　　　　B. 7kcal/kg　　　　　C. 8kcal/kg　　　　　D. 9kcal/kg

【答案】C

【解析】世界卫生组织建议 5 岁以下重度营养不良儿童的能量补充计算分 3 步进行：第一步（早期治疗）须维持儿童现有体重；第二步（治疗中期或稳定期）逐渐增加能量使体重达实际体重 / 身高的 P_{50} 或均值，又因营养不良儿童多有感染，能量需要较正常儿童增加 8kcal/kg；第三步（恢复期）儿童的能量摄入按实际年龄的体重（P_{50} 或均值）计算。

17. 以下哪项不是营养不良患儿的管理（　　　　）

　　A. 去除病因　　　　B. 控制感染　　　　C. 营养补充　　　　D. 厌恶干预

【答案】D

【解析】营养不良患儿的管理包括去除病因、控制感染、治疗并发症、调节饮食结构和补充营养物质等，不包括厌恶干预。

18. 医源性营养不良是由于（　　　　）

　　A. 对患者缺乏营养宣传　　　　　　　　B. 医师处理不当

　　C. 进食太少　　　　　　　　　　　　　D. 住院时间短

【答案】B

【解析】医源性营养不良是指医疗诊断和治疗措施过度引起的营养不良，通常需要调整或停止使用导致营养不良的药物。

19. 按照《国家基本公共卫生服务规范（第三版）》要求，2 型糖尿病患者血糖控制满意的标准是（　　　　）

　　A. 糖化血红蛋白 < 6.5%　　　　　　　B. 空腹血糖值 < 7.0mmol/L

　　C. 空腹血糖值 < 6.1mmol/L　　　　　　D. 空腹血糖值 < 5.6mmol/L

【答案】B

【解析】按照《国家基本公共卫生服务规范（第三版）》要求，2 型糖尿病患者血糖控制满意的标准是空腹血糖值 < 7.0mmol/L。

20. 术前患者的营养补充最好选择（　　　　）

　　A. 高蛋白膳食　　　　　　　　　　　　B. 粗细粮搭配食用

　　C. 低盐饮食　　　　　　　　　　　　　D. 高热能、高维生素膳食

【答案】A

【解析】术前患者应该保证优质蛋白质摄入充足。蛋白质每日每千克体重为 1.5 ~ 2.0g，且优质蛋白质占 50% 以上。《加速康复外科围术期营养支持中国专家共识（2019 版）》提出术前营养支持强调蛋白质补充，有利于术后恢复。

21. 结核病膳食原则不包括(　　　)

　　A. 高热量　　　　　　B. 高蛋白质　　　　　　C. 低盐　　　　　　D. 丰富维生素

【答案】C

【解析】结核病患者的膳食原则包括高热量、高蛋白质和丰富维生素,盐的摄入应因人而定,高热多汗的结核病患者应注意摄入足够的钠离子,合并高血压的患者要根据血压、病情、检查结果等综合判定钠的适宜摄入量。

22. 痛风急性期最常见的表现是(　　　)

　　A. 高血脂　　　　　　B. 关节炎　　　　　　C. 高血糖　　　　　　D. 足部坏疽

【答案】B

【解析】痛风急性期最常见的表现是急性关节炎反复发作。

23. 痛风防治最核心的营养措施是(　　　)

　　A. 控制饮水　　　　　　B. 低嘌呤饮食　　　　　　C. 高蛋白饮食　　　　　　D. 减少蔬菜摄入

【答案】B

【解析】痛风的营养防治原则包括控制能量摄入,低脂肪、低蛋白饮食,低盐饮食,增加蔬菜摄入,低嘌呤饮食,保证足量饮水,限酒等。

24. 痛风性关节炎是哪种物质结晶沉积于关节周围所引发的炎症反应(　　　)

　　A. 尿酸钙　　　　　　B. 尿酸镁　　　　　　C. 尿酸铁　　　　　　D. 尿酸钠

【答案】D

【解析】痛风性关节炎是嘌呤代谢紊乱导致血清尿酸增高,尿酸钠结晶沉着于关节和结缔组织而引起的炎症反应。

25. 急性痛风性关节炎发病机制的关键因子是(　　　)

　　A. 白细胞介素 -1β(IL-1β)　　　　　　B. 白细胞介素 -2(IL-2)

　　C. 碱性磷酸钙(BCP)　　　　　　D. MSU

【答案】A

【解析】急性痛风性关节炎发病机制的关键因子是白细胞介素 -1β(interleukin-1β,IL-1β)。

26. 以下哪项不是妊娠期糖尿病的诱发因素(　　　)

　　A. 孕前体重在正常范围之内　　　　　　B. 孕妇有糖尿病家族史

　　C. 孕妇有多次终止妊娠史　　　　　　D. 本次妊娠有高血压疾病

【答案】A

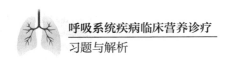

【解析】孕前体重在正常范围之内为正常情况,不属于妊娠期糖尿病的诱发因素。

27. 营养治疗的理念告诉我们(　　)
　　A. 营养治疗增加住院费用
　　B. 营养治疗确保疾病不再发生
　　C. 营养治疗早期使用,才能发挥其最大的效果
　　D. 营养治疗晚期使用,才能发挥其最大的效果
【答案】C
【解析】营养治疗及时尽早使用才能发挥最大效果,且合理的营养治疗会减少住院费用,但无法保证疾病不再发生。

第六节　呼吸系统疾病营养

1. 充足能量、高脂肪、低碳水化合物饮食适用于(　　)
　　A. 高脂血症　　　　　　　　　　　B. 急性肾小球肾炎
　　C. 慢性支气管炎　　　　　　　　　D. 急性胰腺炎急性期
【答案】C
【解析】高脂血症适用低脂饮食;急性肾小球肾炎适用低盐、低脂、优质蛋白饮食;慢性支气管炎适用充足能量、低碳水、高脂肪饮食,在保证能量摄入的同时减少呼吸负担;急性胰腺炎急性期应禁食。

2. 下列哪项是引起哮喘的原因(　　)
　　A. 引起过敏反应的食品
　　B. 饮水不足
　　C. 蛋白质供给不足,维生素 A 和维生素 C 缺乏
　　D. 暴饮暴食
【答案】A
【解析】环境因素是哮喘患者发病必不可少的因素,患者是否发病,与环境因素有很大关系。环境因素包括室内变应原(家养宠物、蟑螂等)、室外变应原(花粉、草粉等)、职业性变应原(油漆、活性染料等)、易引发过敏反应的食物(鱼、虾、蛋类、牛奶等)、药物(阿司匹林、抗生素等)等。

3. 慢性阻塞性肺疾病患者膳食原则是（   ）

    A. 加强营养治疗,排除引起过敏反应的食品

    B. 高能量、低碳水化合物、高蛋白、高脂肪

    C. 高能量、高碳水化合物,给予开胃食品

    D. 低能量、高蛋白、低脂肪

【答案】B

【解析】慢性阻塞性肺疾病患者饮食应保证充足的营养以利于身体的恢复,膳食以高能量、高蛋白、高脂肪、低碳水化合物和富含维生素的食物为主,进食易消化的食物,尽量少吃易产气的食物。

4. 下列关于急性支气管炎的说法,不正确的是（   ）

    A. 可以由急性上呼吸道感染迁延而来   B. 通常见于炎热季节

    C. 通常见于气候突变时节   D. 临床症状主要有咳嗽和咳痰

【答案】B

【解析】急性支气管炎是一种常见的呼吸道感染性疾病,通常发生在寒冷季节,比如冬春季节,气候变化较大,温度的急剧下降,容易导致人体抵抗力下降,从而更容易受到病毒或细菌的侵袭。此外,冬春季室内空气流通减少,人们更多地待在室内,也会增加呼吸道病毒传播的机会,增加急性支气管炎的患病风险。

5. 哮喘患者膳食原则是（   ）

    A. 加强营养治疗,排除引起过敏反应的食品

    B. 高能量、高蛋白、足量矿物质

    C. 高能量、高碳水化合物,给予开胃食品

    D. 低能量、高蛋白、低脂肪

【答案】A

【解析】易诱发哮喘的因素包括室内变应原(家养宠物、蟑螂等)、室外变应原(花粉、草粉等)、职业性变应原(油漆、活性染料等)、易引发过敏反应的食物(鱼、虾、蛋类、牛奶等)、药物(阿司匹林、抗生素等)等;因此哮喘患者的膳食原则应排除引起过敏反应的食品,并保证富含蛋白质、维生素的食物摄入。

6. 下列关于肺炎的病理变化、对营养代谢的影响,说法错误的是（   ）

    A. 细菌性肺炎多是由肺炎球菌引起   B. 自然病程大约 1 个月

    C. 机体能量消耗增加   D. 机体蛋白质消耗明显增加

【答案】B

【解析】肺炎的自然病程为 1 ~ 2 周。肺炎患者大多数处于高分解代谢状态,导致蛋白质能量消耗增加明显,应注意补充足够的蛋白质、能量和维生素,以促进患者快速恢复。

7. 下列哪项是新型冠状病毒感染的营养治疗原则(　　)
　　A. 控制能量、低碳水化合物、高蛋白、高脂肪
　　B. 适量能量、低脂肪、高蛋白、高碳水化合物
　　C. 控制能量、低碳水化合物、高蛋白、低脂肪
　　D. 高能量、高蛋白、低脂肪、丰富足量矿物质
【答案】D
【解析】根据上海市临床营养质控中心发布的《新型冠状病毒肺炎患者的营养管理建议》,新型冠状病毒感染患者必须供给充足的营养,高能量、优质蛋白质和丰富足量矿物质,以维持机体的营养素消耗。

8. 慢性阻塞性肺疾病患者应选择高脂肪、低碳水化合物的食物,因为(　　)
　　A. 脂肪呼吸商高　　　　　　　　　B. 葡萄糖呼吸商低
　　C. 脂肪呼吸商最低为 0.7,葡萄糖为 1　　D. 脂肪呼吸商最高为 1,葡萄糖为 0.7
【答案】C
【解析】慢性阻塞性肺疾病患者的呼吸功能受损,膳食选择时应保证在能量摄入的同时减少呼吸负担;脂肪呼吸商最低为 0.7,葡萄糖呼吸商为 1。

9. 哮喘发作与食物有关的因素是(　　)
　　A. 脂肪　　　　　　B. 盐　　　　　　C. 辛辣食品　　　　　D. 蛋白质
【答案】D
【解析】哮喘发作与食物过敏有关,特别是高蛋白质食物容易引起变态反应。

10. 慢性阻塞性肺疾病(COPD)伴营养不良患者静息能量消耗较营养正常患者高出(　　)
　　A. 10% ~ 20%　　B. 20% ~ 30%　　C. 30% ~ 40%　　D. 40% ~ 50%
【答案】B
【解析】约有 60% 的 COPD 患者存在不同程度的蛋白质 - 能量营养不良。COPD 伴营养不良患者静息能量消耗较营养正常患者高出 20% ~ 30%。长期的气道阻塞及肺泡弹性回缩力减低,使呼吸功和氧耗量增加,并且肺过度充气使膈肌收缩效率降低,COPD 患者每天用于呼吸的耗能为 430 ~ 720kcal。

第四章

结核病营养

学习目的

1. 了解结核病营养代谢特点,结核病患者营养不良的发病机制,结核病营养治疗的目的。

2. 掌握结核病门诊营养指导内容。

3. 掌握结核病营养风险筛查、营养状况评估、营养诊断等的方法,营养治疗原则、营养诊疗流程。

4. 掌握特殊人群结核病营养治疗原则、个体化方案等。

营养支持是结核病患者康复过程的重要组成部分。结核病的发生、发展及预后都与营养状况密切相关。结核病患者长期发热可导致能量消耗及蛋白质分解代谢增加;由于结核病患者常存在食欲缺乏、呕吐、腹泻等症状,导致能量、蛋白质等摄入不足;结核性多浆膜腔积液可导致蛋白质大量丢失。以上多种因素共同作用,可导致结核病患者极易存在营养风险,甚至发生营养不良。

结核病患者规范化营养诊疗流程应包含营养风险筛查、营养状况评估、营养诊断、干预及监测等。在临床实践中,对于特定人群,如老年人、孕产妇、儿童、合并糖尿病、合并肾病等结核病患者的营养治疗需要综合考虑疾病的严重程度、机体代谢状态、患者营养状态等,选择合适的营养治疗方式,遵循个体化原则,以使患者获益最大化。

第一节　结核病营养代谢

1. 结核病患者营养不良的发病机制是(　　　　)

　　A. 患者营养物质摄入减少,机体合成代谢下降

　　B. 结核分枝杆菌对蛋白的摄取量增加

  C. 毒性反应导致机体消耗增加

  D. 以上都是

【答案】D

【解析】结核病患者代谢水平增高,会将机体的蛋白质用于自身代谢,长期处于蛋白质不足状态,进一步加重蛋白质营养不良,导致患者组织修复功能缺陷,不利于病灶恢复;同时,抗结核药物会引起一系列胃肠道反应,可导致食欲下降、营养吸收不良,尤其是微量营养素吸收不良,引起能量代谢异常,又会导致或加重营养不良,进而对疾病的治疗效果及转归预后产生不良的影响,形成恶性循环。

2. 下列不属于结核病营养治疗目的的是( )

  A. 补充充足的能量　　　　　　　　B. 抑制细菌的繁殖和生长

  C. 加速结核病灶的钙化　　　　　　D. 补充机体需要和疾病消耗的营养素

【答案】B

【解析】结核病营养治疗的目的是保证能量、优质蛋白质的摄入,有利于结核病灶的修复、钙化,提升机体免疫力。抑制细菌的繁殖和生长不属于营养治疗范畴。

3. 营养在疾病治疗中的地位是( )

  A. 辅助治疗

  B. 补充治疗

  C. 支持治疗

  D. 与手术、放疗、药物治疗并重的另外一种基础治疗

【答案】D

【解析】首都医科大学附属北京世纪坛医院石汉平教授提出:"营养不是支持,更不是辅助,而是治疗,是慢性病的终极解决方案。"

4. 营养干预对结核病的作用是( )

  A. 减少药物的不良反应　　　　　　B. 改善营养状态

  C. 加速病灶钙化　　　　　　　　　D. 以上都是

【答案】D

【解析】结核病营养干预的作用是辅助药物治疗,减少药物的不良反应,改善营养状态,加速病灶钙化,提高免疫力,促进疾病康复。

5. 结核病患者营养不良的高危人群是( )

  A. 结核病合并肺部感染及其他全身性疾病 2 种以上

B. 病程较长的结核病患者

C. 老年结核病患者

D. 以上都是

【答案】D

【解析】结核病合并症越多、病程越长、患者年龄越大,营养不良发生的概率越高。

6. 营养治疗对结核病患者的影响是(　　)

A. 营养治疗可以改善结核病患者营养不良

B. 营养治疗可以提高抗结核治疗效果

C. 营养治疗可以减少抗结核药物性肝损伤

D. 以上都是

【答案】D

【解析】营养治疗可以为患者提供足够的营养物质,改善结核病患者营养不良,增强患者免疫力,提高抗结核治疗效果以及减少抗结核药物性肝损伤。

7. 以下会对结核病患者营养状况造成长期影响的是(　　)

A. 结核治疗依从性差

B. 药物不良反应

C. 耐多药结核,或合并症 HIV 感染、糖尿病、酒精或药物滥用等

D. 以上都是

【答案】D

【解析】临床相关问题如抗结核治疗的依从性差、药物不良反应、耐多药结核等,其他合并症如人类免疫缺陷病毒(human immunodeficiency virus,HIV)感染、糖尿病、酒精或药物滥用等,会对结核病患者营养状况造成长期影响。

8. 以下哪些是结核病营养代谢特点(　　)

A. 蛋白质 - 能量营养不良,营养吸收不良　　B. 糖、脂代谢异常

C. 维生素、矿物质缺乏　　　　　　　　　　D. 以上都是

【答案】D

【解析】结核病营养代谢特点包括蛋白质 - 能量营养不良,糖、脂代谢异常,维生素、矿物质缺乏,营养吸收不良等。

9. 下列哪种维生素可以强化结核病患者的免疫应答(　　)

A. 维生素 D　　　　B. 维生素 B　　　　C. 维生素 C　　　　D. 维生素 E

【答案】A

【解析】维生素 D 作为一种营养信号物质,可调节体内树突状细胞、单核巨噬细胞、T 淋巴细胞、B 淋巴细胞以及组织上皮细胞的活性,诱导炎症反应,增强免疫功能。

10. 下列哪种维生素可以减少异烟肼的副作用(　　　)
　　A. 维生素 D　　　　　　B. 维生素 A　　　　　　C. 维生素 B_6　　　　　　D. 维生素 C

【答案】C

【解析】异烟肼能引起神经毒性反应,因为异烟肼大剂量服用可加速维生素 B_6 的排泄,使维生素 B_6 缺乏,导致周围神经炎及其他神经精神症状,同服维生素 B_6 可治疗及预防此反应。

11. 结核病患者补钙的来源是(　　　)
　　A. 晒太阳　　　　　　　　　　　　　B. 补充维生素 D
　　C. 晒太阳 + 补充维生素 D　　　　　　D. 以上都不是

【答案】C

【解析】维生素 D_3 和维生素 D_2 是骨骼代谢的重要物质,能够促进小肠对钙的吸收并促使骨骼形成。阳光中的紫外线可以促进皮肤中的 7- 脱氢胆固醇转化为维生素 D_3,而维生素 D_3 可以促进钙的吸收,所以说晒太阳能补充维生素 D,可以补钙。

第二节　结核病门诊营养指导

1. 肺结核患者宜用的饮食是(　　　)
　　A. 低脂肪　　　　B. 低蛋白　　　　C. 普通膳食　　　　D. 高热量

【答案】D

【解析】结核病是一种慢性消耗性疾病,结核病患者能量需要量高于普通人。

2. 结核病患者能量摄入量为(　　　)
　　A. 25 ~ 30kcal/(kg·d)　　　　　　　　B. 25 ~ 35kcal/(kg·d)
　　C. 30 ~ 35kcal/(kg·d)　　　　　　　　D. 40 ~ 50kcal/(kg·d)

【答案】D

【解析】结核病患者能量需要量高于正常人,能量摄入量为 40 ~ 50kcal/(kg·d)。

3. 结核病患者蛋白质推荐摄入量为(　　　)
　　A. 0.8 ~ 1.0g/(kg·d)　　　　　　　　B. 0.8 ~ 1.2g/(kg·d)

  C. 1.0 ~ 1.5g/(kg·d)   D. 1.2 ~ 2.0g/(kg·d)

【答案】D

【解析】高蛋白饮食有利于增加患者的免疫力,促进结核病病灶的修复,一般以 1.2 ~ 2.0g/(kg·d)供给。

4. 关于结核病营养治疗的论述,错误的是( )

  A. 每千克体重供给 40 ~ 50kcal 的能量

  B. 每千克体重供给 1.2 ~ 2g 的蛋白质,其中优质蛋白质占一半左右

  C. 饮酒促进血液循环,促进营养素的吸收利用

  D. 补充铁丰富的食物

【答案】C

【解析】结核病患者应戒烟戒酒。

5. 结核病患者碳水化合物的推荐摄入量为( )

  A. 不限   B. 200 ~ 300g/d   C. 100 ~ 200g/d   D. 150 ~ 200g/d

【答案】A

【解析】碳水化合物是结核病患者能量的主要来源,可按患者平时摄入情况适量而定,不必加以限制,而且应该鼓励进食,可适当采用加餐方式增加进食量。

6. 结核病患者在口服利福平时不能同时食用( )

  A. 牛奶   B. 牛肉   C. 果汁   D. 米饭

【答案】A

【解析】服用异烟肼时不宜同食乳糖及含乳糖的食物,因为乳糖能完全阻碍人体对异烟肼的吸收,使之不能发挥药效。

7. 下列关于结核病合并糖尿病患者营养治疗原则,正确的是( )

  A. 比无合并结核病的糖尿病患者热量摄入量多 10% ~ 20%

  B. 碳水化合物提供能量占总能量的 50% ~ 60%

  C. 膳食纤维摄入量应达到 25 ~ 30g/d

  D. 以上都正确

【答案】D

【解析】结核病合并糖尿病患者营养治疗原则有以下几点。①比无合并结核的糖尿病患者热量摄入量多 10% ~ 20%。②蛋白质、脂肪、碳水化合物三大营养素供应比例适当:碳水化合物提供能量占总能量的 50% ~ 60%,应选用低血糖生成指数(glycemic index,GI)食物;蛋白

质摄入量应为 1.5 ~ 2.0g/(kg·d),宜选用优质蛋白;脂肪提供能量占总能量的 20% ~ 30%,并减少反式脂肪酸的摄入。③膳食纤维摄入量应达到 25 ~ 30g/d 或 10 ~ 14g/1 000kcal。④膳食应富含多种维生素。⑤定时定量进餐,可以采用一日 5 ~ 6 餐的形式。

8. 下列关于老年结核病患者营养治疗原则,正确的是(　　)

A. 食物种类应多样化

B. 食物细软易于吞咽

C. 推荐每日蛋白质摄入量应达到 1.2 ~ 1.5g/(kg·d),优质蛋白质占一半以上

D. 以上都正确

【答案】D

【解析】老年结核病患者食物种类应多样化,适当增加餐次,可采用三餐两点制或三餐三点制。对于有吞咽障碍和咀嚼困难的老年人,通过烹调和加工改变食物的质地和性状(细软,切碎煮烂),使之易于咀嚼吞咽以保证摄入量。为避免肌肉衰减,推荐每日摄入蛋白质 1.2 ~ 1.5g/(kg·d),优质蛋白质比例占 50% 以上,蛋白质均衡分配到一日三餐中。

9. 结核病病灶修复需要大量的钙,下列哪些食物是钙的良好来源(　　)

A. 牛奶　　　　　　B. 海带　　　　　　C. 贝类食物　　　　D. 以上都是

【答案】D

【解析】牛奶中钙含量高且吸收好,是钙的良好来源。结核病患者每日可摄入牛奶 300 ~ 600ml。此外,海带、贝类、虾皮、牡蛎等也是钙的良好来源。

10. 结核病患者应忌食哪些食物(　　)

A. 烟、酒

B. 辛辣食品和生痰助火的茴香、桂皮、八角、辣椒等

C. 烟熏和烧烤品

D. 以上都是

【答案】D

【解析】结核病患者饮食应清淡、易消化,以少食多餐为宜。不要偏食,做到食物多样化,荤素搭配。烹调方法一般以蒸、煮、烩、炖为佳,煎、炸、爆炒等法均不宜。特别要注重忌口,禁烟、禁酒,辛辣食品和生痰助火的茴香、桂皮、八角、胡椒、葱、姜、辣椒、羊肉,以及烟熏和干烧等食品应不吃或少吃。

第三节　结核病住院营养治疗

1. 普通住院结核病患者中,营养风险筛查 2002(NRS 2002)的疾病严重程度评分应当为
   (　　)
   A. 0 分　　　　　　　B. 1 分　　　　　　　C. 2 分　　　　　　　D. 3 分

   【答案】B

   【解析】如无特殊情况,普通住院结核病患者 NRS 2002 疾病严重程度评分为 1 分。

2. 某结核病住院患者,适于用营养风险筛查 2002(NRS 2002)进行筛查,若其体重指数(body
   mass index,BMI)在正常范围,无水肿,3 个月内体重下降 7%,近 1 周进食量无变化,则
   营养状况受损评分为(　　)
   A. 0 分　　　　　　　B. 1 分　　　　　　　C. 2 分　　　　　　　D. 3 分

   【答案】B

   【解析】此患者 3 个月内体重下降 > 5%,但近 1 周进食量无变化,则营养状态受损项评分为
   1 分。

营养风险筛查 2002(NRS 2002)

营养状态受损评分(取最高分)	
1 分(任一项)	近 3 个月体重下降 > 5%
	近 1 周内进食量减少 > 25%
2 分(任一项)	近 2 个月体重下降 > 5%
	近 1 周内进食量减少 > 50%
3 分(任一项)	近 1 个月体重下降 > 5% 或近 3 个月下降 > 15%
	近 1 周内进食量减少 > 75%
	体重指数 < 18.5kg/m^2 及一般情况差

3. 营养师对结核病患者行床旁会诊,营养风险筛查 2002(NRS 2002)总评分 < 3 分,表明
   目前没有营养风险,几天后应当复查营养风险筛查(　　)
   A. 1 ~ 2 天　　　　　　B. 3 天　　　　　　C. 3 ~ 5 天　　　　　　D. 7 天

   【答案】D

   【解析】患者住院时 NRS 2002 < 3 分者虽暂时没有营养风险,但应每周重复筛查一次,一旦
   出现 NRS 2002 ≥ 3 分情况即可进入营养支持治疗程序。

4. 以下关于用全球营养领导层倡议的营养不良诊断标准(global leadership initiative on malnutrition,GLIM)对结核病患者进行营养诊断的说法,错误的是(　　)

A. GLIM 第一步是营养风险筛查

B. 至少满足 1 个表型标准和 1 个病因学标准,可以诊断营养不良

C. 至少满足 1 个表型标准或 2 个病因学标准,可以诊断营养不良

D. GLIM 的营养不良诊断可以进行程度评级

【答案】B

【解析】GLIM 中含有 3 个表型标准和 2 个病因学标准,满足 1 个表型标准和 1 个病因学标准,则可诊断为营养不良,如以下表格所示:

营养不良诊断标准

表型标准			营养阶段	评估结果
体重降低	低 BMI	肌肉量减少		
过去 6 个月内降低 5% ~ 10%,或超过 6 个月降低 10% ~ 20%	(年龄 < 70 岁)BMI < 20kg/m² 或 (年龄 ≥ 70 岁)BMI < 22kg/m²	轻度至中度不足 (根据验证的评估方法)	中度营养不良(需要符合 1 个此等级的表型标准)	□
过去 6 个月内降低 > 10%,或超过 6 个月降低 > 20%	(年龄 < 70 岁)BMI < 18.5kg/m² 或(年龄 ≥ 70 岁)BMI < 20kg/m²	严重不足(根据验证的评估方法)	重度营养不良(需要符合 1 个此等级的表型标准)	□

5. 所有活动性结核病患者都应该接受(　　)

A. 营养风险筛查　　　　　　　　B. 营养状况评估

C. 个体化营养治疗　　　　　　　D. 以上都是

【答案】D

【解析】营养风险筛查、营养状况评估和个体化营养治疗都对活动性结核病患者有帮助,患者都应该接受。

6. 对于结核病住院患者,营养评价指标应包括(　　)

A. 膳食调查　　　　　　　　　　B. 人体测量

C. 生化检查　　　　　　　　　　D. 以上都是

【答案】D

【解析】营养评价指标包括膳食调查、人体测量、生化检查、临床检查和综合评价。

7. 可以通过询问结核病患者的具体活动来帮助患者比较活动能力是否发生变化,具体的询问方式包括(　　)

    A. 与原来相比,您现在能做的家务有多少变化?

    B. 与原来相比,您现在能运动时间有何变化?

    C. 如果停止工作,停止了多久?

    D. 以上都是

【答案】D

【解析】以上询问方式均可以用于结核病患者活动能力变化的比较。

8. 对于采用机械通气的结核病患者,推荐在其进入重症病房几小时内开始给予营养治疗(　　)

    A. 12 小时　　　　　　　　　　　　B. 24 小时

    C. 36 小时　　　　　　　　　　　　D. 48 小时

【答案】D

【解析】根据《结核病营养治疗专家共识》,对于采用机械通气的结核病患者,在其进入重症病房 48 小时内开始给予营养治疗,可降低感染的发生率和病死率。

9. 营养不良或有营养不良风险的老年结核病患者如无法通过天然食物经口进食达到目标能量,应遵循的五阶梯营养治疗原则是(　　)

    A. 饮食调整 + 营养教育,饮食 + 口服营养补充,全肠内营养,部分肠内营养 + 部分肠外营养,完全肠外营养

    B. 饮食调整 + 营养教育,饮食 + 口服营养补充,部分肠内营养 + 部分肠外营养,全肠内营养,完全肠外营养

    C. 饮食 + 口服营养补充,饮食调整 + 营养教育,部分肠内营养 + 部分肠外营养,全肠内营养,完全肠外营养

    D. 饮食 + 口服营养补充,饮食调整 + 营养教育,完全肠外营养,部分肠内营养 + 部分肠外营养,全肠内营养

【答案】A

【解析】如无法正常经口进食,应遵循五阶梯营养治疗原则。首先选择营养教育,当前营养疗法不能满足患者 60% 目标量需求 3 ~ 5 天时,应该选择上一阶梯进行治疗。依次为:口服营养补充(oral nutritional supplements,ONS)、全肠内营养(total enteral nutrition,TEN)、部分肠内营养(partial enteral nutrition,PEN)+ 部分肠外营养(partial parenteral nutrition,PPN)、完全肠外营养(total parenteral nutrition,TPN)。

10. 用主观全面评定(subjective global assessment,SGA)对结核病患者进行营养评估,病史评价标准包括以下哪些内容(　　)

    A. 体重变化、进食量变化、胃肠道症状、活动能力改变、疾病状态下的代谢需求、体格检查

    B. 体重变化、进食量变化、胃肠道症状

    C. 进食量变化、胃肠道症状、活动能力改变

    D. 体重变化、进食量变化、胃肠道症状、活动能力改变

【答案】A

【解析】用 SGA 进行营养评估,病史评价内容包括体重变化、进食量变化、胃肠道症状、活动能力改变、疾病状态下的代谢需求、体格检查。

11. 结核病营养风险筛查通常使用的工具是(　　)

    A. 营养风险筛查 2002(NRS 2002)　　　　B. 主观全面评定(SGA)

    C. 营养不良通用筛查工具(MUST)　　　　D. 改良版危重症营养风险(mNUTRIC)

【答案】A

【解析】NRS 2002 考虑到患者的营养状态改变和疾病的严重程度,可用于结核病营养筛查。

12. 结核病营养风险筛查主要着眼于以下哪方面的判断(　　)

    A. 白蛋白及 BMI　　　　　　　　　　B. 进食量及疾病的严重情况

    C. 体重的变化情况及食欲　　　　　　D. 营养状况、疾病的严重程度和年龄

【答案】D

【解析】营养风险筛查 2002(NRS 2002)内容包括营养状况、疾病的严重程度和年龄。

13. 住院患者的营养风险筛查需要住院后多长时间内完成(　　)

    A. 24 小时　　　　　B. 24 ~ 72 小时　　　　C. 48 ~ 72 小时　　　　D. 48 小时

【答案】A

【解析】住院患者入院 24 小时内,医务人员应尽早对其开展营养风险筛查,便于尽早发现患者营养不良的风险,监测、预估后续是否发生营养不良情况,以便制订临床营养支持 / 治疗方案。

14. 结核病患者营养不良的诊断方法是(　　)

    A. 主观全面评定(SGA)　　　　　　　　B. 营养风险筛查 2002(NRS 2002)

    C. 五阶梯法　　　　　　　　　　　　　D. 白蛋白 < 30g/L

【答案】A

【解析】主观全面评定(SGA)是用于主观全面评定的综合营养评定工具。

15. 机械通气的重症结核病患者经胃喂养不耐受,且应用促进胃动力药物无效时应首选
（　　）

A. 空肠造瘘　　　　　B. 胃造瘘　　　　　C. 幽门后喂养　　　　D. 胃肠外营养

【答案】C

【解析】给予机械通气患者幽门后肠内营养,患者的机械通气相关肺炎发生率降低,且误吸风险高的患者可能会从早期幽门后肠内营养中获益。

16. 各种类型结核病患者都存在营养不良风险,以下哪种类型结核病患者存在营养不良风险最高（　　）

A. 继发性肺结核

B. 结核性胸膜炎

C. 淋巴结结核

D. 结核病合并肺部感染及其他全身性疾病 2 种以上

【答案】D

【解析】结核病合并症越多,患者越容易出现营养不良风险。

17. 耐药结核病患者在抗结核治疗时,也需要进一步评估（　　）

A. 免疫状态、营养风险、提高运动量、治疗副反应

B. 免疫状态、营养风险、提高运动量

C. 免疫状态、营养风险

D. 营养风险、提高运动量

【答案】C

【解析】耐药结核病病程较长,治疗复杂,患者更容易出现营养不良,所以在对患者进行抗结核治疗时,应进一步评估其营养风险以及免疫状态,避免出现营养不良导致治疗效果不佳的情况。

18. 营养不良诊断常使用的参数包括（　　）

A. 体重指数

B. 三头肌皮褶厚度、上臂肌围

C. 前白蛋白、白蛋白、球蛋白、转铁蛋白

D. 以上都是

【答案】D

【解析】营养不良诊断常使用的参数包括体重指数、血液生化指标、人体测量等指标。

19. 根据调查报道,结核病住院患者通常存在的问题是(　　)

　　A. 营养风险比例高、营养不良比例高、营养治疗比例高

　　B. 营养风险比例高、营养不良比例高

　　C. 营养不良比例高、营养治疗比例高

　　D. 营养风险比例高、营养治疗比例高

【答案】B

【解析】结核病住院患者通常存在营养风险比例高、营养不良比例高,但营养治疗比例低的问题。

20. 目前对住院结核病患者进行营养风险筛查的首选工具是(　　)

　　A. 三头肌皮褶厚度

　　B. 体重指数

　　C. 上臂肌围测量

　　D. 营养风险筛查 2002(NRS 2002)

【答案】D

【解析】根据《结核病营养治疗专家共识》和《住院结核病患者营养筛查与评估》(T/CHATA 029—2023),对住院结核病患者进行营养风险筛查的首选工具是营养风险筛查 2002(NRS 2002)。

21. 肺结核患者营养实施流程,按阶梯顺序为(　　)

　　A. 全肠内营养→膳食加营养教育→完全肠外营养→膳食加口服营养补充→肠内营养加部分肠外营养

　　B. 膳食加营养教育→膳食加口服营养补充→全肠内营养→肠内营养加部分肠外营养→完全肠外营养

　　C. 膳食加营养教育→全肠内营养→完全肠外营养→肠内营养加部分肠外营养→膳食加口服营养补充

　　D. 膳食加口服营养补充→全肠内营养→膳食加营养教育→完全肠外营养→全肠外营养→肠内营养加部分肠外营养

【答案】B

【解析】临床上的营养不良的规范治疗,建议遵循五阶梯治疗原则:第一阶梯为饮食调整＋营养教育;第二阶梯为饮食＋口服营养补充;第三阶梯为全肠内营养;第四阶梯为部分肠内营养＋部分肠外营养;第五阶梯为完全肠外营养。

第四节　特殊人群结核病营养治疗

1. 某肠结核患者合并完全性肠梗阻,此时的营养治疗建议选择(　　)

    A. 饮食调整　　　　　　　　　　　　B. 营养教育

    C. 口服营养补充　　　　　　　　　　D. 完全肠外营养

【答案】D

【解析】完全性肠梗阻患者需要禁食,用完全肠外营养来提供营养支持。

2. 下列哪种矿物质可促进骨结核患者骨骼生长和维持骨骼正常功能(　　)

    A. 铁　　　　　　B. 锰　　　　　　C. 锌　　　　　　D. 镁

【答案】D

【解析】镁对神经系统和心肌有十分重要的作用,还可促进骨骼生长和维持骨骼正常功能,对于结核病患者尤其是骨结核患者有着重要的作用。

3. 不具备传染性的患结核病的哺乳期妇女,鼓励以下哪种喂养方式(　　)

    A. 母乳　　　　　　　　　　　　　　B. 普通配方奶粉

    C. 深度水解奶粉　　　　　　　　　　D. 氨基酸奶粉

【答案】A

【解析】不具备传染性的患结核病的哺乳期妇女可用母乳喂养。

4. 建议所有服用异烟肼的孕妇或哺乳期妇女补充维生素 B_6 的量为(　　)

    A. 10mg/d　　　　　B. 15mg/d　　　　　C. 20mg/d　　　　　D. 25mg/d

【答案】D

【解析】异烟肼治疗的孕妇可以补充维生素 B_6 来预防并发症的发生,建议所有服用异烟肼的孕妇或哺乳期妇女补充维生素 B_6 25mg/d。

5. 为结核病合并糖尿病患者制订个体化营养干预措施,下列说法正确的是(　　)

    A. 碳水化合物宜选用低血糖生成指数食物,可降低餐后血糖,使血糖平稳,减少反式脂肪酸的摄入,增加 ω-3 脂肪酸的比例

    B. 膳食中应添加富含维生素的食物,膳食纤维摄入量应达到并超过健康人群的推荐摄入量

    C. 肠外营养治疗时应使用胰岛素泵单独输注

    D. 以上都是

【答案】D

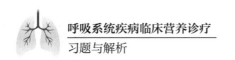

呼吸系统疾病临床营养诊疗
习题与解析

【解析】结核病合并糖尿病患者营养治疗原则：合理摄入三大营养素，摄入充足的维生素、膳食纤维、无机盐和微量元素等，做到营养平衡，既要满足结核病患者的营养需要，又要达到理想的血糖水平。

6. 下列关于结核病合并糖尿病营养治疗论述错误的是（ ）
   A. 结核病合并糖尿病患者每日摄入能量比普通糖尿病患者多 10% ~ 20%
   B. 蛋白质提供能量占总能量的 15% ~ 20%，优质蛋白质比例不超过三分之一
   C. 推荐结核病合并糖尿病患者膳食纤维摄入量达到并超过健康人群的推荐摄入量，具体为 25 ~ 30g/d 或 10 ~ 14g/1 000kcal
   D. 双胍类降血糖药会减少维生素 B_{12} 的吸收，故膳食中应添加富含此类维生素的食物
【答案】B
【解析】结核病合并糖尿病患者宜选用优质蛋白质，比例超过三分之一，并提高吸收利用率。

7. 除肠结核患者外，一般结核病患者发生便秘要注意补充（ ）
   A. 膳食纤维　　　　B. 维生素 C　　　　C. 牛奶　　　　D. 鸡蛋
【答案】A
【解析】补充足够的膳食纤维和水是保持大便通畅、预防便秘、防止消化不良和避免体内废物积聚的必要措施。如食用新鲜蔬菜、带皮水果及全谷物，适量食用山芋、红薯、萝卜、洋葱、蒜苗等。

8. 结核病合并高尿酸血症患者每日脂肪供给量是（ ）
   A. 0.8 ~ 1.0g/(kg·d)　　　　　　B. 0.8 ~ 1.2g/(kg·d)
   C. 1.0 ~ 1.5g/(kg·d)　　　　　　D. 0.6 ~ 0.8g/(kg·d)
【答案】D
【解析】结核病合并高尿酸血症患者每日脂肪供给量为 0.6 ~ 0.8g/kg，一般每日控制在 40 ~ 50g。高脂肪容易导致肥胖，还影响尿酸排出。患者应避免食用肥肉、肥禽、猪牛羊油。

第五章
食品卫生与管理

学习目的 ■

1. 了解加工烹调、储藏运输对食品营养和食品安全的影响。
2. 了解营养标签的基本要求。
3. 了解食源性疾病的调查处理过程。
4. 熟悉各类食品的主要卫生问题,控制食品腐败变质的措施。
5. 熟悉食品添加剂的定义、分类,常见食品添加剂的作用特点。
6. 熟悉常见食物中毒的病原学特点、临床表现、流行病学特点和预防措施。
7. 掌握食品中常见污染物的污染特征和对人体的健康损害。
8. 掌握食源性疾病和食物中毒的概念、特征。

"国以民为本,民以食为天,食以安为先。"食品从种植、养殖到生产、加工、贮存、运输、销售、烹调,直至摆上餐桌,整个过程中的各个环节,都有可能受到某些有毒有害物质污染,以致降低食品卫生质量或对人体造成不同程度的危害。食品污染按其性质可分成生物性污染、化学性污染和物理性污染三类。食品污染对机体健康造成的不良影响,包括急性中毒、慢性危害以及致畸、致突变和致癌作用等。食源性疾病的预防和控制是一个世界范围的问题。正确认识和合理使用食品添加剂,有助于最大限度地保证食品安全,防止损害消费者健康。

第一节　食品污染

1. 大肠内存在细菌,这些细菌(　　　)
   A. 对人体都有害
   B. 对人体肯定无害
   C. 能合成某些维生素
   D. 能合成某些矿物质

【答案】C

【解析】人体肠道内的细菌可以合成维生素 K 和生物素,但合成的量并不能完全满足机体的需要,不能替代从食物中获得这些维生素。大肠内的细菌只能将肠道中的矿物质作为营养来源,并不能合成新的矿物质。大肠内的细菌大部分对人体无害,少数对人体有害,并不能一概而论。

2. 水、食品等卫生细菌学检查的指示菌是( )

    A. 伤寒沙门菌　　　　B. 副伤寒沙门菌　　　C. 大肠埃希菌　　　　D. 志贺菌

【答案】C

【解析】根据 2022 年 3 月修订的《生活饮用水卫生标准》(GB 5749—2022),微生物指标有三项,即总大肠菌群、大肠埃希菌、菌落总数;2021 年 9 月修订的《食品安全国家标准 预包装食品中致病菌限量》(GB 29921—2021)规定的致病菌包括沙门菌、金黄色葡萄球菌、单核细胞增生李斯特菌、致泻大肠埃希菌、副溶血性弧菌和克罗诺杆菌属(阪崎肠杆菌)6 种。

3. 不属于生活饮用水卫生标准中微生物指标的是( )

    A. 大肠埃希菌　　　　B. 总大肠菌群　　　　C. 菌群总数　　　　D. 总硬度

【答案】D

【解析】根据 2022 年 3 月修订的《生活饮用水卫生标准》(GB 5749—2022),微生物指标有三项,即总大肠菌群、大肠埃希菌、菌落总数。另外,生活饮用水水质参考指标中还包括肠球菌和产气荚膜梭菌两项。总硬度属于感官性状和一般化学指标。

4. 《食品国家安全标准 食品中真菌毒素限量》(GB 2761—2017)中拟定了限量指标的真菌毒素是( )

    A. 黄曲霉毒素 B_1 和黄曲霉毒素 M_1　　　　B. 脱氧雪腐镰刀菌烯醇和展青霉素

    C. 赭曲霉毒素 A 和玉米赤霉烯酮　　　　D. 以上都是

【答案】D

【解析】真菌毒素是真菌在生长繁殖过程中产生的次生有毒代谢产物,2017 年 3 月修订的《食品安全国家标准 食品中真菌毒素限量》(GB 2761—2017)规定了食品中黄曲霉毒素 B_1、黄曲霉毒素 M_1、脱氧雪腐镰刀菌烯醇、展青霉素、赭曲霉毒素 A 及玉米赤霉烯酮的限量指标。

5. 以下哪项不属于黄曲霉生长繁殖产毒的必要条件( )

    A. 温度　　　　B. 湿度　　　　C. 光照　　　　D. 氧气

【答案】C

【解析】真菌产毒的条件包括基质、水分、湿度、温度和通风情况。包括黄曲霉在内的大部分真菌繁殖和产毒需要有氧条件。黄曲霉生长产毒的温度范围是 12 ~ 42℃,最适产毒温度为 25 ~ 33℃,最适水分活度(aw)值为 0.93 ~ 0.98。黄曲霉毒素在紫外光照射下不稳定,可用紫外光照射去毒。

6. 以下关于黄曲霉毒素的结构和理化特性的描述,正确的是(　　)
　　A. 二呋喃环末端有双键的毒性大　　　　B. 不耐热,一般烹调方法可以破坏
　　C. 在可见光照射下产生荧光　　　　　　D. 溶于水

【答案】A

【解析】黄曲霉毒素的基本结构为二呋喃环和香豆素(氧杂萘邻酮),二呋喃环末端有双键者毒性较强且有致癌性。黄曲霉毒素耐热,在一般烹调加工温度下不被破坏。黄曲霉毒素在紫外光下发生荧光,可见光照射并不能使其产生荧光。黄曲霉毒素在水中溶解度很低,几乎不溶于水,能溶于油脂和甲醇、丙酮等多种有机溶剂。

7. 黄曲霉毒素污染最严重的食品是(　　)
　　A. 大米　　　　　B. 小麦　　　　　C. 高粱　　　　　D. 花生

【答案】D

【解析】黄曲霉毒素主要污染粮油及其制品,其中以玉米、花生和棉籽油最易受到污染,其次是稻谷、小麦、大麦、豆类等。除粮油制品外,我国还有干果类食品(如核桃、杏仁、榛子)、动物性食品(如乳及乳制品、肝、咸鱼)以及干辣椒中有黄曲霉毒素污染的报道。

8. 流行病学调查研究显示,与黄曲霉毒素污染程度关系最密切的人类肿瘤是(　　)
　　A. 胃癌　　　　B. 直肠癌　　　　C. 肝癌　　　　D. 肺癌

【答案】C

【解析】黄曲霉毒素对肝脏有特殊亲和性,具有较强的肝脏毒性并有致癌作用。亚非国家及我国肝癌流行病学调查发现,某些地区人群膳食中黄曲霉毒素水平与原发性肝癌的发生率呈正相关。黄曲霉毒素是目前公认的最强的化学致癌物质,不仅可以诱发肝癌,还可诱发其他部位肿瘤,如胃癌、肾癌、直肠癌、乳腺癌、卵巢癌等。

9. 容易被展青霉素污染的食品是(　　)
　　A. 苹果汁　　　　B. 花生　　　　C. 玉米　　　　D. 甘蔗

【答案】A

【解析】展青霉素是一种由扩展青霉、荨麻青霉、细小青霉等多种真菌产生的有毒代谢产物,可存在于霉变的面包、香肠,香蕉、梨、菠萝、山楂、葡萄和桃子等水果,苹果汁、苹果酒中。《食品安全国家标准 食品中真菌毒素限量》(GB 2761—2017)规定了以苹果、山楂为原料制成

的水果制品、果蔬汁类和酒类食品中展青霉素的限量指标。花生和玉米容易被黄曲霉毒素污染,甘蔗霉变时主要毒素为甘蔗节菱孢霉产生的3-硝基丙酸。

10. 食品的化学性污染是指环境中有毒有害化学物质对食品的污染,下列哪项不属于化学性污染（　　　）

A. 工业三废造成的重金属污染

B. 食品生产、加工和烹调过程中形成有害化学物如N-亚硝基化合物污染

C. 副溶血性弧菌、沙门菌等微生物污染

D. 多环芳烃类化合物、杂环胺等污染

【答案】C

【解析】食品的化学性污染是指各种有毒有害的有机和无机化学物质对食品造成的污染,主要包括农药、兽药、有毒金属、N-亚硝基化合物、多环芳烃类化合物、杂环胺类化合物、氯丙醇、丙烯酰胺等污染。副溶血性弧菌、沙门菌等污染属于微生物污染。

11. 食品中N-亚硝基化合物的主要来源是（　　　）

A. 食品中天然存在　　　　　　　　B. 食品霉变及微生物污染

C. 腌制食品　　　　　　　　　　　D. 前体物合成

【答案】D

【解析】环境和食品中的N-亚硝基化合物主要是由前体物在一定条件下合成的。N-亚硝基化合物的前体物包括硝酸盐、亚硝酸盐和胺类物质,广泛地存在于人类生存的环境和食品中。食品中天然存在的N-亚硝基化合物主要见于畜禽肉类、鱼类等动物性食品及乳制品。

12. 农作物农药残留的特点是（　　　）

A. 施药距收获间隔期短则农药残留多　　B. 内吸性农药残留少

C. 有机磷农药残留时间较长　　　　　　D. 粉剂比油剂更易残留

【答案】A

【解析】食品中农药残留受许多因素影响。施药浓度越高,次数越多,距收获期越短,残留越多。农药的性质、剂型及使用方法也是重要的影响因素,内吸性农药(如内吸磷、对硫磷)易造成内吸性污染,残留多;稳定的品种(如有机氯、有机汞)比易降解的品种(如有机磷)残留的时间长;油剂比粉剂的穿透力强,更易残留。

13. 可被甲基汞抑制的酶是（　　　）

A. 羟基酶　　　　　B. 巯基酶　　　　　C. 氨基酶　　　　　D. 羧基酶

【答案】B

【解析】有机汞是强蓄积性毒物,主要为甲基汞和二甲基汞。甲基汞经过人体消化道吸收可迅速分布到全身组织和器官,与蛋白质的巯基结合,抑制细胞色素氧化酶、琥珀酸氧化酶、乳酸脱氢酶及过氧化氢酶的活性,造成神经系统损伤。

14. 食品中铅的毒性作用主要是损害(　　　)
    A. 周围神经系统
    B. 皮肤和内分泌系统
    C. 肾脏、骨髓和消化系统
    D. 神经系统、造血系统和肾脏

【答案】D

【解析】食品中铅主要损害人体造血系统、神经系统和肾脏。常见的症状和体征为贫血、神经衰弱、烦躁、失眠、食欲缺乏、口内金属味、腹痛、腹泻或便秘、头昏、头痛、肌肉关节疼痛等,慢性铅中毒可导致凝血时间延长,严重者可致铅中毒性脑病。

15. 烤制食品中苯并(a)芘的主要来源是(　　　)
    A. 空气污染
    B. 食品包装上的石蜡油
    C. 食品包装上的油墨
    D. 食物脂肪发生热聚反应

【答案】D

【解析】多环芳烃主要由各种有机物如煤、柴油、汽油、木材、脂肪及香烟等的不完全燃烧产生。食品成分高温烹调加工时发生热解或热聚反应形成苯并(a)芘,是食品中多环芳烃的主要来源。食品中苯并(a)芘含量较多的是烘烤和熏制食品。食品加工中受机油污染或接触食品包装材料,也可污染苯并(a)芘。

16. 在高温烹调过程中容易产生杂环胺的食物是(　　　)
    A. 肉类
    B. 蔬菜
    C. 谷类
    D. 水果

【答案】A

【解析】食物中蛋白质、氨基酸在加工烹调中,由于受到高温的作用可产生杂环化合物,包括氨基咪唑氮杂芳烃和氨基咔啉两类。在烹调温度、时间和水分相同的情况下,蛋白质含量较高的食物产生杂环胺较多,主要是烹调的鱼和肉。

17. 食品中二噁英的主要来源是(　　　)
    A. 垃圾焚烧
    B. 吸烟
    C. 含铅汽油
    D. 金属冶炼

【答案】A

【解析】大气环境中的二噁英 90% 来源于城市生活垃圾和工业垃圾焚烧。含铅汽油、煤、防腐处理过的木材、石油产品、各种废弃物特别是医疗废弃物在燃烧温度低于 300 ~ 400℃时容易产生二噁英。聚氯乙烯塑料、纸张、氯气以及某些农药的生产环节,钢铁冶炼,催化剂高

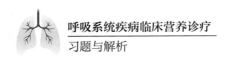

温氯气活化等过程都可向环境中释放二噁英。

18. 可进入食品对人体健康产生较大危害的人工放射性核素主要有（　　　）

    A. ^{32}P、^{40}K、^{131}I　　　　　B. ^{90}Sr、^{131}I、^{137}Cs　　　　C. ^{210}Po、^{90}Sr、^{40}K　　　　D. ^{226}Ra、^{137}Cs、^{90}Sr

【答案】B

【解析】环境中存在的人工放射性核素会通过各种途径,如空气、水、土壤以及食物链进入动、植物性食品,污染食品的人工辐射源主要有 ^{131}I、^{90}Sr、^{137}Cs。^{131}I 对蔬菜的污染具有较大公共卫生意义,^{90}Sr 较多存在于奶制品中,^{137}Cs 进入人体主要通过地衣 - 驯鹿 - 人的特殊食物链。

19. 食品高温加工条件下可发生美拉德反应,该过程中产生的污染物主要为（　　　）

    A. 亚硝基化合物　　　B. 氯丙醇　　　　　C. 杂环胺　　　　　D. 多环芳烃

【答案】C

【解析】美拉德反应又称羰氨反应,是指含有氨基的化合物和含有羰基的化合物在高温下经缩合、聚合生成褐色产物的反应。反应物中羰基化合物包括醛、酮、还原糖,氨基化合物包括氨基酸、蛋白质、胺、肽。反应的结果是使食品颜色加深并赋予食品一定的风味。但是在反应过程中,糖与氨基酸、肌酸在一定条件下可产生大量杂环物质,其中一些可进一步反应生成杂环胺。

20. 萝卜出现下列哪种情况还可以采购（　　　）

    A. 外皮光滑　　　　　B. 糠心　　　　　　C. 抽薹　　　　　　D. 黑心

【答案】A

【解析】蔬菜、水果水分含量高,组织娇嫩,易损伤和腐败变质。萝卜的开裂、分叉、糠心、抽薹以及黑心等都能降低其食用品质。采购萝卜时,应选择表皮比较光滑、肉质比较细腻、分量比较重者。

21. 干藏食品库的相对湿度应控制在（　　　）

    A. 50% ～ 60%　　　B. 30% ～ 40%　　　C. 20% ～ 80%　　　D. 80% ～ 90%

【答案】A

【解析】食品干藏是指将食品的水分降低至足以使食品能在常温下长期保存而不发生腐败变质的水平,并保持这一低水平的食品保藏过程。干藏食品库的相对湿度应控制在50% ～ 60%,如果是贮藏米面等食品的仓库,相对湿度应再低一些。水果冷藏库和蔬菜冷藏库的湿度可在85% ～ 95%,肉类、乳制品及混合冷藏库的湿度应保持在75% ～ 85%。

22. 在高温加热时最易产生有害蛋白质劣变产物的食物是（　　）
    A. 面包　　　　　　B. 鱼　　　　　　C. 油条　　　　　　D. 马铃薯

【答案】B

【解析】食物中蛋白质、氨基酸在加工烹调过程中,受到高温的作用可产生杂环化合物,经口摄入吸收,经过代谢活化可具有致突变性和致癌性。在烹调温度、时间和水分相同的情况下,蛋白质含量较高的食物产生杂环胺较多,主要是烹调的鱼和肉,尤其是明火或炭火炙烤的烤鱼具有强致突变性。

23. 冷冻干燥是将物料预冷,使物料中的大部分液态水变为固态冰,然后提供低温热源,在真空状态下,使冰直接升华为水蒸气而使物料脱水的过程,其中预冷的温度范围是（　　）
    A. −10 ~ 0℃　　　B. −20 ~ −10℃　　　C. −30 ~ −20℃　　　D. −40 ~ −30℃

【答案】D

【解析】冷冻干燥是先将食品低温速冻,使食品中的水结成冰,然后再将食品放在高真空条件下,使冰直接变成气态挥发。一般预冷的冻结温度为−40 ~ −30℃。

24. 食品腐败变质的影响因素包括（　　）
    A. 人为因素　　　　B. 心理因素　　　　C. 环境因素　　　　D. 遗传因素

【答案】C

【解析】食品腐败变质是以食品本身的组成和性质为基础,在环境因素影响下,主要由微生物的作用引起,食品本身、环境因素和微生物三者互为条件、相互影响、综合作用。

25. 肉、蛋等食品腐败变质后产生的恶臭味来源于（　　）
    A. 脂肪的分解产物　　　　　　　　B. 果胶的分解产物
    C. 蛋白质的分解产物　　　　　　　D. 碳水化合物的分解产物

【答案】C

【解析】食物中的蛋白质在微生物的蛋白酶和肽链内切酶等作用下可分解形成氨基酸,氨基酸及其他含氮的低分子物质再通过脱羧基、脱氨基、脱硫作用,形成多种腐败产物,其中尸胺、腐胺、硫化氢均有恶臭气味。油脂酸败过程中形成的醛、酮和某些羧酸使得油脂带有特殊的刺激性臭味,即所谓的“哈喇”气味。碳水化合物分解过程中食品带有甜味、醇类气味。

26. 控制食品腐败变质的措施不包括（　　）
    A. 辐照　　　　　　B. 低温储存　　　　C. 常温储存　　　　D. 脱水与干燥

【答案】C

【解析】食品保藏的基本原理是改变食品的温度、水分、氢离子浓度、渗透压以及采用其他抑菌杀菌的措施,将食品中的微生物杀灭或减弱其生长繁殖的能力,以达到防止食品腐败变质的目的。冷藏、冷冻、高温杀菌、盐渍、酸渍、干燥脱水、辐照保藏是常用的防止食品腐败变质的措施。

27. 盐渍法食品防腐的原理是(　　　　)

　　　A. 分解组织酶　　　　　B. 升高 pH 值　　　　　C. 提高渗透压　　　　D. 减少安全水分

【答案】C

【解析】盐渍法可提高食品的渗透压。在高渗状态的介质中,微生物菌体原生质脱水、收缩、凝固并与细胞膜脱离,从而使微生物死亡。升高食品的 pH、减少食品安全水分均不利于防止食品腐败变质。降低酶的活性一般通过低温或高温实现。

28. 常用巴氏消毒法消毒的食品是(　　　　)

　　　A. 豆粉、酱油　　　　　　　　　　　　B. 奶粉、饮料

　　　C. 鲜奶、啤酒　　　　　　　　　　　　D. 婴儿配方奶粉、蔬菜汁

【答案】C

【解析】巴氏消毒法是利用较低的温度来杀死致病菌和繁殖型微生物的消毒法,适用于液态食物消毒。其优点是最大限度保持食品原有的性质,有利于保持牛奶、蔬菜水果汁、啤酒、醋和葡萄酒中的营养成分和风味基本不变。

29. 粮豆类食品常见的生物性污染物是(　　　　)

　　　A. 真菌和仓储害虫　　　B. 有毒植物种子　　　C. 细菌　　　　　D. 病毒

【答案】A

【解析】粮豆类食品包括粮食类食品和豆类食品。粮豆类食品营养价值高,容易受到微生物、农药、有害化学物质和仓储害虫的污染,尤其是粮豆在生长、收获及储存过程中的各个环节均可受到真菌的污染。甲虫、螨虫及蛾类等仓储害虫可在原粮、半成品粮豆上孵化虫卵、生长繁殖,使粮豆发生变质,失去或降低食用价值。

30. 不新鲜的豆腐外观表现为(　　　　)

　　　A. 发黏　　　　　　　B. 有弹性　　　　　　C. 块形整齐　　　　　D. 无异味

【答案】A

【解析】新鲜的豆腐块形整齐,闻上去有黄豆的香味,有弹性、不发黏。相反,如果豆腐表面摸起来比较滑,而且发黏,甚至可以拉出丝来,那么这种豆腐就已经不新鲜或者变质了。

31. 下列哪项疾病不属于人畜共患病(   )

    A. 高致病性禽流感　B. 旋毛虫病　　　　C. 炭疽　　　　　　D. 丝虫病

【答案】D

【解析】人畜共患病是指人和脊椎动物之间自然传播感染的疫病。根据农业农村部2022年6月第571号公告《人畜共患传染病名录》,包括牛海绵状脑病、高致病性禽流感、狂犬病、炭疽、布鲁氏菌病、弓形虫病、棘球蚴病、钩端螺旋体病、沙门氏菌病、牛结核病、日本血吸虫病、日本脑炎(流行性乙型脑炎)、猪链球菌Ⅱ型感染、旋毛虫病、囊尾蚴病、马鼻疽、李氏杆菌病、类鼻疽、片形吸虫病、鹦鹉热、Q热、利什曼原虫病、尼帕病毒性脑炎、华支睾吸虫病24种,不包括丝虫病。

32. 花生最易受到哪种污染物的污染从而出现食品卫生问题(   )

    A. 大肠菌群　　　　B. 肠道致病菌　　　C. 霉菌　　　　　　D. 沙门菌

【答案】C

【解析】黄曲霉毒素主要污染粮油及其制品,其中玉米、花生最易受到污染。国外也有报道花生酱被沙门菌污染,导致中毒者死亡。

33. 腌制的肉类、蔬菜食品中可能含有较高浓度的(   )

    A. 黄曲霉毒素　　　　　　　　　B. 多环芳烃类化合物

    C. 胺类　　　　　　　　　　　　D. N-亚硝基化合物

【答案】D

【解析】土壤和肥料中的氮在土壤中固氮菌和硝酸盐生成菌的作用下可转化为硝酸盐,蔬菜等植物在生长过程中从土壤吸收硝酸盐,用硝酸盐腌制鱼、肉等动物性食品是一种古老和传统的方法。蔬菜、肉类在腌制过程中,硝酸盐可在硝酸盐还原菌的作用下形成亚硝酸盐。亚硝酸盐和胺类在一定条件下发生亚硝基化反应,生成N-亚硝基化合物。

34. 肉与肉制品的主要卫生问题不包括(   )

    A. 人畜共患病与寄生虫病　　　　B. 微生物污染

    C. 亚硝酸盐　　　　　　　　　　D. 杀虫剂污染

【答案】D

【解析】肉类的主要卫生问题包括腐败变质、人畜共患病、人畜共患寄生虫病、兽药残留等。微生物在肉类腐败变质过程中发挥关键作用。肉制品生产加工过程中,常将亚硝酸盐作为防腐剂和护色剂。杀虫剂污染主要见于粮豆类食品和蔬菜水果。

35. 对人畜危害最大的传染病是（　　　）

　　A. 囊虫病　　　　　B. 猪瘟　　　　　　C. 炭疽　　　　　D. 结核

【答案】C

【解析】炭疽是由炭疽杆菌引起的烈性传染病,主要发生在畜间,以牛、羊、马等草食动物最为多见,人患本病多是由于接触病畜或染菌皮毛等。炭疽杆菌的芽孢具有强大的抵抗力,能在土壤中存活 15 年。炭疽呈世界性分布,各大洲均有炭疽发生或流行的报道。染病者发生肠炭疽、肺炭疽病死率较高,危害严重。

36. 经后熟处理后可食用的病畜肉是（　　　）

　　A. 猪瘟病畜肉　　　B. "米猪肉"　　　　C. 口蹄疫病畜肉　　D. 结核病畜肉

【答案】C

【解析】口蹄疫病毒没有囊膜,对酸、碱敏感,耐热性差。体温正常的口蹄疫病畜,去骨肉及内脏经后熟处理,即在 0 ~ 6℃时经 48 小时、大于6℃时经 30 小时或 10 ~ 12℃时经 24 小时存放后方可食用。但屠宰前体温升高的病畜,其内脏和副产品应进行高温处理。猪瘟病畜肉、结核病畜肉和"米猪肉"（即染囊尾蚴病猪肉）应销毁或高温处理。

37. 鲜蛋的化学性污染物主要是（　　　）

　　A. 汞　　　　　　　B. 农药　　　　　　C. 激素　　　　　　D. 抗生素

【答案】A

【解析】汞可通过空气、水和饲料进入禽体,鲜蛋的化学性污染物主要为汞。农药、激素、抗生素及其他化学性污染物也可通过饮水和饲料进入禽体,残留在蛋中。

38. 新鲜鱼的特征是（　　　）

　　A. 体表无光泽　　　B. 鱼鳞易脱落　　　C. 鳃呈暗红色　　　D. 眼球饱满突出

【答案】D

【解析】新鲜鱼体表色泽光亮,体硬肉紧,富有弹性;眼球突出,清亮有神,角膜透明;鱼鳞紧贴不脱落;鱼嘴紧闭但易拉开,口内清洁无污物;鱼鳃盖贴紧而鳃部鲜红;鱼肚完整,色泽正常,腹内无胀气;肛门周围呈圆坑形,硬实发白,有正常鱼腥味。鱼死亡后由于鱼体内细菌和酶的作用,鱼体出现腐败变质,表现为鱼鳞脱落、眼球凹陷、鳃呈褐色并有臭味、腹部膨隆、肛门肛管突出、鱼肌肉碎裂并与鱼骨分离。

39. 水产品卫生问题不包括（　　　）

　　A. 寄生虫病　　　　B. 腐败变质　　　　C. 工业废水污染　　D. 真菌毒素污染

【答案】D

【解析】环境的污染可导致水产品生长水域污染,而使水产品体内含有较多的重金属、农药、病原微生物及寄生虫等。水产品易发生腐败变质,但罕见真菌毒素污染。

40. 鱼类的主要卫生问题是(　　　)

    A. 生虫　　　　　　B. 蛋白质腐败　　　　C. 发霉　　　　　　D. 脂肪酸败

【答案】B

【解析】鱼类的卫生问题包括重金属污染、农药污染、病原微生物污染、寄生虫感染和腐败变质。鱼类蛋白质营养丰富,水分含量高,污染的微生物多,且酶的活性高,易发生腐败变质。

41. 能引起牛乳房炎的致病菌是(　　　)

    A. 金黄色葡萄球菌　　　　　　　　　　B. 牛型结核分枝杆菌

    C. 布鲁氏菌　　　　　　　　　　　　　D. 口蹄疫病毒

【答案】A

【解析】奶类富含多种营养成分,特别适宜微生物的生长繁殖。引起乳畜乳腺炎的致病菌是金黄色葡萄球菌,食用污染的牛奶可出现金黄色葡萄球菌食物中毒。

42. 冷饮食品中有害物质污染的主要来源是(　　　)

    A. 原料中的农药　　　　　　　　　　　B. 模具中的有害金属

    C. 原料中的亚硝胺　　　　　　　　　　D. 不合格的食品添加剂

【答案】D

【解析】冷饮食品是以饮用水、食糖、奶、奶制品、果蔬制品、豆类、食用油脂等其中的几种作为主要原料,添加或不添加其他辅料、食品添加剂、食品营养强化剂,经配料、巴氏杀菌或灭菌、冷藏或冷冻等工艺制成的液态、固态或半固态食品。添加剂超量、超范围使用是其主要食品卫生问题。

43. 饮用生物性污染的水导致的疾病是(　　　)

    A. 皮肤病　　　　B. 心血管疾病　　　　C. 脑血管疾病　　　　D. 细菌性肠道传染病

【答案】D

【解析】天然水体生物性污染的危害主要包括病原体污染、藻类及其毒素等对生态环境和人群健康造成的不良影响。水体中常见的细菌性病原体,如伤寒杆菌、副伤寒杆菌、痢疾杆菌、霍乱弧菌、致病性大肠埃希菌等均可引起肠道传染病。

44. 饮用水生物性污染的主要健康危害是(　　　)

    A. 皮肤病多发　　　　　　　　　　　　B. 引起介水传染病

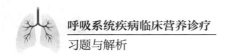

呼吸系统疾病临床营养诊疗
习题与解析

C. 消化系统疾病多发　　　　　　　　D. 肝癌患病率增高

【答案】B

【解析】水体中的污染物是影响生态环境和人群健康的重要因素,水体污染可分为生物性污染、化学性污染和物理性污染。典型的生物性污染是含有病原体的人畜粪便或污水污染水体,可引起介水传染病的传播和流行。

45. 饮用水适宜的氟浓度一般为（　　　）

　　A. 0.5mg/L　　　　B. 0.7～1.0mg/L　　　C. 1.0～1.5mg/L　　　D. 1.5～2.0mg/L

【答案】B

【解析】水中氟化物浓度在0.5mg/L以下地区,居民龋齿患病率高达50%～60%;水中氟化物浓度在1.0～1.5mg/L的地区,居民氟斑牙患病率高达45%以上。综合考虑氟在1mg/L时对牙齿的轻度影响和防龋作用,以及高氟地区除氟在经济技术上的可行性,饮用水中氟化物含量不应超过1.0mg/L。2022年3月修订的《生活饮用水卫生标准》(GB 5749—2022)规定氟化物限值为1.0mg/L。

第二节　食源性疾病

1. 食源性疾病包括（　　　）

　　A. 肠道传染病、食源性肠道寄生虫病　　　B. 食物中毒、食源性变态反应性疾病

　　C. 饮食不均衡引起的2型糖尿病　　　　　D. 以上都是

【答案】D

【解析】根据《中华人民共和国食品安全法》的定义,食源性疾病指食品中的致病因素进入人体引起的感染性、中毒性等疾病,包括食物中毒。食源性疾病包括与摄食有关的一切疾病,包括传统的食物中毒,还包括肠道传染病、食源性寄生虫病、食源性变态反应性疾病、人畜共患病、食物中某些污染物引起的慢性损害为主的疾病和食物营养不平衡所造成的慢性非传染性疾病。

2. 食源性疾病的特征包括（　　　）

　　A. 食物是传播媒介　　　　　　　　　B. 人与人之间不传染

　　C. 传染源是患病的人或动物　　　　　D. 临床过程以慢性疾病为主

【答案】A

【解析】食源性疾病有三个基本特征,即食物是传播媒介,致病因子是食物中的病原体,临床特征是急性中毒性或感染性表现。食源性疾病中的食物中毒,人与人之间不传染,但是肠道

282

传染病是通过粪-口途径传播的。同理,食源性疾病不一定存在传染源。

3. 食品安全事故包括(　　)
A. 介水传染病　　　　　　　　B. 食物中毒
C. 暴饮暴食引起的急性胃肠炎　　D. 食品营养的强化

【答案】B

【解析】根据《中华人民共和国食品安全法》的定义,食品安全事故指食源性疾病、食品污染等源于食品,对人体健康有危害或者可能有危害的事故。介水传染病不属于食源性疾病;暴饮暴食引起的急性胃肠炎属于食源性疾病,但一般为个体事件。

4. 食物中毒的特点不包括(　　)
A. 人与人之间相互传染　　B. 发病与食物有关
C. 短时间多人突然发病　　D. 临床表现类似

【答案】A

【解析】食物中毒有四个共同特点:①发病潜伏期短,来势急剧,呈暴发性;②发病与食物有关,患者有食用同一有毒食物史;③中毒患者临床表现基本相似,以胃肠道症状为主;④一般人与人之间无直接传染。人与人之间相互传染是传染病的特点。

5. 食物中毒与其他急性疾病最本质的区别是(　　)
A. 潜伏期短　　　　　　　B. 很多人同时发病
C. 急性胃肠道症状为主　　D. 患者曾进食同一批某种食物

【答案】D

【解析】食物中毒的发病与食物有关,患者有食用同一有毒食物史,流行波及范围与有毒食物供应范围相一致,停止该食物供应后,流行即终止。含有生物性、化学性有毒有害物质的食物是食物中毒发生的基础。

6. 一年中细菌性食物中毒的高发时间是(　　)
A. 第一、二季度　　B. 第一、三季度　　C. 第二、三季度　　D. 第三、四季度

【答案】C

【解析】细菌性食物中毒全年皆可发生,但在夏秋季高发,5~10月较多。这与夏季气温高,细菌易于大量繁殖和产生毒素密切相关,也与机体的防御功能降低、易感性增高有关。

7. 最常见的食物中毒是(　　)
A. 化学性食物中毒　　B. 细菌性食物中毒　　C. 有毒动物中毒　　D. 有毒植物中毒

【答案】B

【解析】食物中毒根据病原体可分为细菌性食物中毒、真菌及其毒素食物中毒、有毒动植物中毒、化学性食物中毒。细菌性食物中毒是因摄入被致病性细菌或其毒素污染的食物引起的中毒。细菌性食物中毒在国内外都是最常见的食物中毒,引起中毒的人数最多。

8. 细菌性食物中毒的特点是（　　　）

    A. 预后较差   B. 发病率低   C. 病程短   D. 恢复慢

【答案】C

【解析】除李斯特菌、小肠结肠炎耶尔森菌、肉毒梭菌、椰毒假单胞菌食物中毒外,常见的细菌性食物中毒,如沙门菌、葡萄球菌、变形杆菌等食物中毒发病率高,病程短、恢复快、预后好、病死率低。

9. "神奈川试验"阳性说明食物中毒属于（　　　）

    A. 沙门菌食物中毒   B. 变形杆菌食物中毒

    C. 金黄色葡萄球菌食物中毒   D. 副溶血性弧菌食物中毒

【答案】D

【解析】副溶血性弧菌能使人或家兔的红细胞发生溶血,在血琼脂培养基上出现 β 溶血带,称为"神奈川试验"阳性。"神奈川试验"阳性菌的感染能力强,引起食物中毒的副溶血性弧菌 90% "神奈川试验"阳性。

10. 沙门菌食物中毒最常见的病原菌是（　　　）

    A. 鼠伤寒沙门菌,肠炎沙门菌,鸭沙门菌

    B. 肠炎沙门菌,猪霍乱沙门菌,鸡沙门菌

    C. 猪霍乱沙门菌,肠炎沙门菌,鼠伤寒沙门菌

    D. 鼠伤寒沙门菌,猪伤寒沙门菌,肠炎沙门菌

【答案】C

【解析】沙门菌食物中毒是一种常见的细菌性食物中毒,由一群革兰氏阴性杆菌尤其是对人和动物都能致病的病菌引起,其中以鼠伤寒、肠炎和猪霍乱沙门菌最常见。沙门菌食物中毒发病率高,在各类食物中毒中居首位,中毒症状有多种多样表现。一般可分为 5 种类型:胃肠炎型、类伤寒型、类霍乱型、类感冒型、败血症型,其中以胃肠炎型最为多见。

11. 引起沙门菌食物中毒最常见的食物是（　　　）

    A. 罐头食品   B. 家庭自制的发酵食品

    C. 奶及奶制品   D. 肉类及其制品

【答案】D

【解析】引起沙门菌食物中毒的食品主要为动物性食品,特别是畜肉类及其制品,其次为禽肉、蛋类、奶类及其制品,由植物性食品引起者很少。罐头食品和家庭自制的发酵食品是引起肉毒梭菌食物中毒的常见食品。

12. 葡萄球菌食物中毒突出的临床表现是(　　　)

  A. 腹泻　　　　　　　　　　　　　B. 剧烈、频繁的呕吐

  C. 高热　　　　　　　　　　　　　D. 里急后重

【答案】B

【解析】葡萄球菌食物中毒患者主要表现为明显的胃肠道症状,如恶心、呕吐、中上腹部疼痛、腹泻等,以呕吐最为显著。呕吐物常含胆汁,或含血及黏液。剧烈呕吐可导致虚脱、肌痉挛及严重失水。患者体温大多正常或略高,无里急后重感。

13. 引起副溶血性弧菌食物中毒的食品主要是(　　　)

  A. 海产品　　　　B. 熟肉　　　　C. 禽蛋类　　　　D. 咸菜

【答案】A

【解析】引起副溶血性弧菌食物中毒的食品主要是海产品,其中以墨鱼、带鱼、黄花鱼、虾、蟹、贝、海蜇最为多见;其次为盐渍食品,如咸菜、腌制的畜禽类食品等。

14. 肠出血性大肠埃希菌最常见的血清型是(　　　)

  A. $O_{26}:H_6$　　　　B. $O_{111}:H_2$　　　　C. $O_{157}:H_7$　　　　D. $O_6:H_{16}$

【答案】C

【解析】引起食物中毒的致病性大肠埃希菌的血清型主要有 $O_{157}:H_7$、$O_{111}:B_4$、$O_{55}:B_5$、$O_{26}:H_6$ 等。引起出血性肠炎的肠出血性大肠埃希菌最常见的血清型是 $O_{157}:H_7$,已在全球多次引起食源性出血性肠炎。

15. 临床表现少有胃肠道症状的是(　　　)

  A. 沙门菌食物中毒　　　　　　　　B. 葡萄球菌食物中毒

  C. 肉毒梭菌食物中毒　　　　　　　D. 副溶血性弧菌食物中毒

【答案】C

【解析】细菌性食物中毒的临床表现以急性胃肠炎为主,沙门菌食物中毒、葡萄球菌食物中毒、副溶血性弧菌食物中毒等均符合这一规律。但肉毒梭菌食物中毒症状以运动神经麻痹为主,胃肠道症状少见。

16. 可引起食物中毒出现"肠源性青紫症"的有毒物质是（　　）

　　A. 瘦肉精　　　　　B. 河鲀毒素　　　　　C. 亚硝酸盐　　　　　D. 有机磷农药

【答案】C

【解析】亚硝酸盐摄入过量会使血红蛋白中的 Fe^{2+} 氧化为 Fe^{3+}，使正常血红蛋白转化为高铁血红蛋白，失去携氧能力导致组织缺氧。亚硝酸盐食物中毒的主要症状为口唇、指甲以及全身皮肤出现青紫等组织缺氧表现，称为"肠源性青紫症"。

17. 预防四季豆食物中毒的方法主要是（　　）

　　A. 炒熟煮透　　　　　　　　　　B. 尽量不吃四季豆

　　C. 选择无毒四季豆　　　　　　　D. 和其他蔬菜一起食用

【答案】A

【解析】导致四季豆中毒的有毒成分是皂素和植物血凝素，均不耐热，通过烧熟煮透至四季豆失去原有的绿色、生硬感和豆腥味，破坏毒素，可预防四季豆食物中毒。

18. 发芽马铃薯引起中毒的成分是（　　）

　　A. 组胺　　　　　　B. 龙葵素　　　　　　C. 皂苷　　　　　　D. 棉酚

【答案】B

【解析】发芽马铃薯引起中毒的成分是茄碱（又称龙葵素）；组胺是海产鱼类中的青皮红肉鱼的有毒成分；皂苷是引起四季豆中毒的有毒成分；棉酚是引起粗制棉籽油中毒的有毒成分。

19. 河鲀毒素的毒性非常大，摄入多少纯品即可致人死亡（　　）

　　A. 2mg　　　　　　B. 1mg　　　　　　C. 0.5mg　　　　　　D. 0.1mg

【答案】C

【解析】河鲀味道鲜美，但由于其含有剧毒，民间自古有"拼死吃河鲀"的说法。引起中毒的河鲀毒素是一种非蛋白质神经毒素，其毒性比氰化钠强1 000倍，0.5mg可致人死亡。

20. 河鲀中河鲀毒素含量最高的器官或组织是（　　）

　　A. 皮肤、鳃　　　　B. 肝脏、心脏　　　　C. 卵巢、肝脏　　　　D. 鳃、鳍

【答案】C

【解析】河鲀的河鲀毒素含量，在卵巢、肝脏和肠中最高，皮肤中只含有少量的河鲀毒素。通常情况下，河鲀的肌肉大多不含毒素或仅含有少量的毒素。

21. 河鲀毒素的主要毒作用是（　　）

　　A. 引起血压下降

B. 引起脑神经损伤

C. 引起体温下降

D. 阻断神经肌肉间的传导引起随意肌进行性麻痹

【答案】D

【解析】河鲀毒素可直接作用于胃肠道,产生局部刺激作用;主要是选择性阻断细胞膜对 Na^+ 的通透性,使神经传导阻断,呈麻痹状态。首先是感觉神经麻痹,随后是运动神经麻痹,导致四肢肌肉麻痹,患者常因呼吸麻痹、循环衰竭而死亡。

22. 河鲀毒素主要作用于人体(　　　)

　　A. 心血管系统　　　　B. 神经系统　　　　C. 消化系统　　　　D. 生殖系统

【答案】B

【解析】河鲀毒素中毒以神经系统症状为主,河鲀毒素可引起中枢神经麻痹,阻断神经肌肉间传导,使随意肌出现进行性麻痹。潜伏期很短,短至 10 ~ 30 分钟,长至 3 ~ 6 小时发病。发病急,来势凶猛。开始时手指、口唇、舌尖发麻或刺痛,然后出现恶心、呕吐、腹痛、腹泻、四肢麻木无力、身体摇摆、共济失调。

23. 产生毒素 3- 硝基丙酸的是(　　　)

　　A. 肉毒梭菌毒素污染的食物　　　　　　B. 赤霉病麦

　　C. 霉变甘蔗　　　　　　　　　　　　　D. 副溶血性弧菌污染的食物

【答案】C

【解析】霉变甘蔗闻之有霉味,含有大量的有毒真菌及其毒素,主要是甘蔗节菱孢霉产生的 3- 硝基丙酸,属于神经毒素,主要损害中枢神经系统。赤霉病麦中的主要毒性物质是镰刀菌产生的毒素,包括脱氧雪腐镰刀菌烯醇、雪腐镰刀菌烯醇和玉米赤霉烯酮。

24. 由毒蝇碱引起的毒蕈中毒临床表现属于(　　　)

　　A. 胃肠型　　　　　　B. 神经精神型　　　　C. 溶血型　　　　D. 肝肾损害型

【答案】B

【解析】毒蕈中毒的临床表现分为胃肠型、神经精神型、溶血型、肝肾损害型、类光过敏型。引起神经精神型毒蕈中毒的毒素主要有毒蝇碱、鹅膏蕈氨酸、光盖伞素及脱磷酸光盖伞素、致幻剂等。

25. 毒蕈中毒引起肝肾损伤的有毒成分是(　　　　)

　　A. 光盖伞素　　　　B. 毒蝇碱　　　　　C. 类树脂物质　　　　D. 毒肽类、毒伞肽类

【答案】D

【解析】引起肝肾损害型毒蕈中毒的毒素有毒肽类、毒伞肽类、鳞柄白毒肽类、非环状肽等。类树脂物质属于胃肠毒素,毒蝇碱、光盖伞素为神经精神毒素。

26. 毒蕈中毒的临床表现中有假愈期的是( )
    A. 溶血型毒蕈中毒　　　　　　　　B. 日光性皮炎型毒蕈中毒
    C. 脏器损害型毒蕈中毒　　　　　　D. 神经精神型毒蕈中毒
【答案】C
【解析】脏器损害型(肝肾损害型)毒蕈中毒的病情发展可分为6期:潜伏期、胃肠炎期、假愈期、内脏损害期、精神症状期和恢复期。其中假愈期是毒素逐渐进入内脏,肝脏损害开始的过渡期,患者的胃肠炎症状缓解暂时无症状或仅有轻微乏力、不思饮食。

27. 苦杏仁中的氰苷可在酶的作用下释放出( )
    A. 苦杏仁苷　　　　B. 龙葵素　　　　C. 亚麻苦苷　　　　D. 氢氰酸
【答案】D
【解析】苦杏仁、桃仁、木薯等含氰苷类植物,在口腔中咀嚼和在胃肠内进行消化时,氰苷被果仁所含的水解酶水解释放出氢氰酸并迅速被黏膜吸收入血引起中毒。苦杏仁苷、亚麻苦苷分别是苦杏仁、木薯中主要的氰苷。龙葵素是发芽马铃薯中的有毒成分。

28. 亚硝酸盐中毒的机制是( )
    A. 外窒息　　　　　　　　　　　　B. 形成高铁血红蛋白
    C. 使呼吸酶失去活性　　　　　　　D. 与细胞色素氧化酶的铁结合
【答案】B
【解析】亚硝酸盐摄入过量会使血红蛋白中的 Fe^{2+} 氧化为 Fe^{3+},使正常血红蛋白转化为高铁血红蛋白,失去携氧能力导致组织缺氧。另外,亚硝酸盐对周围血管还有麻痹作用。有机汞和砷化合物食物中毒会抑制体内多种酶的活性并干扰细胞的呼吸。

29. 以下有毒物质与所含的有毒成分对应正确的选项是( )
    A. 抽芽马铃薯 - 龙葵素,四季豆 - 生物碱,木薯 - 苦杏仁苷
    B. 抽芽马铃薯 - 龙葵素,木薯 - 苦杏仁苷,鲜黄花菜 - 秋水仙素
    C. 木薯 - 苦杏仁苷,新黄花菜 - 秋水仙素,棉籽油 - 红细胞凝集素
    D. 四季豆 - 生物碱,新黄花菜 - 秋水仙素
【答案】B
【解析】发芽马铃薯引起中毒的有毒成分是茄碱(又称龙葵素),苦杏仁苷是引起木薯中毒的有毒成分,秋水仙素是引起鲜黄花菜中毒的有毒成分。生物碱是引起有毒蜂蜜中毒的有毒

成分,棉酚是引起粗制棉籽油中毒的有毒成分。引起四季豆中毒的有毒成分是皂素、植物血凝素。

30. 与食物中毒患者处理无关的是（　　　）

    A. 头低脚高卧位　　　　B. 洗胃　　　　　　C. 对症治疗　　　　　　D. 胃内容物送检

【答案】A

【解析】食物中毒处理常采用催吐、洗胃、导泻的方法迅速排出毒物。一般不使用抗菌药物,以对症治疗为主。对中毒患者的胃内容物进行细菌学及血清学检查,是常用的实验室诊断手段。头低脚高位适用于抢救各类休克及晕厥患者时,有利于维持大脑血流量,保持大脑灌注压;以及咯血患者发生窒息时,采用头低脚高侧位,轻拍背部,以利血块排出。

31. 发生食物中毒后,公共营养师要采取的行动是（　　　）

    A. 赶快处理现场,清理和销毁各种物证　　　B. 及时向当地卫生行政部门报告

    C. 隐藏中毒患者　　　　　　　　　　　　　D. 隐瞒不报

【答案】B

【解析】按照各地相关要求,发现食品安全事件的单位或个人应当及时向所在地县级市场监督管理部门、卫生行政部门报告。食品安全事件的报告应当及时、客观、真实,任何单位或个人不得隐瞒、谎报、瞒报。食品安全事件发生单位和个人不得隐匿、伪造、毁灭相关证据。

32. 食物中毒调查人员在食物中毒现场可以做的抢救患者的工作有（　　　）

    A. 检验临床标本　　　　　　　　　　　　B. 书写病历

    C. 紧急调动抢救所需要的工作人员　　　　D. 紧急对患者进行输液、洗胃等处理

【答案】C

【解析】食物中毒的现场卫生学和流行病学调查,包括对患者、同餐进食者的调查,对可疑食品加工现场的卫生学调查。对食物中毒患者调查时应注意,调查人员首先要积极参与组织抢救患者。检验临床标本,书写病历,紧急对患者进行输液、洗胃等处理属于临床医务人员的职责和工作。

第三节　食品添加剂、营养强化剂和食品标签

1. 以下属于天然甜味剂的是（　　　）

    A. 索马甜　　　　　　　　　　　　　　　B. 甜菊糖苷

    C. 麦芽糖醇、乳糖醇　　　　　　　　　　D. 以上都是

【答案】D

【解析】天然甜味剂包括：①糖醇类：包括 D- 甘露糖醇、麦芽糖醇、乳糖醇、山梨糖醇、赤藓糖醇和木糖醇；②非糖醇类：包括索马甜、甜菊糖苷和罗汉果甜苷。阿斯巴甜属于人工合成甜味剂。

2. 以下关于联合国粮食及农业组织和世界卫生组织联合专家委员会（Joint FAO/WHO Expert Committee on Food Additives，JECFA）对食品添加剂分类管理的说法，正确的是（　　）

    A. A1 类为经过 JECFA 安全性评价，毒理学性质已经清楚，可以使用并已制定正式每日允许摄入量（ADI）值者

    B. A2 类为目前毒理学资料不够完善，制定暂时 ADI 值者

    C. C1 类是认为在食品中使用不安全者

    D. 以上都是

【答案】D

【解析】JECFA 建议将食品添加剂分为以下四类管理：①第一类为公认安全（generally recognized as safe，GRAS）物质，可以按照正常需要使用，无须制定每日允许摄入量（acceptable daily intake，ADI）值；②第二类为 A 类，又分为 A1 和 A2 两类：A1 类为经过 JECFA 安全性评价，毒理学性质已经清楚，可以使用并已制定正式 ADI 值者；A2 类为目前毒理学资料不够完善，制定暂时 ADI 值者；③第三类为 B 类，即毒理学资料不足，未制定 ADI 值者，又分为 B1 和 B2 两类：B1 类是 JECFA 曾经进行过安全性评价，因毒理学资料不足未制定 ADI 者；B2 类是 JECFA 尚未进行过安全性评价者；④第四类为 C 类，即原则上禁止使用的食品添加剂，又分为 C1 和 C2 两类：C1 类是认为在食品中使用不安全者，C2 类只限于在某些食品中作特殊用途使用。

3. 合成色素的特点包括（　　）

    A. 性质稳定、成本较高

    B. 着色力强、可任意调色

    C. 着色力强、可任意调色、成本较高、没有毒性

    D. 性质稳定、着色力强、可任意调色

【答案】D

【解析】合成色素主要指用人工合成的方法从煤焦油中制取或以苯、甲苯、萘等芳香烃化合物为原料合成的有机色素。合成色素性质稳定、着色力强、可任意调色、成本低廉、使用方便，但具有一定的毒性。

4. 属于人工合成甜味剂的是（　　　）

    A. 红曲米　　　　　B. 苋菜红　　　　　C. 阿斯巴甜　　　　　D. 甜菊糖苷

【答案】C

【解析】人工合成甜味剂包括爱德万甜、双甜（天门冬酰苯丙氨酸甲酯乙酰磺胺酸）、三氯蔗糖、甜蜜素、糖精钠、安赛蜜、阿斯巴甜、阿力甜、纽甜。

5. 属于天然色素的是（　　　）

    A. 红曲米　　　　　B. 胭脂红　　　　　C. 阿斯巴甜　　　　　D. 甜菊糖苷

【答案】A

【解析】胭脂红属于合成色素，阿斯巴甜和甜菊糖苷属于甜味剂。

6. 某品牌火腿肠标签中食品添加剂一项包括食用香精、三聚磷酸钠、卡拉胶、山梨酸钾、D-异抗坏血酸钠、红曲米、瓜尔胶、谷氨酸钠、乳酸链球菌素、亚硝酸钠，其中属于防腐剂的有（　　　）

    A. 1 种　　　　　B. 2 种　　　　　C. 3 种　　　　　D. 4 种

【答案】C

【解析】防腐剂是指防止食品腐败变质、延长食品储存期的物质。按照物质的性质防腐剂可分为酸型、酯型、生物型和其他等。该火腿标签中山梨酸钾属于酸型防腐剂，乳酸链球菌素属于生物型防腐剂，D-异抗坏血酸钠是一种新型生物型食品抗氧化防腐保鲜助色剂，能防止腌制品中致癌物质——亚硝胺的形成，根除食品饮料的变色、异味和混浊等不良现象。故此品牌火腿肠共有 3 种防腐剂。

7. 某食品企业欲生产一批适于糖尿病患者食用的食品，最适合添加于这批食品的甜味剂是（　　　）

    A. 葡萄糖　　　　　B. 果糖　　　　　C. 木糖醇　　　　　D. 糖精钠

【答案】C

【解析】糖醇类甜味剂的特点是甜度低、能量低、黏度低，甜味与蔗糖近似，代谢途径与胰岛素无关，不会引起血糖升高，不产酸，常用作糖尿病患者的甜味剂。

8. 山梨酸抑菌作用的最佳环境为（　　　）

    A. 碱性环境　　　　　B. 酸性环境　　　　　C. 中性环境　　　　　D. 高温环境

【答案】B

【解析】山梨酸抑菌作用的最佳环境为酸性环境，随 pH 的增大抑菌效果减小，pH 为 8 时丧失抑菌作用。

9. 关于增味剂的描述不正确的是(　　　　)
    A. 按化学性质不同,增味剂可分为氨基酸系列和核苷酸系列
    B.《食品安全国家标准 食品添加剂使用标准》(GB 2760—2024)中规定了味精在食品中的具体最大使用量
    C. 所有的核苷酸增味剂都只有以二钠(或二钾、二钙)盐的形式才有鲜味
    D. 谷氨酸钠为味精的主要成分

【答案】B

【解析】增味剂是指可补充或增强食品原有风味的物质。按其化学性质的不同,增味剂可分为氨基酸系列和核苷酸系列。谷氨酸钠为味精的主要成分,《食品安全国家标准 食品添加剂使用标准》(GB 2760—2024)将味精列入"可在各类食品中按生产需要适量使用的食品添加剂名单",但没有规定其在食品中的具体最大使用量。核苷酸系列增味剂都只有以二钠(或二钾、二钙)盐的形式才有鲜味,如果羟基被酯化或酰胺化,即无鲜味。

10. 有关食用色素的叙述正确的是(　　　　)
    A. 食用合成色素是人工合成的无机色素　　　B. 食用天然色素对人体都无毒性
    C. 食用合成色素可任意调色　　　　　　　　D. 食用合成色素较难溶于水

【答案】C

【解析】食用色素按其来源和性质可分为天然色素和合成色素两类。天然色素存在难溶、着色不均、难以任意调色及对光、热、pH 稳定性差和成本高等缺点。天然色素多数比较安全,但个别具有毒性,如藤黄有剧毒不能用于食品。合成色素主要指用人工合成的方法从煤焦油中制取或以苯、甲苯、萘等芳香烃化合物为原料合成的有机色素。合成色素性质稳定、着色力强、可任意调色、成本低廉、使用方便,多是水溶性色素。

11. 硝酸盐和亚硝酸盐对以下哪种细菌有特殊抑制作用(　　　　)
    A. 葡萄球菌　　　　　B. 沙门菌　　　　　C. 变形杆菌　　　　　D. 肉毒梭菌

【答案】D

【解析】硝酸盐和亚硝酸盐除对肉制品有护色作用外,还对微生物的繁殖有一定的抑制作用,特别是对肉毒梭菌有特殊抑制作用。

12. 亚硫酸盐能破坏肉、鱼等动物性食品中的(　　　　)
    A. 维生素 A　　　　　B. 维生素 B_1　　　　　C. 维生素 B_2　　　　　D. 维生素 E

【答案】B

【解析】亚硫酸盐类漂白剂通过与酸反应产生二氧化硫,二氧化硫遇水形成亚硫酸而发挥作用。在食品加工中多用于蜜饯、干果等食品和处理、保藏水果原料及其半成品。但亚硫酸盐不

适用于肉、鱼等动物性食品,其残留的气味会掩盖肉、鱼的腐败气味并破坏其中的维生素 B_1。

13. 我国现行的《食品安全国家标准 食品添加剂使用标准》(GB 2760—2024)将食品添加剂分为( )

    A. 16 类   B. 18 类   C. 20 类   D. 23 类

【答案】D

【解析】《食品安全国家标准 食品添加剂使用标准》(GB 2760—2024)将食品添加剂分为 23 类。

14. 下列属于食品抗氧化剂的是( )

    A. 山梨酸   B. 丁基羟基茴香醚   C. 碳酸   D. 乳酸

【答案】B

【解析】抗氧化剂是指能防止或延缓油脂或食品成分氧化分解、变质,提高食品稳定性的物质,可以延长食品的贮存期、货架期。目前常用的食品抗氧化剂有丁基羟基茴香醚(BHA)、二丁基羟基甲苯(BHT)、没食子酸丙酯(PG)、特丁基对苯二酚(THBQ)等。

15. 以下对漂白剂描述正确的是( )

    A. 漂白剂具有一定的防腐作用

    B. 漂白剂的用途及用量不受限制

    C. 还原型漂白剂主要用于面粉的漂白

    D. 还原型漂白剂是将着色物质氧化分解后漂白

【答案】A

【解析】漂白剂是指能够破坏、抑制食品的发色因素,使其褪色或使食品免于褐变的物质。漂白剂有氧化型和还原型两种类型。氧化型漂白剂是将着色物质氧化分解后漂白,主要用于面粉的漂白,其用途及用量均有限制。还原型漂白剂均为亚硫酸及其盐类,主要是通过所产生二氧化硫的还原作用使其作用的物质褪色,使用时要严格控制使用量及二氧化硫残留量。

16. 对抗坏血酸类添加剂描述正确的是( )

    A. 抗坏血酸与金属离子反应着色

    B. 我国规定抗坏血酸用于预切的鲜水果,按生产需要适量使用

    C. 抗坏血酸通过抑制微生物的生长阻止动物油脂的氧化酸败

    D. 抗坏血酸可以保护维生素 A、维生素 E 及其他多种天然抗氧化剂免受氧化破坏

【答案】D

【解析】抗坏血酸是一种抗氧化营养素,可以保护维生素 A、维生素 E 及其他多种天然抗氧化剂免受氧化破坏。研究表明,添加抗坏血酸能降低肉制品的 pH,具有增强抗氧化性的作用。其抗氧化机制为与氧结合,并钝化金属离子,从而阻止动物油脂的氧化酸败。我国规定抗坏血酸用于去皮或预切的鲜水果,去皮、切块或切丝的蔬菜,最大使用量为 5.0g/kg。

17. 对酸度调节剂描述错误的是(　　　)

    A. 通过解离出的 H^+ 或 OH^- 来调节食品或食品加工过程中的 pH

    B. 可以改善食品的感官性状,增加食欲

    C. 具有防腐和促进体内钙、磷消化吸收的作用

    D. 各种有机酸及盐类均不能参与体内代谢,故毒性较高

【答案】D

【解析】酸度调节剂是指用以维持或改变食品酸碱度的物质。这类物质通过解离出的 H^+ 或 OH^- 来调节食品或食品加工过程中的 pH,从而改善食品的感官性状,增加食欲,并具有防腐和促进体内钙、磷消化吸收的作用。各种有机酸及盐类均能参与体内代谢,故它们的毒性很低,可以按照生产需要适量使用。盐酸、氢氧化钠属于强酸、强碱性物质,其对人体具有腐蚀性,只能用作加工助剂,要在食品完成加工前予以中和。

18. 应用物理方法提取的添加剂是(　　　)

    A. 苯甲酸钠　　　　B. 辣椒红素　　　　C. 红曲米　　　　D. 胭脂红

【答案】B

【解析】食品添加剂按生产方法可大致分为三类:一是应用生物技术(酶法和发酵法)获得的产品,如柠檬酸、红曲米和红曲色素等;二是利用物理方法从天然动植物中提取的物质,如甜菜红、辣椒红素等;三是用化学合成方法得到的纯化学合成物,如苯甲酸钠、胭脂红等。

19. 对羟基苯甲酸甲酯钠抑菌作用的机制是(　　　)

    A. 抑制微生物呼吸酶系的活性　　　　　　B. 使微生物的蛋白质凝固变性

    C. 抑制菌体内脱氢酶系的作用　　　　　　D. 改变微生物内的 Na^+ 浓度

【答案】A

【解析】对羟基苯甲酸甲酯钠抑菌作用的机制是抑制微生物细胞的呼吸酶系与电子传递酶系的活性,破坏微生物的细胞膜结构。

20. 食品标签是指食品包装容器上或附于食品包装容器的一切附签吊牌文字图形符号或其他一切(　　　)

    A. 资料　　　　　　B. 材料　　　　　　C. 说明书　　　　　　D. 说明物

【答案】D

【解析】食品标签是指包装食品容器上的文字、图形、符号,以及一切说明物。食品标签上面必须要有食品的名称、食品的配料表、净含量、食品添加剂、食品的营养成分表、生产厂家、联系电话、储存条件等一系列内容。

21. 绿色食品标志不包括(　　　)

    A. 绿色 　　　　　　 B. 黄色 　　　　　　 C. 太阳 　　　　　　 D. 叶片

【答案】B

【解析】绿色食品标志图形由三部分组成,即上方的太阳、下方的叶片和中心的蓓蕾。标志为圆形,意为保护、安全。AA 级绿色食品标志与标准字体为绿色,底色为白色;A 级绿色食品标志与标准字体为白色,底色为绿色。绿色食品标志不包括黄色。

22. 按照我国相关规定,标注为"加工原料为转基因 ××"的产品是(　　　)

    A. 转基因植物产品

    B. 转基因微生物产品

    C. 转基因农产品的直接加工品

    D. 含有转基因微生物成分的种子

【答案】C

【解析】按照我国《农业转基因生物标识管理办法》相关规定,标注为"加工原料为转基因 ××"的产品是转基因农产品的直接加工品。

23. 下列关于中国食品标签营养素参考值的选项正确的是(　　　)

    A. 已发布食品标签营养素参考值的营养素(包括能量)共有 32 种

    B. 是消费者选择食品时的一种营养参照尺度

    C. 可作为食品营养标签上比较食品营养素种类多少的参考标准

    D. 由国家卫生健康委发布

【答案】B

【解析】中国食品标签营养素参考值由中国营养学会发布,是消费者选择食品时的一种营养参照尺度,可作为食品营养标签上比较食品营养素种类多少的参考标准。已发布食品标签营养素参考值的营养素(包括能量、蛋白质、脂肪)共有 32 种。

24. 关于绿色食品标志的图形,以下正确的是(　　　)

    A. 由三部分构成:上方的太阳、下方的叶片和中心的蓓蕾

    B. 为正圆形,意为保护、安全

C. A 级绿色食品产品包装上以绿底印白色标志,其防伪标签的底色为绿色;AA 级绿色
食品包装上以白底印绿色标志,防伪标签的底色为蓝色

D. 以上都是

【答案】D

【解析】绿色食品标志由三部分构成,即上方的太阳、下方的叶片和中心的蓓蕾,标志为正圆形,意为保护、安全。A 级绿色食品产品包装上以绿底印白色标志,其防伪标签的底色为绿色。AA 级绿色食品包装上以白底印绿色标志,防伪标签的底色为蓝色。

25. 由中国营养学会发布的中国食品标签营养素参考值中,能量的参考基准是假设成人平均每日能量需求约为(　　　)

A. 1 800kcal　　　　B. 2 000kcal　　　　C. 2 400kcal　　　　D. 2 800kcal

【答案】B

【解析】中国营养学会发布的中国食品标签营养素参考值,能量的参考基准是假设成人平均每日能量需求约为 8 400kJ,2 000kcal。

第四篇

案例分析

第一章

呼吸系统疾病

1. 男性,67 岁。患慢性支气管炎和肺气肿 10 年,合并高血压病,后者药物控制良好。1 天前剧烈咳嗽后突感右侧胸痛,呼气困难加重,不能平卧。最可能的原因是（　　）

    A. 自发性气胸　　　　B. 心肌梗死　　　　C. 肺栓塞　　　　D. 急性左心衰竭

【答案】A

【解析】慢性支气管炎和肺气肿的患者存在肺组织结构破坏、肺泡弹性回缩力下降,咳嗽后易发生自发性气胸。题干中老年男性,有慢性支气管炎和肺气肿病史,剧烈咳嗽后突感右侧胸痛,呼气困难加重,不能平卧,为自发性气胸的典型表现。

2. 慢性肺源性心脏病呼吸衰竭患者,动脉血气分析示酸碱值（pH）:7.188,动脉血二氧化碳分压（$PaCO_2$）:75mmHg,HCO_3^-:27.6mmol/L,碱剩余（BE）:-5mmol/L,提示的酸碱失衡类型是（　　）

    A. 代谢性酸中毒　　　　　　　　　B. 呼吸性碱中毒

    C. 呼吸性酸中毒合并代谢性酸中毒　　D. 代谢性碱中毒

【答案】C

【解析】动脉血气分析结果显示 pH 值低于正常范围（7.35 ~ 7.45）,说明存在失代偿酸中毒;$PaCO_2$ 显著高于正常范围（35 ~ 45mmHg）,提示存在呼吸性酸中毒;BE-5mmol/L（正常为 -3.0 ~ 3.0mmol/L）表明有代谢性酸中毒。

3. 女性,62 岁。慢性肺源性心脏病,有水肿、心力衰竭,经治疗后感染控制,但出现烦躁、间断性意识障碍,阵发性抽搐,诊断考虑（　　）

    A. 慢性肺源性心脏病并发肺性脑病　　B. 慢性肺源性心脏病并发代谢性酸中毒

    C. 慢性肺源性心脏病并发代谢性碱中毒　D. 慢性肺源性心脏病并发呼吸性酸中毒

【答案】A

【解析】患者的症状包括烦躁、间断性意识障碍和阵发性抽搐,这些症状提示了中枢神经系统的受累。在慢性肺源性心脏病的情况下,这类症状通常由肺性脑病导致。

4. 某慢性阻塞性肺疾病患者,目前鼻导管吸氧,流量为 3L/min,估计其吸入氧浓度为
（　　）

  A. 35%   B. 21%   C. 40%   D. 33%

【答案】D

【解析】通过鼻导管给氧时,每增加 1L/min 的氧气流量,大约增加患者吸入氧浓度 4%。室内空气的氧浓度约为 21%。因此,若通过鼻导管给氧 3L/min,其吸入氧浓度的计算方式为:21% +（3×4%）= 21% + 12% = 33%。

5. 患者,男性,66 岁。咳嗽、咳痰反复发作 20 余年,近年来上述症状加重伴气促。下列哪项体征对诊断最有帮助（　　）

  A. 肋间隙增宽

  B. 叩诊过清音

  C. 肺部干、湿啰音

  D. 心脏相对浊音界缩小,桶状胸,过清音,肺下界降低,移动度变小

【答案】D

【解析】考虑诊断为慢性阻塞性肺疾病。该疾病随着病情进展,可出现桶状胸,呼吸运动减弱,触觉语颤减弱或消失,叩诊呈过清音,心浊音界缩小或消失,肝浊音界下降,肺下界和肝浊音界下降,部分患者可闻及湿啰音和 / 或干啰音。

6. 慢性肺源性心脏病、慢性呼吸衰竭患者,血气分析:酸碱值(pH)7.121,动脉血二氧化碳分压(PaCO2)75mmHg,动脉血氧分压(PaO2)50mmHg,HCO3⁻ 27.6mmol/L,碱剩余(BE)−5mmol/L,其酸碱失衡类型为（　　）

  A. 代谢性酸中毒   B. 呼吸性酸中毒

  C. 呼吸性酸中毒合并代谢性酸中毒 D. 代谢性碱中毒

【答案】C

【解析】肺源性心脏病、慢性呼吸衰竭患者,血气分析显示:pH 7.121（< 7.35）提示失代偿性酸中毒,PaCO2 75mmHg（> 45mmHg）提示二氧化碳潴留,可诊断为呼吸性酸中毒。HCO3⁻ 27.6mmol/L（> 27mmol/L）,且 BE−5mmol/L（< −3mmol/L）,提示代谢性酸中毒。故患者诊断为呼吸性酸中毒合并代谢性酸中毒。

7. 男性,60 岁。吸烟史 40 年,登楼梯气促 5 年,对诊断慢性阻塞性肺疾病（COPD）最有意义的指标是（　　）

  A. 动脉血氧分压下降

  B. 心电图呈低电压

C. 最大通气量＜预计值 80%

D. 吸入支气管舒张剂后一秒率（FEV₁/FVC）＜ 70%

【答案】D

【解析】患者老年男性，有长期吸烟史，登楼梯气促 5 年，考虑诊断为 COPD。对诊断 COPD 最有意义的指标是吸入支气管舒张剂后 $FEV_1/FVC < 70\%$。

8. 患者，男性，41 岁。因咳嗽、咳脓痰反复发作，间断性咯血 20 余年，加重 3 天就诊。该患者有 10 年吸烟史，平均 10 支 / 天，已戒烟 2 年。体格检查：左下肺可闻及固定性湿啰音。胸部 X 线片示双下肺肺纹理紊乱，以左下为著。最可能的诊断为（　　　）

A. 慢性阻塞性肺疾病急性加重期　　　　B. 支气管扩张合并感染

C. 慢性肺脓肿　　　　D. 肺癌合并阻塞性肺炎

【答案】B

【解析】患者有咳嗽、咳脓痰反复发作，间断性咯血 20 年病史，作为支气管扩张症好发部位的左下肺有固定性湿啰音体征，胸部 X 线片显示双下肺肺纹理紊乱等影像学表现，考虑支气管扩张症的诊断。

9. 患者，女性，38 岁。2 岁时患麻疹肺炎后，间断出现咳嗽，咳大量脓痰 28 年，间断咯血。近 5 年来间断出现双下肢水肿伴活动耐力下降。该患者的原发性疾病最可能是（　　　）

A. 慢性阻塞性肺疾病　　　　B. 肺结核

C. 支气管扩张症　　　　D. 肺脓肿

【答案】C

【解析】患者童年患有麻疹肺炎，长程的间歇性咳嗽、咳脓痰、咯血，符合支气管扩张症的诊断要点。

10. 女性，32 岁。1 周前上呼吸道感染伴咳嗽，3 小时前突然咯鲜血，量达 300ml，无胸痛。既往有痰中带血病史。体格检查：体温 37.2℃，双肺叩诊清音，左下肺可闻及固定的水泡音。最可能的诊断为（　　　）

A. 肺结核伴空洞　　　　B. 肺栓塞

C. 支气管扩张症　　　　D. 左心衰竭

【正确答案】C

【答案解析】该病例突发大咯血，且既往有痰中带血病史，左下肺可闻及固定的水泡音，符合支气管扩张症的诊断要点。

11. 男性,58 岁。幼年患麻疹后反复咳嗽。近 3 年来经常咳脓痰,且间或痰中带血。服用抗生素和云南白药后缓解,但迁延不愈。近 2 周咳嗽加重,咳大量脓性臭痰,伴发热。痰涂片见革兰氏阳性菌和阴性菌,痰培养有需氧革兰氏阴性杆菌生长。感染的病原体最可能是(   )

    A.需氧革兰氏阴性杆菌   B.革兰氏阳性菌

    C.需氧革兰氏阴性杆菌和厌氧菌   D.革兰氏阴性菌和真菌

【正确答案】C

【答案解析】该病例自幼患麻疹后反复咳嗽,近 3 年有慢性咳嗽、咯血、咳大量脓性臭痰等症状,提示为支气管扩张症合并混合性厌氧菌感染。

12. 男性,43 岁。长期咳嗽,经常咳脓痰和间或性痰中带血 15 年。发热、咳脓臭痰 2 周来诊。体格检查:左肺下背部呼吸音弱,可闻及湿啰音。考虑该患者的诊断可能为(   )

    A.急性肺脓肿   B.支气管扩张症继发感染

    C.慢性支气管炎继发感染   D.左下肺炎

【正确答案】B

【答案解析】结合该病例临床症状和左下肺病变体征考虑支气管扩张症,脓臭痰提示有混合性厌氧菌感染。

13. 患者,男性,45 岁,因支气管扩张咯血,突然出现烦躁、表情恐惧、口唇发绀,紧急处理措施为(   )

    A.吸氧   B.建立静脉通路

    C.测血压   D.吸引器吸出气道血块

【答案】D

【解析】支气管扩张症患者咯血,突然出现烦躁、表情恐惧、口唇发绀,提示患者处于窒息状况,应立即吸出气道血块,必要时行气管插管或气管切开吸引,解除气道梗阻,恢复呼吸道通畅。

14. 男性,35 岁。反复咳嗽、咳脓痰及咯血 10 年,CT 提示右中下叶、左舌叶和左下叶支气管扩张。近 3 天出现发热、咳大量脓痰、咳血痰,下面处理不当的是(   )

    A.体位引流   B.痰细菌学检查

    C.手术切除病变部位   D.选择敏感抗菌药物

【答案】C

【解析】支气管扩张症的手术适应证:①积极药物治疗仍难以控制症状者;②大咯血危及生命或经药物、介入治疗无效者;③局限性支气管扩张。本病例没有手术治疗指征。

15. 男性,25 岁。1 日前突起畏寒发热,体温达 39.8℃,并出现咳嗽,痰中带血,左胸刺痛放射到左肩部。体格检查:左肺呼吸音低,无啰音。为明确诊断,最有意义的检查是(　　　)
    A. 血常规　　　　　　B. 血培养　　　　　　C. 痰涂片　　　　　　D. 胸部 X 线检查

【答案】C

【解析】痰涂片细菌染色检查常做革兰氏染色和抗酸染色,是呼吸道疾病细菌检查的重要手段,检出肺炎链球菌、葡萄球菌或抗酸杆菌,对诊断相应的疾病较有意义。

16. 患儿,8 岁。咳嗽 2 周,发热,近 1 周咳嗽加剧,晚间明显,痰稠伴胸痛。体格检查:双肺呼吸音稍粗,偶闻干啰音。胸部 X 线检查示肺门阴影增浓,右下肺可见云雾状阴影。曾用利巴韦林及青霉素无效,后改为红霉素症状明显好转。应考虑的诊断是(　　　)
    A. 真菌性肺炎　　　　　　　　　　　B 过敏性肺炎
    C. 呼吸道合胞病毒肺炎　　　　　　　D. 支原体肺炎

【答案】D

【解析】支原体肺炎多为发作性干咳,夜间为重,可产生脓痰。一般为中等度发热,也可不发热。胸部 X 线检查显示肺部多种形态的浸润影,呈节段性分布,以肺下野多见。大环内酯类抗生素为治疗首选,如红霉素、罗红霉素、阿奇霉素。

17. 患者,男性,50 岁。2 周前因意外烧伤,烧伤面积 40% 左右。近 5 天开始发热,体温 38 ~ 39℃,间歇性,逐渐加重并伴有寒战。血培养细菌可产生凝固酶、杀白细胞素、肠毒素。最可能感染的细菌是(　　　)
    A. 肺炎链球菌　　　　B. 金黄色葡萄球菌　　　C. 厌氧芽孢菌　　　D. 溶血性链球菌

【答案】B

【解析】患者烧伤后出现发热,体温升高伴寒战,考虑感染。血培养细菌可产生凝固酶、杀白细胞素、肠毒素。结合病史和临床表现,最可能感染的细菌是金黄色葡萄球菌,其可产生多种毒素和酶类,如凝固酶、杀白细胞素、肠毒素等。

18. 女性,28 岁。妊娠 4 个月,有哮喘病史,近 3 天出现咳嗽、咳黄痰伴气喘。应选用以下哪种抗生素治疗(　　　)
    A. 四环素　　　　　　B. 青霉素　　　　　　C. 环丙沙星　　　　　　D. 阿米卡星

【答案】B

【解析】妊娠期抗生素的应用须考虑药物对孕妇和胎儿两方面的影响。妊娠期感染应使用药物毒性低,对胎儿及孕妇均无明显影响,也无致畸作用的药物,如青霉素类、头孢菌素类、β内酰胺类抗生素等。

19. 青年男性,平时体健,发热伴咳嗽、咳痰 4 天。体格检查发现左上肺语音震颤增强,叩诊浊音,闻及湿啰音。血常规示:白细胞(WBC)13.5×10⁹/L。最可能的诊断为(　　　)

    A. 细菌性肺炎　　　　　　　　　　　　B. 真菌性肺炎

    C. 病毒性肺炎　　　　　　　　　　　　D. 支原体肺炎

【答案】A

【解析】细菌性肺炎起病多急骤,发热并伴有咳嗽、咳痰,体格检查示因肺实变出现叩诊浊音,语音震颤增强并可闻及支气管呼吸音,消散期可闻及湿啰音。另外,血常规提示 WBC 增高。

20. 男性,40 岁,平素体健,受凉后突发高热,咳嗽,咳铁锈色痰,体格检查示左下肺实变体征,胸部 X 线检查显示左下肺肺炎。以下哪项措施不妥当(　　　)

    A. 首选青霉素　　　　　　　　　　　　B. 首选头孢他啶

    C. 应用抗生素直到体温正常后 3 天　　　D. 青霉素过敏可改选氟喹诺酮类抗生素

【答案】B

【解析】根据病史陈述,该患者考虑诊断为肺炎链球菌肺炎,治疗上抗菌药物首选青霉素。

21. 女性,30 岁。因咽痛、肌肉酸痛、发热和刺激性呛咳就诊。血常规白细胞(WBC)9.0×10⁹/L,胸部 X 线检查示下肺野近肺门处高密度的片状影,首先应考虑的诊断为(　　　)

    A. 病毒性肺炎　　　　　　　　　　　　B. 浸润性肺结核

    C. 军团菌肺炎　　　　　　　　　　　　D. 支原体肺炎

【答案】D

【解析】支原体肺炎可表现为乏力、头痛、咽痛、发热、肌肉酸痛,咳嗽明显,多为发作性干咳,夜间明显,也可产生脓痰。WBC 总数正常或略增高,胸部 X 线检查示多种形态浸润影,肺下野多见,可从肺门附近向外伸展。

22. 男性,32 岁。3 天前淋雨,次日出现寒战、高热,继之咳嗽,咳少量黏液脓性痰,伴右侧胸痛。体格检查:体温 39℃,急性病容,口角和鼻周有疱疹,心率 110 次 / 分,律齐。血常规:白细胞(WBC)11.1×10⁹/L。最可能的诊断是(　　　)

    A. 急性肺脓肿　　　　　　　　　　　　B. 肺炎链球菌肺炎

    C. 肺炎支原体肺炎　　　　　　　　　　D. 干酪性肺炎

【答案】B

【解析】肺炎链球菌肺炎发病前常有受凉、淋雨等,通常起病急骤,以高热、寒战、咳嗽、血痰及胸痛为特征。体格检查见急性病容,皮肤灼热干燥,口角及鼻周有单纯疱疹,病变广泛时可出现发绀,血常规示白细胞计数升高。

23. 女性,15 岁。秋游后低热、乏力、咳嗽 2 周,偶有黏痰,伴有咽痛、肌肉痛。胸部 X 线检查示双下肺斑点状浸润阴影。血常规示白细胞(WBC)9.8×10^9/L。最可能的诊断是（　　）

    A. 病毒性支气管炎　　B. 支原体肺炎　　　　C. 浸润性肺结核　　　　D. 军团菌肺炎

【答案】B

【解析】支原体肺炎终年散发,可表现为乏力、头痛、咽痛、发热、肌肉酸痛,咳嗽明显,多为发作性干咳,夜间明显,也可产生脓痰。胸部 X 线检查示多形态的浸润影,节段性分布,血常规示白细胞计数正常或略偏高。

24. 女性,40 岁。诊断肺炎链球菌肺炎,用青霉素治疗后退热,3 天后又发热,血常规示白细胞总数持续增高。原因首先应考虑（　　）

    A. 未用糖皮质激素　　　　　　　　　　B. 青霉素剂量不足

    C. 发生并发症　　　　　　　　　　　　D. 致病源对青霉素耐药

【答案】C

【解析】肺炎链球菌肺炎经抗菌药物治疗后,高热常在 24 小时内消退。若体温降而复升或 3 天后仍不降,应考虑并发肺外感染,如脓胸、心包炎或关节炎等并发症。

25. 男性,30 岁。1 周前面部疖肿挤压排脓,出现寒热、寒战、咳嗽 3 天。听诊双肺呼吸音增强,血常规示白细胞(WBC)18×10^9/L,中性粒细胞(N)17.1×10^9/L,胸部 X 线检查示双肺多发性圆形密度增高阴影,诊断应考虑为（　　）

    A. 肺炎链球菌肺炎　　　　　　　　　　B. 支气管囊肿继发感染

    C. 葡萄球菌肺炎　　　　　　　　　　　D. 肺炎克雷伯菌肺炎

【答案】C

【解析】患者高热、寒战、咳嗽,听诊双肺呼吸音增强,WBC 升高以中性粒细胞为主,胸部 X 线检查可见双肺多发性圆形密度增高阴影,考虑细菌性肺炎;患者有面部疖肿挤压排脓病史,考虑为皮肤感染灶中的葡萄球菌经血液循环引起肺部感染。

26. 男性,78 岁。3 天前受凉后出现发热,体温 38.2℃,伴有咳嗽、咳黄痰,痰不易咳出。3 年前患有脑梗死,卧床,生活不能自理。偶有进食呛咳。体格检查:双下肺可闻及细小水泡音。胸部 X 线检查提示:右下肺背段片状影。血常规:白细胞(WBC)10.8×10^9/L,中性粒细胞百分比(N%)79%。应用头孢唑林体温控制不佳。该患者可能合并下列哪类病原体感染（　　）

    A. 耐甲氧西林金黄色葡萄球菌　　　　B. 军团菌

    C. 肺炎链球菌　　　　　　　　　　　　D. 厌氧菌

【答案】D

【解析】患者有脑血管病、卧床及进食呛咳的易患因素,咳嗽、咳脓痰,肺部病变为右下叶背段,是吸入性肺炎的好发部位,故考虑为吸入性肺炎。吸入性肺炎主要致病菌为厌氧菌,第一代头孢菌素对厌氧菌效果差,该患者用头孢唑林体温控制不佳,支持病原菌为厌氧菌。

27. 男性,68岁。高热3天伴咳嗽、胸痛,多量黄绿色脓性痰,血常规:白细胞(WBC) 20×10^9/L,胸部X线检查示右下肺实变,其间有不规则透亮区,叶间隙下坠,伴少量胸腔积液。最可能的诊断为( )

    A. 肺炎链球菌肺炎   B. 肺结核(干酪性肺炎)

    C. 肺炎克雷伯菌肺炎   D. 肺曲菌病

【答案】C

【解析】该病例特点为急性发病,大量黄绿色脓性痰,白细胞增高,胸部X线检查示右下肺实变,其间有不规则透亮区,伴叶间隙下坠,故考虑肺炎克雷伯菌肺炎。

28. 女性,50岁,有系统性红斑狼疮病史,长期口服泼尼松。一周前出现发热,伴咳嗽、咳黄脓痰,使用头孢他啶2周后,体温曾一度降至正常,症状缓解。后再次出现发热,体格检查发现口腔内有黏膜白斑,此时抗生素拟改用( )

    A. 红霉素   B. 氯霉素   C. 青霉素   D. 氟康唑

【答案】D

【解析】患者有系统性红斑狼疮及长期服用糖皮质激素的病史,长时间使用抗生素后再次出现发热,结合口腔黏膜白斑考虑白念珠菌感染,故应用抗真菌药物氟康唑。

29. 男性,73岁。患冠周炎1周,寒战、发热、咳脓痰2天。体格检查:体温39.4℃,右下肺可闻及湿啰音,胸部X线检查示右下肺大片状浓密模糊阴影,血常规:白细胞(WBC) 20.3×10^9/L,中性粒细胞百分比(N%)96%。该患者感染的病原菌最可能是( )

    A. 肺炎克雷伯菌   B. 肺炎链球菌   C. 厌氧菌   D. 表皮葡萄球菌

【答案】C

【解析】老年患者,有冠周炎病史,寒战、发热、咳脓痰,右下肺闻及湿啰音,胸部X线检查示右下肺大片状浓密模糊阴影,WBC及N%均升高,综合考虑诊断为肺脓肿,病原菌为口腔厌氧菌。

30. 男性,70岁。咳嗽、咳痰20年,近一周受凉后咳嗽加重,咳痰增多,咳黄脓痰。该患者体格检查时最可能出现( )

    A. 右上肺叩诊鼓音   B. 双下肺闻及散在干湿啰音

C. 双肺闻及哮鸣音   D. 双下肺闻及 velcro 啰音

【答案】B

【解析】根据患者的病史和临床表现,咳嗽加重、咳痰增多、咳黄脓痰提示可能存在下呼吸道感染,可出现双下肺散在干湿啰音。

31. 患者,女性,43 岁。因咳嗽、气促 20 余天,发热 1 周,加重 6 天入院。既往有淋巴瘤病史,使用环磷酰胺、阿霉素、长春新碱、泼尼松(CHOP)方案化疗 3 次。否认新型冠状病毒感染流行病学史,入院后新型冠状病毒核酸检测阴性。体格检查:体温 38.2℃,呼吸 35 次 / 分,心率 112 次 / 分,血压 120/80mmHg,浅表淋巴结无肿大,双肺呼吸音稍低,无干湿啰音。实验室检查:血气分析氧合指数 156mmHg;血常规淋巴细胞 0.3×10^9/L,血红蛋白 85g/L;血清 G 试验 410pg/ml;胸部 CT 示双肺弥漫间质性病变。该患者最可能考虑的诊断是(　　　)

A. 新型冠状病毒感染   B. 肺曲霉病

C. 过敏性肺炎   D. 耶氏肺孢子菌肺炎

【答案】D

【解析】患者有肿瘤病史及长期化疗史,为免疫抑制宿主,结合血清 G 试验升高及胸部 CT 显示双肺弥漫间质性病变,耶氏肺孢子菌肺炎可能性大。

32. 男性,78 岁,尸检见肺组织散在多个小实变区,小支气管上皮坏死脱落,管腔内有炎性渗出物,以中性粒细胞为主,小支气管周围肺泡腔内也见上述渗出物。病理诊断为(　　　)

A. 大叶性肺炎   B. 间质性肺炎   C. 小叶性肺炎   D. 病毒性肺炎

【答案】C

【解析】老年男性,尸检病理结果符合小叶性肺炎的病理特点。

33. 患者,男性,16 岁。长跑停止 5 分钟后出现呼气性呼吸困难。体格检查:双肺哮鸣音,心率 100 次 / 分,律齐,无杂音,血压正常,诊断考虑为(　　　)

A. 急性左心衰竭   B. 外源性哮喘   C. 运动性哮喘   D. 过敏性肺炎

【答案】C

【解析】哮喘典型症状为发作性伴有哮鸣音的呼气性呼吸困难,运动性哮喘是哮喘的一种特殊表现类型,有些患者尤其是青少年,在运动时出现咳嗽、气急、胸闷、喘息等症状,而后 30 ~ 120 分钟内可自行缓解,称为运动性哮喘。

34. 患者,男性,50 岁,哮喘持续状态 3 日。血气分析:pH7.33,动脉血氧分压(PaO_2)60mmHg,动脉血二氧化碳分压($PaCO_2$)56mmHg,HCO_3^- 30mmo/L,碱剩余(BE)3mmo/L。

应诊断为(　　)

A. 失代偿性呼吸性酸中毒　　　　　　B. 呼吸性酸中毒合并代谢性酸中毒

C. 呼吸性酸中毒合并代谢性碱中毒　　D. 代偿性呼吸性酸中毒

【答案】A

【解析】pH < 7.35 表示失代偿性酸中毒;$PaCO_2$ 升高表示为呼吸性酸中毒,实际 HCO_3^- 升高表示呼酸代偿。

35. 患者,女性,46 岁。哮喘急性发作 1 周,呼吸困难加重 1 天。体格检查:颜面发绀,大汗,两肺叩诊过清音,听诊右肺可闻及哮鸣音,左肺呼吸音减弱,心率 126 次 / 分,律齐。用氨茶碱、激素后,哮鸣音减少,但呼吸困难无好转。病情加重的原因最可能是(　　)

A. 并发气胸　　　　　　　　　　　B. 并发左心衰竭

C. 严重支气管痉挛　　　　　　　　D. 并发呼吸衰竭

【答案】A

【解析】哮喘急性发作期突然出现呼吸困难加重,并有两肺叩诊过清音,一侧肺呼吸音减弱,平喘治疗后患者症状体征无改善,首先应考虑并发气胸的可能。

36. 患者,女性,40 岁。哮喘发作 2 天,大汗,发绀,端坐呼吸,有奇脉。糖皮质激素应选用(　　)

A. 大剂量静脉注射或静脉滴注　　　　B. 大剂量吸入

C. 小剂量逐渐递增　　　　　　　　　D. 小剂量口服

【答案】A

【解析】根据患者哮喘发作时的症状可以判断患者哮喘的程度为重度及以上。对于重度的哮喘患者,发作时应尽早静脉给予较大剂量糖皮质激素,及时缓解哮喘症状。

37. 患者,女性,30 岁。哮喘急性发作 2 天,患者及家属十分紧张,但根据动脉血气分析结果医师认为病情尚不严重,血气分析除低氧血症外,还可能出现以下哪种情况(　　)

A. $PaCO_2$ 降低,pH 轻度升高　　　　B. $PaCO_2$ 正常,pH 正常

C. $PaCO_2$ 升高,pH 明显降低　　　　D. $PaCO_2$ 升高,pH 正常

【答案】A

【解析】哮喘急性发作时,由于气体通过气道的阻力增加,进入肺泡氧气减少,动脉血氧分压降低,刺激颈动脉化学感受器,反射性使呼吸加深加快,过度通气导致 $PaCO_2$ 降低出现呼吸性碱中毒,pH 轻度升高。如果病情加重会出现 $PaCO_2$ 正常甚至偏高,可以出现失代偿的酸中毒。

38. 患者,女性,38 岁。哮喘重度发作 1 天,痰黏稠难咳出。体格检查:张口呼吸,大汗,颜面发绀,双肺哮鸣音。最有效的祛痰方法是(　　)
    A. 盐酸氨溴索静脉注射　　　　　　　B. 补充液体,纠正失水
    C. 雾化吸入　　　　　　　　　　　　D. 应用抗生素

【答案】B

【解析】哮喘重度急性发作很易导致大量的水分从呼吸道丢失,使痰液黏稠难以咳出,因此首要的祛痰办法是进行补充液体治疗促进呼吸道内的分泌物稀释,然后再通过使用糖皮质激素、支气管舒张药以及吸氧等方式来缓解症状。

39. 患者,男性,17 岁。反复发作喘息 3 年,可自行缓解或口服氨茶碱后缓解。近 6 个月无发作,要求确诊。下列哪一项检查有助于哮喘的诊断(　　)
    A. 通气功能测定　　B. 动脉血气分析　　C. 支气管舒张试验　　D. 支气管激发试验

【答案】D

【解析】支气管激发试验是通过吸入抗原或非特异性刺激物来诱发气道平滑肌收缩及气道炎性反应,并测定刺激前后肺功能指标的改变,判断气道收缩程度的一种方法,在哮喘诊断及治疗效果评估中具有重要价值,已被国内外列为哮喘重要诊断条件之一。

40. 刘女士,因哮喘急性发作入院。现气短不能平卧,咳嗽,痰黏不易咳出。护理措施不妥的是(　　)
    A. 取半卧位　　　　B. 帮助翻身拍背　　　C. 超声雾化吸入　　　D. 鼓励多饮水

【答案】A

【解析】坐位减少右心回流血量,降低心脏负担,有利于呼吸的恢复。坐位使膈肌相对下移,胸腔容积增大,患者能够更深呼吸,获得更多氧气,缓解呼吸困难和缺氧等症状。

41. 某哮喘患者,呼吸极度困难,一口气不能说完一句话,伴发绀、大汗淋漓。对该患者首先必须(　　)
    A. 专人护理,准备抢救用品　　　　　B. 加强巡视,防止情绪激动
    C. 帮助口服平喘药物　　　　　　　　D. 避免进食可能诱发哮喘的食物

【答案】A

【解析】根据描述,该病例为哮喘急性发作期,且为重度,如不及时处理可在短时间内危及生命,故应加强监护专人护理,准备抢救用品。

42. 患者男性,45 岁。反复发生夜间呼吸困难 1 个月,加重 1 天就诊。体格检查:血压 180/110mmHg,呼吸急促,双肺散在哮鸣音,双肺底闻及细湿啰音,心率 130 次 / 分。在

没有确诊支气管哮喘还是心源性哮喘情况下,不宜应用的药物是( )

A.呋塞米　　　　　B.吗啡　　　　　C.氨溴索　　　　　D.氨茶碱

【答案】B

【解析】在一时难以鉴别是支气管哮喘还是心源性哮喘的情况下,可雾化吸入 β 受体激动剂或静脉注射茶碱缓解症状后进一步检查。吗啡是急性左心衰竭心源性呼吸困难的特殊用药,但同时是哮喘急性发作的禁忌药,因为它对呼吸中枢有抑制作用,所以在无法鉴别时不可使用。

43. 患者,女性,53 岁。突然出现发作性呼气性呼吸困难,怀疑哮喘,去医院就诊时已经缓解,有助于诊断的血象变化是( )

A.白细胞计数增高　　B.单核细胞增高　　　C.淋巴细胞增高　　　D.嗜酸性粒细胞增高

【答案】D

【解析】哮喘的主要病理特征是气道内以嗜酸性粒细胞浸润为主的变态反应性炎症,部分患者可出现外周血嗜酸性粒细胞增高。

44. 男性,35 岁。哮喘 30 年,再发咳嗽伴喘息 3 天,吸入沙丁胺醇症状稍改善,1 天来喘息加重。体格检查:呼吸 32 次 / 分,端坐呼吸,大汗,语不成句,口唇发绀,双肺呼吸音低,可闻及散在哮鸣音,未闻及湿啰音,心率 126 次 / 分,有奇脉。应立刻进行的辅助检查首选( )

A.胸部 X 线检查　　B.肺功能检查　　　C.动脉血气分析　　　D.心电图检查

【答案】C

【解析】该患者处于哮喘重度急性发作期,无法配合完成肺功能检查,所以应立刻进行的辅助检查首选动脉血气分析,以判断酸碱、离子平衡和 PaO_2、$PaCO_2$ 状态,帮助确定疾病的严重程度。

45. 男性,35 岁。哮喘 30 年,再发咳嗽伴喘息 3 天,吸入沙丁胺醇症状稍改善,1 天来喘息加重。体格检查:呼吸 32 次 / 分,端坐呼吸,大汗,语不成句,口唇发绀,双肺呼吸音低,可闻及散在哮鸣音,未闻及湿啰音,心率 126 次 / 分,有奇脉。经积极治疗病情不缓解,患者出现嗜睡,意识模糊,不能言语。体格检查:哮鸣音消失。应采取的最主要的措施是( )

A.面罩吸氧　　　　　　　　　　B.静脉注射肾上腺素

C.机械通气　　　　　　　　　　D.静脉滴注呼吸兴奋剂

【答案】C

【解析】经治疗临床症状和肺功能无改善甚至继续恶化的危重症哮喘,应及时给予机械通气治疗,其指征主要包括呼吸肌疲劳、$PaCO_2 \geqslant 45mmHg$、意识改变(须进行有创机械通气)。

46. 男性,57岁。干咳1个月,胸部CT示左肺门肿块,左主支气管狭窄,纵隔及左肺门淋巴结肿大,支气管镜活检病理示"小细胞肺癌"。该患者应首选的治疗措施是(　　)
    A. 放疗　　　　　　B. 靶向治疗　　　　C. 手术　　　　　　D. 化疗
【答案】D
【解析】小细胞肺癌对化疗极为敏感,对放疗较敏感,应首选化疗。90%以上的小细胞肺癌患者就诊时已有胸内或远处转移,一般不推荐手术治疗。靶向治疗常用于非小细胞肺癌的治疗。

47. 患者,女性,65岁。咳嗽、痰中带血,胸痛1个月,无明显发热。胸部X线检查发现右下肺周边有一直径5cm的结节状阴影,首先应考虑为(　　)
    A. 肺脓肿　　　　　B. 肺结核球　　　　C. 周围型肺癌　　　D. 转移性肺癌
【答案】C
【解析】肺脓肿在急性期有明显感染症状,咳脓痰,X线片有空洞常伴液平;肺结核球多见于青年,一般病程较长,发展缓慢,常位于上叶尖后段或下叶背段;转移性肺癌多为多发性圆形或类圆形、大小不等的结节状阴影,单发者较少。

48. 男性,56岁,因反复咳嗽、咳痰13年,痰中带血2周入院。曾因咳嗽、咳痰多次住院,明确诊断为慢性阻塞性肺疾病(COPD)。有30多年的吸烟史,每日吸烟20支以上。入院体格检查:气管居中,桶状胸,肋间隙增宽,双肺叩诊呈过清音,双肺呼吸音减低,双肺可闻及细小湿啰音。胸部X线提示双肺肺纹理增多、紊乱,肺透光度增强,双膈低平,右肺门阴影增宽增大。目前此患者最可能的诊断是(　　)
    A. 右肺肺癌　　　　B. 肺门淋巴结结核　　C. 右肺肺炎　　　　D. 慢性阻塞性肺疾病
【答案】A
【解析】肺癌的诊断依据包括:多发于40岁以上的吸烟人群,伴随刺激性干咳、痰中带血等症状。胸部X线检查可有胸腔积液,单侧性肺门阴影增大等。该患者有明确的长期吸烟史,临床症状、体格检查及X线检查符合肺癌诊断。

49. 女性,72岁,刺激性干咳1个月,胸部CT检查提示右下肺部团状高密度影,边缘分叶状,最大直径约4cm,纵隔、肺门淋巴结未见肿大,右侧胸部胸腔积液,胸腔积液检查有腺癌细胞,该患者肺癌临床分期是(　　)
    A. ⅠB期　　　　　　B. ⅡB期　　　　　　C. Ⅲ期　　　　　　D. Ⅳ期
【答案】D

【解析】按照肺癌 TNM 分期标准,原发肿瘤最大直径约 4cm(属 T_{2a}),纵隔、肺门淋巴结未见肿大(无区域淋巴结转移,属 N_0),同侧胸腔积液且胸腔积液检查有腺癌细胞(有远处转移,但局限于胸腔内,属 M_{1a}),该患者肺癌的 TNM 分期为 $T_{2a}N_0M_{1a}$,应为Ⅳ A 期。

50. 患者,男性,66 岁。呼吸困难、左侧胸痛半个月。有吸烟史。胸部 X 线检查示:左肺门阴影增大伴左侧胸腔积液。胸腔积液常规:李凡他试验阳性,蛋白 30g/L,白细胞 800 × 10^6/L,多核细胞占 0.70,单核细胞 0.30。最可能的诊断是(　　)

    A. 结核性胸膜炎　　　　　　　　　B. 肺癌并胸膜转移

    C. 细菌性肺炎并化脓性胸膜炎　　　D. 病毒性肺炎并胸腔积液

【答案】B

【解析】患者为老年男性,有明确长期吸烟史,结合胸部影像学改变,考虑肿瘤转移累及胸膜或肺淋巴回流受阻引起胸腔积液,且胸腔积液常规检查结果显示呈渗出性改变,考虑肺癌并胸膜转移可能性大。

51. 患者,男性,60 岁。声音嘶哑、低热、咳嗽、咳痰 3 个月。有结核病接触史。双肺无阳性体征。胸部 X 线检查提示左上肺见直径 3cm、密度较高的球形病灶。最可能的诊断是(　　)

    A. 周围型肺癌　　　B. 结核球　　　C. 炎性假瘤　　　D. 肺囊肿

【答案】A

【解析】周围型肺癌 X 线可表现为随着肿瘤增大,阴影逐渐增大,密度增高,呈圆形或类圆形,当肿瘤直接或转移至纵隔淋巴结后压迫喉返神经(左侧多见)时,可使声带麻痹,导致声音嘶哑。老年男性结合临床表现考虑肺癌可能性大。

52. 患者,男性,55 岁。咳嗽、持续痰中带血 2 个月,吸烟支数 500 支 / 年,无发热及咳脓痰病史。体格检查发现杵状指明显。最可能的诊断是(　　)

    A. 支气管扩张症　　　B. 浸润型肺结核　　　C. 支气管肺癌　　　D. 肺脓肿

【答案】C

【解析】患者有明确吸烟史,40 岁以上,临床表现和体格检查符合支气管肺癌典型症状,考虑支气管肺癌可能性大。

53. 男性,62 岁,近 1 个月出现咳嗽,同时左侧眼球内陷,瞳孔缩小,上眼睑下垂,额部少汗。最可能的诊断是(　　)

    A. 重症肌无力　　　B. 周围性面瘫　　　C. 颅内肿瘤　　　D. 肺上沟瘤

【答案】D

【解析】肺上沟瘤是肺尖部肺癌,可压迫颈交感神经,引起患侧上睑下垂、瞳孔缩小、眼球内陷,同侧额部与胸壁少汗或无汗,称为霍纳综合征。

54. 患者,女性,60岁。咳嗽伴痰中带血3个月,胸部X线检查示左肺门阴影,大小3cm×2cm,行痰细胞学检查3次均为阴性。对明确诊断最有价值的检查是(   )

    A. 支气管镜检查　　　B. 经胸壁穿刺活检　　C. 胸部MRI　　　　D. 胸部CT

【答案】A

【解析】支气管镜是诊断肺癌的主要方法之一。对于中央型肺癌,直视下组织活检加细胞刷刷检的诊断阳性率可达90%左右。对于周围型肺癌,可行经支气管镜肺活检,直径 > 4cm 病变的诊断率可达50% ~ 80%。

55. 支气管肺癌患者,近年来出现头面部、颈部和上肢水肿。体格检查可见颈静脉怒张,其发生是由于(   )

    A. 上腔静脉阻塞　　　　　　　　　　B. 下腔静脉阻塞

    C. 癌转移致心包积液　　　　　　　　D. 癌转移致胸腔大量积液

【答案】A

【解析】肿瘤直接侵犯纵隔,或转移的肿大淋巴结压迫上腔静脉,或腔静脉内癌栓阻塞,均可引起上腔静脉回流受阻,表现为上肢、颈面部水肿和胸壁静脉曲张,严重者皮肤呈暗紫色,眼结膜充血,视物模糊,头晕、头痛。

56. 患者,男性,70岁。因咳嗽、咳痰20余年,活动后呼吸困难5年,加重1周入院。1周以来咳嗽,痰多、黏稠难咳出,昨日开始出现胡言乱语,烦躁不安,并有昏睡。血气分析酸碱度(pH)7.26,动脉血二氧化碳分压($PaCO_2$)90mmHg,动脉血氧分压(PaO_2)52mmHg,下列诊断正确的是(   )

    A. 急性呼吸窘迫综合征　　　　　　　B. Ⅱ型呼吸衰竭

    C. Ⅰ型呼吸衰竭　　　　　　　　　　D. 重症监护后综合征

【答案】B

【解析】患者有长期咳嗽、咳痰、活动后气促病史,且近一周咳嗽加剧,痰黏稠难咳出,同时出现胡言乱语、烦躁不安及昏睡等精神症状,血气分析示 pH < 7.35、$PaCO_2$ > 50mmHg、PaO_2 < 60mmHg,符合Ⅱ型呼吸衰竭、肺性脑病的临床特征。

57. 男性,40岁,因重症肺炎、Ⅰ型呼吸衰竭行气管插管机械通气后出现2天持续性低血压,原因可能是出现(   )

    A. 肺栓塞　　　　　　　　　　　　　B. 弥散性血管内凝血

C. 心输出量减少   D. 低血容量性休克

【答案】C

【解析】患者机械通气后出现持续性低血压考虑机械通气时胸腔内压力升高,使得静脉回流受阻,导致心脏的前负荷减少,心输出量减少,出现低血压。

58. 对于急性 I 型呼吸衰竭患者,使用经鼻高流量氧疗进行治疗时,下列说法错误的是（   ）

    A. 初始设置为气体流量 40 ~ 60L/min

    B. 根据患者舒适度和痰液黏稠度调节温度设置 31 ~ 37℃

    C. 根据患者呼吸频率、经皮动脉血氧饱和度（SaO_2）及舒适度等进行动态调节

    D. 如果未达到目标呼吸频率 [< (25 ~ 30) 次 / 分] 及目标 SpO_2，在流量设置 < 60L/min 时建议先上调吸入氧浓度（FiO_2）

【答案】D

【解析】如果未达到目标呼吸频率 [< (25 ~ 30) 次 / 分] 及目标 SpO_2，在流量设置 < 60L/min 时建议先上调气体流量,每次 5 ~ 10L/min,因为更高的流量可减少患者空气的吸入,并增加气道压力,从而改善肺泡通气。如果 SpO_2 仍未达标,再予上调 FiO_2。

59. 男性,46 岁。溺水后发热、呼吸困难 3 小时。体格检查:体温 38.6℃,心率 102 次 / 分,呼吸 24 次 / 分,血压 128/76mmHg,血氧饱和度 88%,神清合作,呼吸急促,口唇轻度发绀,双肺呼吸音粗,可闻及湿啰音。心率 102 次 / 分,律齐,无杂音。血常规:白细胞（WBC）$12.7 × 10^9$/L,中性粒细胞百分比（N%）90.1%,血红蛋白（Hb）130g/L,血小板计数（PLT）$250 × 10^9$/L。血气分析:酸碱度（pH）7.36,动脉血氧分压（PaO_2）56mmHg,动脉血二氧化碳分压（$PaCO_2$）33.5mmHg。胸部 X 线检查提示双肺感染。目前应立即采取的治疗措施是（   ）

    A. 吸痰   B. 抗感染   C. 退热   D. 吸氧

【答案】D

【解析】患者出现呼吸困难,口唇轻度发绀,血氧饱和度仅为 88%,血气分析显示低氧血症,需要紧急吸氧治疗。其他治疗措施如吸痰、抗感染和退热也很重要,但首要措施是立即纠正低氧血症,以维持组织器官的氧供。

60. 患者,男,72 岁。因腹胀伴皮肤黄染 3 天入院。既往有慢性阻塞性肺疾病及乙肝病史。体格检查:体温 37℃,心率 98 次 / 分,呼吸 22 次 / 分,血压 146/80mmHg,氧分压 85%,嗜睡,皮肤巩膜黄染,球结膜水肿,口唇发绀,颈静脉充盈,双肺呼吸音低,未闻及啰音。心率 98 次 / 分,律齐,无杂音。腹部膨隆,轻压痛,肝颈静脉回流征阳性,肝脾触诊不满意,

腹水征阳性,双下肢中度凹陷性水肿。以下哪项检查对于该患者的诊断最有帮助(　　)

A. 头部 MRI　　　B. 动脉血气分析　　　C. 肝肾功能　　　D. 胸部 CT

【答案】B

【解析】结合患者病史及症状体征,考虑诊断为慢性阻塞性肺疾病伴呼吸衰竭,乙型肝炎肝硬化伴腹水。由于患者存在呼吸衰竭,而动脉血气分析可判断呼吸衰竭类型、程度、性质和酸碱失衡情况,对该患者的诊断最有帮助。

61. 患者,男性,69 岁。行结肠癌根治术术后第二天突然出现呼吸困难。既往有冠心病及慢性阻塞性肺疾病病史。体格检查:体温 37.1℃,心率 126 次 / 分,呼吸 27 次 / 分,血压 167/95mmHg,氧分压 78%,呼之不应,瞳孔 4mm,等大等圆,对光反射稍迟钝,口唇发绀,口腔内有大量分泌物,双肺闻及中量湿啰音。目前抢救的首要措施是(　　)

A. 吸氧　　　　　　　　　　B. 脱水降颅内压
C. 气管插管开放气道　　　　D. 无创辅助通气

【答案】C

【解析】患者口唇发绀,口腔内有大量分泌物,双肺闻及中量湿啰音,提示存在呼吸道梗阻。呼吸道梗阻是呼吸衰竭的常见原因,可直接威胁患者生命,因此气管插管开放气道是抢救的首要措施。

62. 患者,男性,38 岁,脓毒性休克。动脉血气分析提示代谢性酸中毒、I 型呼吸衰竭。下列治疗措施中可能造成组织缺氧加重的是(　　)

A. 静脉滴注小剂量多巴胺　　　B. 静脉滴注糖皮质激素
C. 补充胶体液　　　　　　　　D. 快速补充碳酸氢钠

【答案】D

【解析】当脓毒性休克患者发生代谢性酸中毒时,由于 pH 值降低,氧离曲线右移,有利于血红蛋白释放氧气供组织利用。若此时快速补充碳酸氢钠,纠正酸中毒,则氧离曲线左移,血红蛋白对氧的亲和力增强,导致组织缺氧加重。

63. 男性,56 岁。因肺部感染、休克入监护室治疗。动脉血气分析提示该患者存在代谢性酸中毒,I 型呼吸衰竭。为保护患者组织灌注,此时不宜快速纠正酸中毒,主要原因在于酸中毒时(　　)

A. 组织氧摄取能力增加　　　B. 血红蛋白结合氧增加
C. 肺部获得更多的氧　　　　D. 氧离曲线右移

【答案】D

【解析】酸中毒时酸碱度(pH)下降,氧离曲线右移,此时血红蛋白与氧的亲和力降低,氧易于从血红蛋白释出,有利于组织对氧的利用。

64. 患者,男性,67岁。肺源性心脏病急性加重期。动脉血气分析:酸碱度(pH)7.25,动脉血二氧化碳分压($PaCO_2$)9.3kPa(70mmHg),HCO_3^- 30mmol/L,对其酸碱失衡的治疗措施应为（　　）

    A. 静脉滴注 5% 碳酸氢钠　　　　　　B. 补充氯化钾

    C. 给予利尿剂　　　　　　　　　　　D. 改善通气功能

【答案】D

【解析】该患者的血气分析显示呼吸性酸中毒,因此治疗的重点应该是改善通气功能,以促进二氧化碳的排出。因此,最合适的选择是通过改善通气功能来纠正酸中毒,而不是给予碳酸氢钠或其他药物。

65. 女性,35岁。支气管哮喘重度发作 2 天,使用氨茶碱、沙丁胺醇、大剂量激素治疗无效。体格检查:呼吸浅快,口唇发绀,神志不清,双肺哮鸣音较弱。动脉血气分析:动脉血氧分压(PaO_2)50mmHg,动脉血二氧化碳分压($PaCO_2$)70mmHg。进一步救治措施应为（　　）

    A. 静脉注射地塞米松　　　　　　　　B. 气管插管,正压机械通气

    C. 静脉滴注 5% 碳酸氢钠　　　　　　D. 给予高浓度吸氧

【答案】B

【解析】血气分析显示患者低氧血症合并高碳酸血症,呼吸衰竭严重并伴有意识障碍。患者支气管哮喘重度发作且经常规治疗无效,出现意识障碍和严重呼吸衰竭,应首选气管插管,正压机械通气治疗,以迅速纠正缺氧和二氧化碳潴留。

66. 某慢性呼吸衰竭患者血气分析酸碱度(pH)7.15,动脉血二氧化碳分压($PaCO_2$)68mmHg,HCO_3^- 18mmol/L,动脉血氧分压(PaO_2)50mmHg,应进行的治疗除外（　　）

    A. 静脉滴注 5% 碳酸氢钠　　　　　　B. 吸氧

    C. 应用镇静剂　　　　　　　　　　　D. 应用糖皮质激素

【答案】C

【解析】患者血气分析提示慢性呼吸衰竭伴失代偿性呼吸性酸中毒。静脉滴注 5% 碳酸氢钠可纠正酸中毒,吸氧可纠正患者低氧血症,应用糖皮质激素可减轻肺部炎症,均有助于改善患者呼吸功能。应用镇静剂可能会抑制呼吸中枢,加重呼吸衰竭。

67. 患者,男性,60岁。因咳嗽、活动后气喘发现右侧胸腔积液,胸腔积液常规检查为渗出液,经抗结核治疗 2 个月后,胸腔积液仍在增多,为明确诊断,首选的诊断措施是（　　）

　　A. 胸部 CT 检查　　　　　　　　　　　B. 胸腔积液常规及生化检查

　　C. 胸腔积液的结核分枝杆菌培养　　　　D. 胸腔积液的病理学检查和胸膜活检

【答案】D

【解析】胸腔积液的病理学检查和胸膜活检可以提供更确切的诊断信息,帮助确定积液的原因,包括肿瘤、感染或其他疾病。

68. 患者,女性。双侧胸腔积液,胸腔积液常规提示血性,比重为 1.020,胸腔积液生化提示蛋白定量 40g/L,乳酸脱氢酶 495U/L,葡萄糖定量 2.4mmol/L,腺苷脱氨酶 112U/L,最有可能诊断为(　　　)

　　A. 右心衰竭所致胸腔积液　　　　　　　B. 结核性胸腔积液

　　C. 癌性胸腔积液　　　　　　　　　　　D. 结缔组织病所致胸腔积液

【答案】B

【解析】患者胸腔积液检查为血性,比重为 1.020,蛋白升高,提示为渗出液。胸腔积液乳酸脱氢酶升高,葡萄糖 < 3.3mmol/L,腺苷脱氨酶明显升高,最有可能诊断为结核性胸腔积液。

69. 男性,46 岁。肝硬化,肝功能失代偿 2 年。近 10 天反复出现低热,伴右侧胸痛就诊。胸腔积液检查微红色,介于渗出液和漏出液之间。既往有肺结核病史,正规抗结核治疗,已治愈多年。下列处理中不妥当的是(　　　)

　　A. 诊断性抗结核治疗

　　B. 胸腔积液细胞学、细菌学检查

　　C. 胸部 CT 检查

　　D. 胸腔积液生化检测如血清蛋白、乳酸脱氢酶、腺苷脱氨酶

【答案】A

【解析】由于患者有已治愈多年的肺结核病史,现出现反复低热、伴右侧胸痛,胸腔积液介于渗出液和漏出液之间,进行诊断性抗结核治疗是不妥当的,因为尚无充分的证据表明患者症状与结核病的复发有关,应先明确病因。

70. 男性,30 岁。反复发热、右胸痛 2 周,吸烟 10 年,最高体温 37.9℃,白细胞(WBC)5.0×10^9/L,胸部 X 线检查显示右侧胸腔积液,最可能的诊断是(　　　)

　　A. 肺癌胸膜转移　　　　　　　　　　　B. 结核性胸膜炎

　　C. 肝硬化所致胸腔积液　　　　　　　　D. 乳糜胸

【答案】B

【解析】结核性胸膜炎多见于青壮年。青壮年患者,反复低热、胸痛、右侧胸腔积液,考虑为结核性胸膜炎。

71. 患者,男性,30岁。发热、胸痛1周。近3天出现呼吸困难,胸痛缓解。体格检查:左肺
    叩诊浊音,呼吸音明显减低。该患者最有可能存在哪种病理变化( )
    A. 肺实变   B. 肺不张   C. 胸腔积液   D. 气胸

【答案】C

【解析】胸腔积液会导致肺受压受限,出现呼吸困难和胸痛的症状,体格检查可发现患侧肺
叩诊浊音、呼吸音明显减低。

72. 患者,女性,65岁,退休工人。因阵发性咳嗽半月入院。咳嗽昼夜无明显差别,劳累后加
    重,无金属音,偶咳少量白色黏液痰;咳嗽剧烈、活动时感气促,休息后稍缓解;午后低
    热,体温37.5℃,夜间盗汗,无胸痛、咯血、四肢关节疼痛等症状。血常规、凝血常规、肝
    肾功能均正常,血癌胚抗原94.26ng/ml。胸部CT:双肺未见明显病变,双侧胸腔积液。
    予以胸腔穿刺抽液4次,每次量约300ml,为血性液体,胸腔积液常规生化检查提示为渗
    出液,该患者应首选的处理措施为( )
    A. 支气管镜检查   B. 正电子发射计算机体层显像检查
    C. 胸腔积液培养 + 药敏试验   D. 胸腔积液的病理学检查

【答案】D

【解析】老年女性患者,阵发性咳嗽、气促,伴有低热、夜间盗汗,胸部CT显示双侧胸腔积液,
血癌胚抗原升高明显,胸腔积液为血性渗出液,提示存在恶性肿瘤,须进行病理学检查。

73. 男性,66岁。因咳嗽、胸痛1个月就诊,胸痛以左侧为甚,近1周来出现呼吸困难,无发热、
    咯血,胸部X线片提示左胸腔有中等量积液,胸腔积液为血性渗出液,下列哪项检查最
    有可能获得确诊依据( )
    A. 胸部 CT 检查   B. 支气管镜检查
    C. 内科胸腔镜检查   D. 胸腔积液脱落细胞检查

【答案】C

【解析】患者表现为咳嗽、胸痛,近期出现呼吸困难,胸部X线检查显示左侧胸腔积液,胸腔
积液为血性渗出液。结合患者的症状和检查结果,内科胸腔镜检查可以直接观察胸膜情况,
并进行活检以获取确诊依据。

74. 男性,29岁。半小时前剧烈活动后出现右侧胸部刀割样疼痛,伴有进行性气促、呼吸困
    难、大汗淋漓。体格检查:发绀,呼吸窘迫,右侧胸廓饱满,右肺叩诊鼓音,呼吸音消失,
    心率115次/分,律齐。为明确诊断首先应该进行的检查是( )
    A. 床边心电图   B. 胸部 X 线检查
    C. 主动脉 CT 血管造影   D. 血气分析

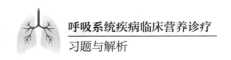

【答案】B

【解析】患者为青年男性,起病前有剧烈活动的诱因,结合症状与体征考虑气胸的可能性大。为明确诊断首先完善胸部 X 线检查。

75. 患者,男性。留置引流管,值班护士在巡房中发现患者胸腔闭式引流管从胸腔滑脱,值班护士应如何处理(   )

    A. 立即夹闭引流管,通知医师协助处理

    B. 立即反折引流管,通知医师协助处理

    C. 立即捏闭伤口处皮肤,通知医师协助处理

    D. 立即用双钳夹闭引流管,通知医师协助处理

【答案】C

【解析】胸腔闭式引流,若引流管从胸腔滑脱,在没有准备的情况下,应立刻捏闭引流管口处皮肤,再做进一步处理,以免空气进入胸腔,导致气胸发生或原有气胸加重。

76. 女性,62 岁。突发呼吸困难、左下胸痛 10 小时。既往有高血压病史 10 年,使用降压药,血压一般控制在(150 ~ 160)/(80 ~ 96)mmHg。体格检查:体温 37.4℃,心率 118 次 / 分,呼吸 26 次 / 分,血压 98/62mmHg,急性病容,四肢湿冷,唇发绀,颈静脉充盈,胸部对称,左下肺呼吸音稍减低,可听到少许细湿啰音。心率 118 次 / 分,律齐,心音稍强,P2 亢进,无病理杂音。肝脏在右肋下 3cm 可扪及,质地中等,轻触痛,余腹部无异常。左下肢中度浮肿,右下肢轻度浮肿,左右下肢周径相差 3cm。心电图示 $S_I Q_{III} T_{III}$,超声心动图提示右心室轻度扩张。该患者的处置最重要且适宜的是(   )

    A. 使用低分子肝素抗凝   B. 口服华法林抗凝治疗

    C. 给予尿激酶溶栓   D. 下腔静脉安装滤器

【答案】C

【解析】结合患者症状、体征及实验室检查,符合急性肺动脉栓塞的诊断。且患者血压较基础时下降 > 40mmHg,超声心动图示右心室轻度扩张提示右心功能不全,属于高危肺动脉栓塞,建议溶栓治疗。

77. 男性,42 岁。因车祸后右股骨骨折在当地医院行右下肢牵引骨折复位固定术,髓内钉置入后 1 小时,突发右下胸闷痛,呼吸困难。既往体健。体格检查:体温 37℃,心率 92 次 / 分,呼吸 26 次 / 分,血压 98/62mmHg,急性病容,唇无明显发绀,颈静脉充盈,两侧胸部对称,双肺呼吸音稍增粗,无啰音。心率 92 次 / 分,律齐,心音稍强,无病理杂音。腹部无异常。右大腿夹板固定、活动障碍,下肢轻度浮肿。该患者的诊断应考虑(   )

    A. 右侧肋骨外伤骨折   B. 急性肺动脉血栓栓塞

C. 急性心肌梗死　　　　　　　　　　D. 急性肺动脉脂肪栓塞

【答案】D

【解析】患者既往体健,有骨折、髓内钉置入的病史,突发右下胸闷痛,出现呼吸困难,故主要考虑急性肺动脉脂肪栓塞。

78. 男性,51岁。突发呼吸困难伴胸痛,唇发绀,血氧分压下降,血浆 D- 二聚体增高,最可能的诊断是（　　　　）

　　A. 胸膜炎　　　　　　B. 肺栓塞　　　　C. 急性心肌梗死　　　D. 心绞痛

【答案】B

【解析】呼吸困难、胸痛和发绀是肺血栓栓塞症的常见表现,常伴血浆 D- 二聚体增高。胸膜炎患者一般无血浆 D- 二聚体增高;急性心肌梗死、心绞痛多有心脏和心电图异常表现。

79. 患者,男性,55岁。肥胖,睡觉打鼾20余年,近年常有睡觉憋醒现象,2年前渐起气促,口唇发绀,经检查发现有肺动脉高压、肺源性心脏病,此患者发生肺源性心脏病主要原因是（　　　　）

　　A. 慢性阻塞性肺疾病　　　　　　　　B. 肥胖

　　C. 睡眠呼吸暂停低通气综合征　　　　D. 原发性肺动脉高压

【答案】C

【解析】患者肥胖、睡觉打鼾以及睡觉憋醒现象提示可能患有睡眠呼吸暂停综合征。睡眠呼吸暂停综合征可表现为夜间低氧血症和反复的通气暂停,进而引起肺动脉高压和肺源性心脏病。

80. 患者,女性,24岁。发现颈部肿物2个月,同时伴有乏力、盗汗。对该患者的首选处理是（　　　　）

　　A. 试验性抗结核治疗　　　　　　　　B. 颈部肿物切除术

　　C. 以治疗淋巴瘤方案化疗1个周期　　D. 颈部肿物细针穿刺活检

【答案】D

【解析】患者为年轻女性,结合乏力、盗汗的临床症状及体格检查发现颈部肿物,首先应考虑淋巴结结核,首选处理为颈部肿物穿刺活检,明确病因,病因明确之后方能给予相应治疗。

81. 患者,男性,39岁。发热3周,体重下降,左侧胸痛。胸部 X 线检查示左侧第二肋间以下外高内低弧形密度增高影,以下说法不正确的是（　　　　）

　　A. 胸腔穿刺液需氧菌培养可能阴性　　B. 胸腔积液酸碱度(pH)可能低于7.3

　　C. 治疗应包括胸腔内滴入四环素　　　D. 需要胸腔置管闭式引流

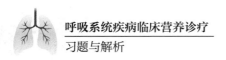

【答案】C

【解析】患者的临床症状、胸部 X 线胸片检查结果提示可能存在胸腔积液,结合患者有发热不排除为感染性胸腔积液为感染性甚至脓胸可能,需要进行胸腔穿刺抽液送检及引流,感染性胸腔积液 pH 降低,培养为阴性不能排除感染。胸腔内滴入四环素的治疗方法是以四环素作为化学性粘连剂使胸膜表面产生非特异性炎症,导致胸膜粘连进而封闭胸腔,防止胸膜腔内液体或气体聚集,并不适用于此时未明确性质的大量胸腔积液患者。

第二章

结核病

1. 患者,女性,30 岁,咳嗽 3 周,结核潜伏感染检测阳性,下列说法正确的是(　　)

   A. 可排除结核分枝杆菌感染　　　　B. 结核分枝杆菌感染者

   C. 现正患活动性结核病　　　　　　D. 须用抗结核药物治疗

【答案】B

【解析】结核潜伏感染检测阳性代表体内已经建立抗结核分枝杆菌特异性的免疫反应,可提示结核分枝杆菌感染。

2. 3 岁男童,与其祖父密切接触,其祖父诊断为"肺结核,痰培养检出结核分枝杆菌",重组结核杆菌融合蛋白(EC)皮肤试验阳性,肺部 X 线检查未发现结核病灶,以下说法正确的是(　　)

   A. 重组结核杆菌融合蛋白(EC)皮肤试验阳性,无咳嗽、发热等症状,胸部 X 线检查未发现结核病灶,可考虑结核潜伏感染

   B. 传染性肺结核密切接触者,结核潜伏感染检测阳性,可诊断为肺结核临床诊断病例

   C. 传染性肺结核密切接触者,结核潜伏感染检测阳性,可诊断为肺结核确诊病例

   D. 以上都正确

【答案】A

【解析】患儿为传染性肺结核密切接触者,重组结核杆菌融合蛋白(EC)皮肤试验阳性,无结核病临床表现,胸部 X 线检查未发现结核病灶,无咳嗽,符合结核潜伏感染的诊断。

3. 男性,24 岁,健康体检进行胸部 X 线检查时发现右上肺空洞形成,周围可见散在斑片影。该患者可能的诊断为(　　)

   A. 肺脓肿　　　　　　　　　　　　B. 肺癌

   C. 肺结核空洞形成　　　　　　　　D. 葡萄球菌肺炎

【答案】C

【解析】患者为年轻男性,无临床症状,肺部病灶位于结核好发部位,呈多形性,空洞形成,考虑结核可能性大。肺脓肿多有高热,咳大量脓臭痰。胸部 X 线片表现为带有液平面的空洞

伴周围浓密的炎性阴影。肺癌多发于老年人,表现为刺激性咳嗽,痰中带血,胸痛和消瘦等症状。胸部影像学可见分叶肿块,有毛刺、切迹,形成偏心厚壁空洞。葡萄球菌肺炎起病急,有寒战、高热、脓血痰、毒血症症状,胸部 X 线检查见肺叶或小叶浸润,早期空洞,可见液气囊腔。

4. 男性,24 岁,健康体检进行胸部 X 线检查时发现右上肺空洞形成,周围可见散在斑片影。为进一步明确诊断,首先应做的检查是（　　　）

    A. 痰结核分枝杆菌集菌及培养

    B. 结核菌素皮肤试验

    C. 混合淋巴细胞 γ 干扰素释放试验

    D. 胸部 CT

【答案】A

【解析】年轻男性,无临床症状,肺部病灶位于结核好发部位,呈多形性,空洞形成,考虑肺结核可能性大,建议行痰结核分枝杆菌集菌及培养。

5. 男性,25 岁,健康体检进行胸部 X 线检查时发现右上肺空洞形成,周围可见散在斑片影。该患者最可能的治疗方案是（　　　）

    A. 2HRZE/2HR   B. 2H RFL ZE/2HRFL

    C. 2H RFL ZE/4HRFL   D. 2HRZE/4HR

【答案】D

【解析】患者为年轻男性,无临床症状,肺部病灶位于结核好发部位,呈多形性,空洞形成,考虑肺结核可能性大。抗结核治疗方案为:2HRZE/4HR。

6. 患者,男性,40 岁,因为咳嗽、咳痰、痰中带血入院,痰抗酸杆菌阳性,痰 Xpert MTB/RIF 阳性,利福平（RFP）耐药,痰结核分枝杆菌培养阳性,药敏试验提示耐 HRSE,以下的抗结核治疗方案最佳的是（　　　）

    A. Cpm、Lfx、Cs、Lzd、Z   B. Bdq、Lzd、Cs、Lfx、Cfz

    C. Bdq、Lzd、Lfx、Cs、PAS   D. Ak、Lfx、Cs、Lzd、Cfz、Pto

【答案】B

【解析】本病例痰检结果提示:该患者是对异烟肼（H）、利福平（R）、链霉素（S）和乙胺丁醇（E）均耐药的耐多药肺结核病患。根据《中国结病预防控制工作技术规范》（2020 版）,耐多药肺结核患者的治疗方案应包括所有 A 组药物（Bdq、Lfx/Mfx、Lzd）和至少一种 B 组药物（Cfz、Cs）;当 A 组药物不能全选时,则应选用所有 B 组药物;当 A 组和 B 组药物不能组成方案时可以添加 C 组药物。答案中仅 B 方案为该患者的最佳治疗方案。

7. 女性,35岁,诊断为耐多药结核病,给予抗结核治疗,治疗方案为BdqLzdCsZPto,在服药中出现视力明显下降,考虑是哪一种药物的不良反应(　　)

　　A. Cs   B. Bdq

　　C. Lzd   D. Pto

【答案】C

【解析】利奈唑胺(Lzd)的主要不良反应为视力下降、双下肢麻木、骨髓功能抑制等,表现为视力下降、外周血的血小板减少或严重贫血、双下肢逐渐加重的麻木等症状,一旦发现视力下降,应该立即停用利奈唑胺。

8. 男性,76岁,发热伴胸痛1个月,体温以低热为主,伴气急、胸闷不适,无明显浮肿,临床诊断为结核性心包炎,超声心动图显示心包积液,其坐位心界呈(　　)

　　A. 普大型   B. 烧瓶状

　　C. 靴形   D. 梨形

【答案】B

【解析】靴形心常见于主动脉瓣关闭不全等疾病;梨形心常见于二尖瓣狭窄等疾病;烧瓶样心是心界两侧都增大,并随体位而改变,坐位时心界呈三角形烧瓶样,卧位时心底部浊音界增宽,常见于心包积液;普大型心常见于扩张型心肌病。

9. 患者男性,23岁,咳嗽、发热、痰多,胸部CT提示肺部空洞影,痰抗酸染色2+,Xpert® MTB/RIF阴性,最可能的诊断为(　　)

　　A. 肺结核   B. 非结核分枝杆菌肺病

　　C. 肺结节病   D. 肺脓肿

【答案】B

【解析】痰抗酸染色阳性常见于肺结核和非结核分枝杆菌肺病,但NTM Xpert MTB/RIF为阴性。

10. 女性,68岁,反复咳嗽、咳痰20年,痰抗酸染色2+,胸部CT提示右肺中叶及左肺舌段较多支气管扩张影,最可能的诊断为(　　)

　　A. 胞内分枝杆菌肺病   B. 肺结核

　　C. 慢性支气管炎   D. 支气管扩张症

【答案】A

【解析】痰抗酸染色阳性常见于肺结核和非结核分枝杆菌肺病,但非结核分枝杆菌肺病常伴有支气管扩张。

11. 一位渔民下海捕鱼时不小心被海虾刺伤,后伤口处出现明显肿胀,切开引流脓液培养出非结核分枝杆菌,考虑哪种菌感染可能大(　　)

    A. 海分枝杆菌　　　　B. 龟分枝杆菌　　　　C. 脓肿分枝杆菌　　　　D. 瘰疬分枝杆菌

【答案】A

【解析】伤口接触海产品可引起海分枝杆菌感染。

12. 中年患者,因咳嗽就诊,胸部 CT 提示两肺多发薄壁空洞,查痰找抗酸杆菌涂片阳性,给予 HREZ 抗结核治疗。2 个月后对硝基苯甲酸培养阳性,下一步治疗是(　　)

    A. 继续抗结核治疗　　　　　　　　　　B. 抗非结核分枝杆菌治疗

    C. 抗真菌治疗　　　　　　　　　　　　D. 抗细菌治疗

【答案】B

【解析】考虑非结核分枝杆菌肺病,故给予抗非结核分枝杆菌治疗。

13. 患者,女性,45 岁,因间断咯血半年就诊,胸部 CT 提示右中叶支气管扩张,两肺散在树芽征。查痰抗酸杆菌涂片 1+,Xpert MTB/RIF 阴性,血结核感染 T 细胞检测 QFT 阴性,β-D- 葡聚糖试验阴性。目前考虑何种疾病(　　)

    A. 肺结核　　　　　　　　　　　　　　B. 肺真菌病

    C. 细菌性肺炎　　　　　　　　　　　　D. 非结核分枝杆菌肺病

【答案】D

【解析】非结核分枝杆菌肺病常有支气管扩张,可痰抗酸杆菌阳性,且 X-PERT 和 QFT 均(−),考虑肺结核可能性小。痰抗酸杆菌阳性不可能是肺真菌病。

14. 女性,60 岁,因反复咳嗽就诊,胸部 CT 提示两肺空洞影伴多发结节影,查痰找抗酸杆菌 1+,给予 HREZ 抗结核治疗。2 个月后复查胸部 CT 提示病灶部分吸收好转,但痰培养提示非结核分枝杆菌生长,考虑哪种菌可能性大(　　)

    A. 鸟分枝杆菌　　　　　　　　　　　　B. 龟分枝杆菌

    C. 脓肿分枝杆菌　　　　　　　　　　　D. 堪萨斯分枝杆菌

【答案】D

【解析】堪萨斯分枝杆菌对 HRE 都敏感,所以使用四联抗结核药物对其也会有效。

15. 男性,55 岁,患肺结核 3 年,曾正规抗结核治疗 1 年余,但痰结核分枝杆菌培养一直阳性,应考虑为(　　)

    A. 非结核分枝杆菌感染或原发耐药菌感染

    B. 可能合并重度感染

C. 获得耐药菌感染

D. 无反应性结核病

【答案】A

【解析】患肺结核 3 年,而正规抗结核治疗无效,可能为非结核分枝杆菌感染或耐药菌感染。非结核分枝杆菌的痰结核分枝杆菌培养可以呈假阳性,并且可对抗结核治疗无反应,而原发耐药菌感染对于一线抗结核治疗也无效。获得性耐药是指治疗不当造成的耐药。无反应性结核病是机体免疫力极度低下时发生的暴发性结核性败血症,病情危重。

16. 女性,50 岁,诊断非结核分枝杆菌病,按鲁尼恩(Runyon)分类法,该非结核分枝杆菌无论光照与否,菌落均不产生色素,患者感染的非结核分枝杆菌可能性最大的是(　　　)

　　A. 鸟分枝杆菌复合群　　　　　　　　　B. 瘰疬分枝杆菌

　　C. 堪萨斯分枝杆菌　　　　　　　　　　D. 龟分枝杆菌

【答案】A

【解析】按鲁尼恩分类法,无论光照与否,菌落均不产生色素,该类非结核分枝杆菌为 III 群:不产色菌。本组有鸟分枝杆菌复合群(*M.avium* complex,MAC)、嗜血分枝杆菌(*M. haemophilum*)、溃疡分枝杆菌(*M.ulcerans*)、蟾分枝杆菌(*M.xenopi*)、玛尔摩分枝杆菌(*M. malmoense*)、土分枝杆菌(*M.terrae*)及胃分枝杆菌(*M.gastri*)等。

17. 女性,17 岁,胸部 CT 显示两肺多发病变伴空洞(见下图),应首先考虑为(　　　)

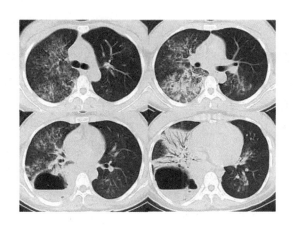

　　A. 肺脓肿　　　　　　　　　　　　　　B. 继发性肺结核

　　C. 侵袭性肺曲霉菌病　　　　　　　　　D. 非结核分枝杆菌肺病

【答案】D

【解析】结合胸部 CT 特点,首先考虑诊断非结核分枝杆菌肺病。继发性肺结核好发于上叶尖后段及下叶背段,病灶呈多形性,空洞壁较厚,周围见结核浸润病灶,常有远处播散。肺脓肿表现为带有液平面的空洞伴周围浓密的炎性阴影。侵袭性肺曲霉菌病表现为以胸膜为基底的多发的楔形、结节、肿块阴影或空洞,可出现晕轮征或新月体征。非结核分枝杆菌肺病影像学主要有2种类型:纤维空洞型和结节性支气管扩张型,两者的表现可相互重叠,空洞一般为薄壁空洞,且贴近胸膜、伴局部胸膜增厚。

18. 女性,65岁,有刺激性咳嗽,偶有胸闷,午后低热,37.5℃左右,伴盗汗、乏力等,体格检查:无明显异常,胸部 X 线片示纵隔明显增宽,血常规检查正常,血沉 60mm/h,结核菌素试验弱阳性。可能的诊断是(　　　)

    A. 肺结核　　　　　　　　　　　　B. 支气管淋巴结结核

    C. 淋巴瘤　　　　　　　　　　　　D. 原发性肺结核

【答案】B

【解析】老年女性,有午后低热、盗汗、乏力等结核中毒症状,咳嗽、胸闷等呼吸道症状,血沉快,结核菌素试验弱阳性,胸部 X 线检查示纵隔明显增宽,考虑支气管淋巴结结核可能。

19. 女性,65岁,有刺激性咳嗽,偶有胸闷,午后低热,37.5℃左右,伴盗汗、乏力等,体格检查:无明显异常,胸部 X 线检查示纵隔明显增宽,血常规检查正常,血沉 61mm/h,结核菌素试验弱阳性。最直接确诊的检查是(　　　)

    A. 胸部 CT　　　　　B. 骨髓穿刺　　　　　C. B 超　　　　　D. 纵隔镜

【答案】D

【解析】纵隔镜活检留取标本行病理检查及病原学检查是最直接确诊的检查。

20. 女性,65岁,有刺激性咳嗽,偶有胸闷,午后低热,37.5℃左右,伴盗汗、乏力等,体格检查:无明显异常,胸部 X 线检查示纵隔明显增宽,血常规检查正常,血沉 62mm/h,结核菌素试验弱阳性。最可能的治疗方案是(　　　)

    A. 抗结核治疗,疗程 1 年　　　　　　B. 肺癌化疗

    C. 手术　　　　　　　　　　　　　D. 抗感染治疗

【答案】A

【解析】老年女性,有午后低热、盗汗、乏力等结核中毒症状,咳嗽、胸闷等呼吸道症状,血沉快,结核菌素试验弱阳性,胸部 X 线检查示纵隔明显增宽,考虑支气管淋巴结结核可能。

第三章

营养学

题 1～3 共用题干

患者,女性,58 岁,身高 162cm,体重 70kg,收缩压 140mmHg,舒张压 95mmHg,血清胆固醇 8.03mmol/L,甘油三酯 1.68mmol/L,低密度脂蛋白胆固醇 5.52mmol/L。

1. 根据以上指标,对该患者的诊断为（   ）

   A. 超重,高血压,高胆固醇血症,高低密度脂蛋白胆固醇血症

   B. 肥胖,高胆固醇血症,高甘油三酯血症,高低密度脂蛋白胆固醇血症

   C. 超重,高胆固醇血症,高甘油三酯血症,高低密度脂蛋白胆固醇血症

   D. 超重,高血压,高胆固醇血症,高甘油三酯血症

【答案】A

【解析】BMI = $70/1.62^2$ = 26.7（kg/m^2）,属于超重。收缩压 140mmHg,舒张压 95mmHg > 90mmHg,诊断为高血压。血清胆固醇 8.03mmol/L > 6.2mmol/L,诊断为高胆固醇血症。甘油三酯 1.68mmol/L < 1.72mmol/L,正常水平。低密度脂蛋白胆固醇 5.52mmol/L > 4.1mmol/L,诊断为高低密度脂蛋白胆固醇血症。

2. 建议该患者每日膳食胆固醇摄入量小于（   ）

   A. 200mg   B. 100mg   C. 300mg   D. 150mg

【答案】A

【解析】《成人高脂血症食养指南（2023 年版）》建议高胆固醇血症患者每日膳食胆固醇摄入量少于 200mg。

3. 下列针对该患者的营养治疗原则中,错误的是（   ）

   A. 增加单不饱和脂肪酸的摄入比例   B. 限制添加糖

   C. 无须限制碳水化合物的总量   D. 限制饱和脂肪酸及胆固醇

【答案】C

【解析】须限制碳水化合物的总量,否则能量摄入过多。

题 4 ~ 6 共用题干

一位 26 岁女性公司职员,轻体力劳动者,身高 165cm,体重 52kg。现为她编制一日食谱。

4. 根据《中国居民膳食营养素参考摄入量(2023 版)》,她的能量需要量是(　　)

　　A. 2 400kcal/d　　　　　　　　　　　B. 2 100kcal/d

　　C. 2 250kcal/d　　　　　　　　　　　D. 1 800kcal/d

【答案】D

【解析】根据《中国居民膳食营养素参考摄入量(2023 版)》,轻体力活动女性推荐能量需要量为 1 800kcal/d。

5. 如果设计食谱中的能量 60% 来自碳水化合物,则其晚餐的碳水化合物需要量是(　　)

　　A. 270g　　　　　　　　　　　　　　B. 81g

　　C. 450g　　　　　　　　　　　　　　D. 108g

【答案】B

【解析】晚餐所占能量为全天的 30%,碳水化合物提供能量占 60%,碳水化合物能量转换系数约为 4,因此,晚餐碳水化合物需要量 = 1 800 × 30% × 60% ÷ 4 = 81(g)。

6. 如果晚餐的主食为米饭,每 100g 大米中含碳水化合物 77.9g,需要大米(　　)

　　A. 139g　　　　　　　　　　　　　　B. 578g

　　C. 347g　　　　　　　　　　　　　　D. 104g

【答案】D

【解析】晚餐大米质量 = 81 ÷ 77.9% ≈ 104(g)。

题 7 ~ 11 共用题干

孙某,男性,47 岁,身高 180cm,体重 73kg,因咳嗽、咳痰、发热 3 月余入院。患者 3 个月前咳嗽、咳痰,呈阵发性连续咳,痰量多,起初呈黑色,后转为黄色,现在是白色黏痰,咳嗽时胸痛、乏力,无发热,无腹痛、腹泻,胸部 CT 诊断继发性肺结核。

7. 该患者行营养风险筛查 2002(NRS 2002),体格检查无水肿,3 个月内体重降低 7%,近 1 周进食量无变化,则"营养状况受损评分"部分评分为(　　)

　　A. 0　　　　　　　　　　　　　　　　B. 1

　　C. 2　　　　　　　　　　　　　　　　D. 3

【答案】B

【解析】按成年住院患者 NRS 2002 营养状态受损评分标准,患者 BMI = $73/1.82^2$ = 24.07(kg/m^2),3 个月内体重降低 7%,近 1 周进食量无变化,评分为 1 分。

营养风险筛查 2002 评分

营养状态受损评分（取最高分）	
1分（任一项）	近 3 个月体重下降 > 5%
	近 1 周内进食量减少 > 25%
2分（任一项）	近 2 个月体重下降 > 5%
	近 1 周内进食量减少 > 50%
3分（任一项）	近 1 个月体重下降 > 5% 或近 3 个月下降 > 15%
	近 1 周内进食量减少 > 75%
	体重指数 < 18.5 及一般情况差

8. 营养师对该结核病患者行床旁会诊,营养风险筛查 2002(NRS 2002)总评分 < 3 分,表明目前没有营养风险,应当于几天后复查营养风险筛查（　　）

A. 1 ~ 2 天　　　　B. 3 天　　　　C. 3 ~ 5 天　　　　D. 7 天

【答案】D

【解析】入院时筛查 NRS < 3 分者虽暂时没有营养风险,但应每周重复筛查一次,一旦出现 NRS ≥ 3 分情况,即进入营养支持治疗程序。

9. 应使用哪种工具进行营养评估（　　）

A. 营养风险筛查 2002(NRS 2002)　　　B. 主观全面评定(SGA)
C. 患者参与的主观全面评定(PG-SGA)　　　D. 微型营养评定(MNA)

【答案】B

【解析】目前,主要的综合营养评定工具包括主观全面评定(SGA)、患者参与的主观全面评定(PG-SGA)、微型营养评定(MNA)等。SGA 是通过临床医生的经验,根据病史和体检主观分析患者营养状况的简单评估法,普通患者使用;PG-SGA 是在 SGA 基础上专为肿瘤患者设计的营养评定方案;MNA 主要适用于养老院和社区老年人等。

10. 根据理想体重,该患者的能量推荐摄入量为（　　）

A. 30 ~ 40kcal/kg　　B. 40 ~ 50kcal/kg　　C. 25 ~ 30kcal/kg　　D. 20 ~ 25kcal/kg

【答案】B

【解析】结核病是一种慢性消耗性疾病,结核病患者能量需要超过正常人,每日供给量为 40 ~ 50kcal/kg,对于消化功能受影响的患者应循序渐进提供能量。

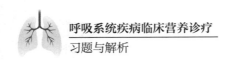

11. 肺结核胃溃疡发作期,适宜的饮食是(　　　)

　　A. 流质膳食　　　　B. 半流质膳食　　　　C. 普通膳食　　　　D. 软食

【答案】A

【解析】流质膳食适用对象:高热、大手术后、急性消化道炎症、咀嚼吞咽困难、危重患者及各种临床管饲患者等。肺结核胃溃疡发作期存在急性消化道炎症,应采用流质膳食。

题 12 ~ 16 共用题干

　　患者,女,20 岁。主诉上腹部疼痛半年余。患者近半年来无明显诱因的情况下出现上腹部绞痛,每次持续数分钟后缓解,无明显规律性。伴有腹泻,每日 2 ~ 3 次,无黑便、便血、黏液血便。偶有发热,体温最高 39.0℃,无咳嗽、咳痰、胸闷、气促等症状,近 1 个月以来出现恶心、呕吐,活动乏力。就诊后检验 T-spot 阳性;腹部 CT 提示结肠炎性改变,腹部多发轻度肿大淋巴结;胸部 CT 提示左上肺结核可能;进一步行肠镜检查,进镜至肠末端,黏膜充血、水肿、增生、糜烂伴溃疡,见回盲瓣、阑尾窝无法分辨,所见全结肠黏膜充血水肿,横结肠以上至回肠末端黏膜广泛水肿糜烂,增生,质脆易出血;诊断为“炎症性肠病,肠结核?”发病以来,患者神清,精神状况尚可,睡眠可,食欲缺乏,大便 2 ~ 3 次 / 天,患者自发病以来体重下降明显,近 3 个月体重下降约 8kg。入院体格检查:身高 163cm,体重 41kg,BMI 15.43kg/m^2;基本生命体征:体温 37.8℃,脉搏 82 次 / 分,呼吸 18 次 / 分,血压 118/70mmHg;发育正常,消瘦明显,眼窝凹陷,四肢可见明显肌肉及皮下脂肪消耗,四肢肌肉松垮无力。

12. 患者入院行营养风险筛查 2002(NRS 2002),总评分为(　　　)

　　A. 2　　　　　　　B. 3　　　　　　　C. 4　　　　　　　D. 5

【答案】C

【解析】NRS2002 内容包括:营养状况受损评分(0 ~ 3 分);疾病严重程度评分(0 ~ 3 分);年龄评分(≥ 70 岁者,加 1 分),总分为 0 ~ 7 分。该患者 BMI = 15.43kg/m^2,近 3 个月体重下降约 8kg(16%),营养状况受损评分 3 分,疾病严重程度评分 1 分,合计 4 分。

13. 患者以主观全面评定(SGA)方法行综合营养评估,营养评定结果为(　　　)

　　A. 营养正常状态　　　　　　　　B. 轻度营养不良

　　C. 中度营养不良　　　　　　　　D. 重度营养不良

【答案】D

【解析】根据患者病历情况,患者 BMI = 15.43kg/m^2,近 3 个月体重下降约 8kg(16%),营养状况受损严重,食欲缺乏,存在恶心、呕吐、腹泻等胃肠道症状,乏力,活动稍受限,间断发热,消瘦明显,眼窝凹陷,四肢可见明显肌肉及皮下脂肪消耗,四肢肌肉松垮无力。参考 SGA 评定标准可评定为重度营养不良。

14. 根据结核病治疗原则,错误的是(　　)

    A. 伴有慢性肠炎、多汗时,应注意补充钾和钠

    B. 每日脂肪供给量均应为 80g

    C. 每日蛋白质供给量 1.5 ~ 2g/kg,优质蛋白质应占到 50%

    D. 应选酪蛋白含量高的食物,酪蛋白有促进结核病灶钙化的作用

【答案】B

【解析】结核病患者每日脂肪供给量以 80g 左右为宜。但肠结核患者摄入脂肪过多会加重腹泻,应控制在 60g 以下。

15. 如果患者服用利福平,以下食物不宜在服药后食用的是(　　)

    A. 花生　　　　　B. 牛奶　　　　　C. 水果　　　　　D. 鸡蛋

【答案】B

【解析】利福平不宜与茶水、豆浆、米汤、藕粉、蛋花稀饭、牛奶及其他奶制品同时服用,易影响胃肠道对利福平的吸收。

16. 结核病患者补充维生素 A 的意义是(　　)

    A. 增强上皮细胞的抵抗力　　　　　B. 增进食欲

    C. 健全肺部和血管的功能　　　　　D. 参与体内代谢

【答案】A

【解析】对于结核病患者而言,维生素 A 能增强上皮细胞的抵抗力;B 族维生素和维生素 C 能增进食欲,健全肺部和血管的功能,并参与体内代谢;维生素 D 有助于钙的吸收。

    男,54 岁,低热、盗汗,咳嗽并痰中血丝 20 余天,胸部 X 线检查诊断为左上肺结核,规范抗结核治疗(2HRZE/4HR)3 个月。既往饮酒史 10 余年。近 2 周纳差,乏力,间断恶心,时有呕吐,故入院。体格检查:身高 173cm,体重 45kg,体温 36.8℃,巩膜稍黄染,右肺未闻及干、湿啰音,白细胞(WBC)计数 4.5×10⁹/L,中性粒细胞百分比 58%;肝肾功能检查示:白蛋白 27.8g/L,谷丙转氨酶(ALT)320U/L,谷草转氨酶(AST)120U/L,碱性磷酸酶 166U/L,总胆红素 42.6μmol/L,直接胆红素 26.8μmol/L。

17. 针对该患者的营养治疗,下列描述正确的是(　　)

    A. 高膳食纤维饮食联合亮氨酸型口服营养补充

    B. 少量多餐,联合必需氨基酸型口服营养补充

    C. 优质高蛋白饮食联合短肽型口服营养补充

    D. 4 ~ 6 餐 / 天,联合支链氨基酸型口服营养补充

【答案】D

【解析】①该患者 BMI = 15.04kg/m²,重度营养不良,营养不良会加重药物毒性,加重抗结核药物的肝损伤。②肝功能损害时可出现物质代谢异常,其中氨基酸代谢异常表现最为突出。患者长期饮酒,AST/ALT < 2,处于肝硬化早期无症状代偿阶段。③肝功能不全或肝硬化患者应尽量避免长时间空腹,白天禁食时间不应超过 3 ~ 6 小时。少食多餐(4 ~ 6 次 / 天),且至少一餐睡前或夜间加餐,可以最大程度减少蛋白质的丢失。长期补充支链氨基酸(branched chain amino acid,BCAA)可能有利于氮的利用和肝功能的改善。

题 18 ~ 19 共用题干

男,72 岁,反复咳嗽、咳痰 20 余年,冬季加重。近 3 年活动后气急,1 周前发热、痰多、气急加重。入院体格检查:体温 38℃,心率 120 次 / 分,呼吸 28 次 / 分,血压 85/60mmHg,身高 175cm,体重 50kg,较 1 个月前下降 5kg。辅助检查:白细胞 7.8×10⁹/L,红细胞 2.4×10⁹/L,血红蛋白 70g/L,中性粒细胞百分比 87.3%,淋巴组胞总数 0.5×10⁹/L,白蛋白 25g/L,前白蛋白 0.09g/L,肌酐 58μmol/L,动脉血 pH7.29,动脉血氧分压(PaO₂)47mmHg,动脉血二氧化碳分压(PaCO₂)81mmHg,剩余碱(BE)3.5mmol/L。诊断:慢性支气管炎,慢性阻塞性肺疾病急性加重,Ⅱ型呼吸衰竭。入院后转入呼吸重症监护室,予以留置鼻胃管并气管插管机械通气治疗。

18. 关于该患者管饲营养治疗,描述正确的是（　　）

A. 急性期稳定阶段可通过增加能量摄入超过能量需要值达到正氮平衡

B. 血流动力学稳定前,能量摄入量不应超过能量消耗预测值的 30% ~ 50%

C. 能量需要量仅取决于机体的能量消耗

D. 该阶段营养支持的目标是阻止瘦组织群的丢失

【答案】B

【解析】①能量需要量取决于能量消耗量,而且与患者对底物的代谢能力有关;②急性期患者和稳定的重症患者,如果试图通过增加能量摄入来达到或超出能量需要值,不可能达到正氮平衡,甚至会引起副作用;③血流动力学不稳定的重症患者,通常首要的治疗是稳定血压和组织灌注,此时机体不能很好地利用能量,能量摄入量不应超过能量消耗预测值的 30% ~ 50%。

19. 上述老年患者营养素需求的特点,下列说法错误的是（　　）

A. 尽量选择复杂碳水化合物　　　　　B. 碳水化合物中单糖的比例应 < 10%

C. 总能量需求相应减少　　　　　　　D. 脂肪的摄入量适当增加

【答案】D

【解析】老年人对碳水化合物的耐受性下降,葡萄糖的氧化能力降低,因此应尽量选择复杂碳水化合物,碳水化合物中单糖的比例应 < 10%,并监测血糖。老年人基础代谢等总能量消

耗的各组成部分均有下降,因此总能量消耗也就相应减少。老年人脂肪分解和脂肪廓清能力降低,膳食脂肪摄入应限制在总能量的 30% 或以下,但不能过度限制,如少于总能量的 20%,则会影响膳食质量。

题 20 ~ 21 共用题干

男,65 岁,身高 178cm,体重 48kg。既往慢性胃炎、慢性支气管炎、冠心病史近 20 年。因消化道大出血急诊手术治疗,术中输液输血约 4 000ml,术后次日出现呼吸急促,人体测量及辅助检查示:体温 38.4℃,心率 130 次 / 分,呼吸 30 次 / 分,血压 100/60mmHg,三头肌皮褶厚度 8mm,上臂中点围 200mm,白细胞 2.8×10⁹/L,红细胞 3.1×10⁹/L,血红蛋白 80g/L,血细胞比容 29%,血小板 158×10⁹/L,中性粒细胞百分比 90.2%,淋巴细胞总数 0.75×10⁹/L,白蛋白 20g/L,前白蛋白 0.09g/L,肌酐 64μmol/L,尿素 5.2mmol/L,血糖 6.8mmol/L,甘油三酯 1.7mmol/L,总胆固醇 5.0mmol/L,钠 140mmol/L,钾 3.8mmol/L,血磷 0.73mmol/L,钙 2.0mmol/ L,镁 0.8mmol/L。动脉血气分析:pH7.47,动脉血氧分压(PaO₂)50mmHg,吸氧浓度 60%,动脉血二氧化碳分压(PaCO₂)30mmHg,剩余碱(BE)3.5mmol/L,HCO₃⁻ 25.6mmol/L,床旁胸部 X 线检示双肺肺纹理增粗,普遍模糊,考虑并发急性呼吸窘迫综合征(acute respiratory distress syndrome,ARDS),转重症监护室予以机械通气辅助治疗。

20. 该患者拟采用肠外营养支持,下列"全合一"肠外营养液处方不正确的是(　　　)

　　A. 氨基酸最终浓度 ≥ 3.5%

　　B. 脂肪乳剂丧失稳定性的临界值 pH ≤ 5.0

　　C. 镁离子浓度 < 3.4mmol/L

　　D. 营养液中葡萄糖的最终浓度为 3.3% ~ 23%

【答案】A

【解析】肠外营养液 pH < 5 时脂肪乳的稳定性就被破坏。氨基酸终浓度 > 2.5%,避免"破乳"和沉淀析出。营养液中电解质不能过量,一般镁离子浓度 < 3.4mmol/L,钙离子浓度 < 1.7mmol/L。5% 葡萄糖渗透压与血浆渗透压相等,高温或长期储存,可使葡萄糖与氨基酸产生美拉德(Maillard)反应,导致氨基酸的利用率下降;50% 葡萄糖为高渗液,可使脂肪颗粒产生凝聚,混合液中葡萄糖的最终浓度为 3.3% ~ 23%,有利于混合液的稳定。

21. 上述患者接受对症治疗联合肠外营养支持第 4 天出现心力衰竭症状,双下肢水肿,近 3 天每天体重增长 0.48kg,尿酮体 1+,动脉血气分析 pH7.3,空腹 8 小时后血生化检测显示:血糖 11.6mmol/L,甘油三酯为参考值上限的 130%,钠 151mmol/L,钾 4.3mmol/L,氯 110mmol/L,血磷 0.5mmol/L,钙 1.9mmol/L,镁 1.05mmol/L。参考上述指标,该患者发生的临床相关急性代谢性并发症是(　　　)

　　A. 高血糖　　　　　　B. 高甘油三酯血症　　　C. 酮症酸中毒　　　　D. 液量过多

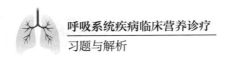
【答案】D

【解析】临床相关急性代谢性并发症中高血糖的定义：血糖 > 12mmol/L；高甘油三酯血症：脂肪乳剂停输 8 小时后检测值 > 参考值上限的 150%；酮症酸中毒：动脉血 pH ≤ 7.3，并且血清或尿酮体 ≥ 2+；液量过多：心力衰竭，水肿或体重增长 > 0.45kg/d 连续 ≥ 3 天，同时患者存在电解质代谢紊乱。

题 22 ~ 23 共用题干

女，78 岁，主因食欲缺乏 8 个月，肺结核诊断 4 个月，腹胀、腹痛、恶心 1 个月入院。体格检查：体温 37.1℃，心率 84 次 / 分，呼吸 22 次 / 分，血压 98/58mmHg，身高 160cm，体重 36kg，近半年体重丢失 17kg，BMI 14.06kg/m²。腹部平片可见阶梯状液平，诊断结核性肠梗阻，予以禁食水，深静脉完全肠外营养支持。

22. 该患者为再喂养综合征高危人群，关于第 1 ~ 3 天营养支持措施下列正确的是（　　）

    A. 低热量供能，能量由 15kcal/(kg·d) 开始，逐渐增加至 20kcal/(kg·d)

    B. 第一周不宜补铁

    C. 维生素按每日推荐需要量供给

    D. 钠小于 2mmol/(kg·d)，水肿患者应更低

【答案】B

【解析】再喂养综合征高风险患者任何路径营养支持的第 1 ~ 3 天能量供给由 10kcal/(kg·d) 开始，逐渐增加至 15kcal/(kg·d)。矿物质和微量元素给予每日推荐需要量，第 1 周不宜补铁。维生素按推荐摄入量的 2 倍供给。钠供给小于 1mmol/(kg·d)。

23. 上述患者完全肠外营养支持的第 5 天，生化检测血清镁 0.4mmol/L，血清钾 3.1mmol/L，血清磷 0.3mmol/L，下列纠正电解质紊乱的措施正确的是（　　）

    A. 血清钾 < 3.5mmol/L，25 ~ 30mmol/L 氯化钾静脉滴注，持续 4 小时以上

    B. 血清磷 0.3 ~ 0.5mmol/L，无合并症时，每日追加口服 1.3g 磷

    C. 12 小时内静脉补充硫酸镁 24mmol/L

    D. 血清磷 0.3 ~ 0.5mmol/L，需要辅助呼吸时，每日静脉追加补磷 0.05 ~ 0.12mmol/kg，2 ~ 6 小时内滴完

【答案】C

【解析】欧洲指南方案建议：血清钾 < 3.5mmol/L，氯化钾 20 ~ 40mmol/L 静脉滴注持续 4 小时以上；血清磷 0.3 ~ 0.5mmol/L，无合并症时，每日追加口服 1g 磷，需要辅助呼吸时，每日静脉追加补磷 0.08 ~ 0.16mmol/kg，2 ~ 6 小时内滴完；血清镁 < 0.5mmol/L，12 小时内静脉补充硫酸镁 24mmol/L。

题 24 ~ 25 共用题干

男,43 岁,胃癌术后 3 月余,咳嗽、喘憋,痰中血丝 2 周余,发热、恶心、呕吐 5 天入院。既往 2 型糖尿病史 10 余年,肺结核病史 1 年,规范抗结核治疗(2HREZ/4HREZ)6 个月。目前食欲缺乏,乏力。体格检查:身高 175cm,体重 44kg,BMI14.4kg/m²,体温 38.6℃,心率 120 次 / 分,呼吸 26 次 / 分,血压 145/90mmHg,间断呕吐,呕吐物潜血阳性,予对症处理及中心静脉完全肠外营养支持。

24. 肠外营养液葡萄糖发挥节氮效应的最理想输注速度是(　　)

    A. 4 ~ 6mg/(kg·min)　　　　　　　　B. 3mg/(kg·min)

    C. 2 ~ 2.5mg/(kg·min)　　　　　　　D. 1mg/(kg·min)

【答案】D

【解析】葡萄糖代谢的各阶段受某些关键酶的调节,使葡萄糖的氧化利用具有最大的生理极限 [4 ~ 6mg/(kg·min)],肠外营养时,非应激状态患者葡萄糖输注速度应少于 4 ~ 5mg/(kg·min),严重应激、高分解代谢状态患者,葡萄糖的氧化受限,其输注速度在 2 ~ 2.5mg/(kg·min),以避免葡萄糖摄入过量所致的代谢副作用,研究显示葡萄糖发挥节氮效应的最理想输注速度发生在 1mg/(kg·min)。

25. 该患者完全肠外营养支持 27 天后,血生化检测显示:白蛋白 28.8g/L,谷丙转氨酶(ALT)220U/L,谷草转氨酶(AST)140U/L,碱性磷酸酶 196U/L,总胆红素 40.3μmol/L,直接胆红素 27.9μmol/L,提示可能存在肠外营养淤胆汁淤积情况,下列营养配方改善措施不正确的是(　　)

    A. 降低热氮比和糖脂比　　　　　　　B. 氨基酸溶剂中添加精氨酸

    C. 混合应用中长链脂肪酸　　　　　　D. 添加鱼油

【答案】B

【解析】肠外营养胆汁淤积时,肝细胞膜出现脂质与蛋白比例升高、多不饱和脂肪酸减少。减少肠外营养热量供给中非蛋白能源的供给,降低热氮比和糖脂比,混合应用中长链脂肪酸及添加鱼油,并在氨基酸溶剂中添加牛磺酸、二肽谷氨酰胺、半胱氨酸等。中链脂肪酸进行 β 氧化时能迅速穿过线粒体而不依赖肉毒碱的携带,可以减胆汁淤积的发生,但精氨酸不能实现此作用。

题 26 ~ 27 共用题干

患者男性,48 岁,长期酗酒,近期发现身上有小的出血点,乏力,厌食,伴有中度黄疸,并出现轻度腹水。实验室检查:转氨酶明显升高,血浆白蛋白降低,球蛋白升高。

26. 患者可能的疾病是(　　)

    A. 脂肪肝　　　　　B. 胆囊炎　　　　　C. 肝硬化　　　　　D. 胰腺炎

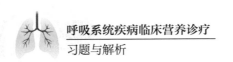
【答案】C

【解析】患者出现了蜘蛛痣、黄疸和腹水,并且肝功能异常,因此推测该患者可能患有肝硬化。

27. 以下营养治疗原则正确的是(　　)

    A. 低能量、低蛋白、低维生素、低脂肪　　　　B. 低能量、高蛋白、高维生素、低脂肪

    C. 高能量、高蛋白、高维生素、适量脂肪　　　　D. 高能量、低蛋白、高维生素、适量脂肪

【答案】C

【解析】肝硬化患者应选择"三高一适量"膳食,即高能量、高蛋白、高维生素、适量脂肪的膳食。

题 28 ~ 29 共用题干

    患者男性,53 岁,身高 178cm,体重 98kg,出现头痛、头晕、失眠、耳鸣、烦躁、精力不易集中等症状,并且容易疲劳。有高血压家族史。体格检查:收缩压 185mmHg,舒张压 110mmHg,血清总胆固醇 4.9mmol/L,甘油三酯 1.50mmol/L。

28. 该患者的疾病诊断为(　　)

    A. 高血压　　　　B. 高血脂　　　　C. 高甘油三酯血症　　　D. 高胆固醇血症

【答案】A

【解析】收缩压 ≥ 140mmHg 和 / 或舒张压 ≥ 90mmHg,即可诊断为高血压。

29. 饮食治疗原则是(　　)

    A. 限制总能量,限制不饱和脂肪酸　　　　B. 限制脂肪,限制盐,补充维生素和矿物质

    C. 严格限制总能量和膳食纤维摄入　　　　D. 限制总能量,限制蛋白质

【答案】B

【解析】该患者血压高,体重超标,应该要增加不饱和脂肪酸和膳食纤维摄入,但是要限制脂肪和盐,并补充维生素和矿物质。

题 30 ~ 31 共用题干

    患儿男性,9 岁。10 天前患急性化脓性扁桃体炎,突然出现少尿,每天尿量不足 400ml,肉眼血尿,水肿,伴有乏力、恶心、呕吐、头晕。实验室检查:血尿素氮和肌酐显著增高。

30. 该患儿可能的疾病诊断是(　　)

    A. 慢性肾衰竭　　　　B. 慢性肾小球肾炎　　　C. 肾病综合征　　　　D. 急性肾衰竭

【答案】D

【解析】考察泌尿系统疾病诊断,各项体征均符合急性肾衰竭的临床表现。急性肾衰竭的典

型症状包括排尿减少、水肿、呕吐、乏力等。

31. 适宜的饮食原则是（　　　）

    A. 适量热量, 低蛋白, 低盐, 减少入液量　　　B. 高热量, 低蛋白, 低盐, 减少入液量

    C. 适量热量, 高蛋白, 低盐, 减少入液量　　　D. 足量饮食, 增加蔬菜水果

【答案】A

【解析】适当控制患者摄入能量, 低蛋白饮食, 低盐饮食, 减少摄入水分。

题 32 ~ 34 共用题干

    患者男性, 41 岁, 糖尿病史 5 年。患者昏迷被 120 紧急送往医院。实验室检查: 尿酮体 4+, 血糖 500mg/dL, 血酮体强阳性。

32. 该患者可能的发病原因为（　　　）

    A. 碳水化合物分解增加　　　　　　　　B. 蛋白质分解增加

    C. 脂肪分解增加　　　　　　　　　　　D. 脂肪分解减少

【答案】C

【解析】该患者为糖尿病酮症酸中毒, 当代谢紊乱发展至脂肪分解加速、血清酮体积聚, 发生代谢性酸中毒时为酮症酸中毒, 常见于胰岛素依赖型糖尿病患者。

33. 该患者可能出现的代谢紊乱类型为（　　　）

    A. 高钠血症　　　　　　　　　　　　　B. 血浆游离脂肪酸水平升高

    C. 生酮氨基酸浓度升高　　　　　　　　D. 生糖氨基酸浓度升高

【答案】B

【解析】发生糖尿病酮症酸中毒时可出现低钠、低钾、血浆游离脂肪酸水平升高, 血浆中生酮氨基酸和生糖氨基酸浓度降低。

34. 该患者适宜的治疗措施为（　　　）

    A. 停止给予胰岛素　　　　　　　　　　B. 禁食水

    C. 静脉输液　　　　　　　　　　　　　D. 无须治疗

【答案】C

【解析】须给予足量胰岛素, 并鼓励多饮水, 进食流质膳食, 及时静脉输液, 并应积极抢救。

题 35 ~ 36 共用题干

    患者男性, 34 岁, 突发脚痛无法走路。体格检查: 右足趾关节肿胀, 压痛明显, 右足背红肿。实验室检查: 血尿酸 726μmol/L。

35. 该患者最可能的疾病诊断为（　　　）

　　A. 风湿性关节炎　　　B. 右踝骨扭伤　　　C. 骨质增生　　　D. 痛风

【答案】D

【解析】痛风的诊断依据为：反复发作的非对称性、非游走性跖趾关节红、肿、热、痛,高尿酸血症,痛风结节或关节积液中证实有尿酸盐结晶存在,具有上述任何两项即可确诊。

36. 不适合该患者食用的食物有（　　　）

　　A. 沙丁鱼　　　　　B. 蘑菇　　　　　C. 豆腐　　　　　D. 菠菜

【答案】A

【解析】痛风患者应限制嘌呤摄入,沙丁鱼嘌呤含量高,不能食用。富含植物嘌呤的蔬菜和痛风发病率增加无相关性,不必过分限制。豆制品促进尿酸排泄作用超过其所含有嘌呤导致血尿酸合成增加的作用。

题 37 ~ 38 共用题干

　　患者女性,46 岁,素食者。面色苍白,倦怠无力,头晕,耳鸣。体格检查:收缩压 110mmHg,舒张压 70mmHg,心率 105 次 / 分;实验室检查:血红细胞 2.6×10^{12}/L,血红蛋白 89g/L。

37. 该患者出现上述症状最可能的原因是（　　　）

　　A. 钠摄入不足　　　B. 铁摄入不足　　　C. 钙摄入不足　　　D. 叶酸摄入不足

【答案】B

【解析】该患者可能由于一直素食而使铁摄入不足,导致缺铁性贫血,血红蛋白和红细胞出现不同程度降低。

38. 最适宜的食物是（　　　）

　　A. 红豆　　　　　B. 猪肝　　　　　C. 菠菜　　　　　D. 红枣

【答案】B

【解析】猪肝为富含铁的食物,且动物性食物中的铁更易被人体吸收利用。

题 39 ~ 40 共用题干

　　患者男性,69 岁,身高 170cm,体重 49kg。近 3 个月自觉进食后有哽咽感,进食量显著下降,伴体重下降 12kg,后胃镜检查提示食管占位性病变,收治入院完善检查后进行食管癌根治术,术中放置鼻空肠管。

39. 该患者营养风险筛查 2002 评分结果为（　　　）

　　A. 初筛结果阳性,终筛 4 分,有营养风险　　B. 初筛结果阴性,1 周后复查

　　C. 初筛结果阳性,终筛 4 分,无营养风险　　D. 初筛结果阳性,终筛 3 分,有营养风险

【答案】A

【解析】该患者体重下降,进食量显著下降,因此初筛结果为阳性。体重下降 12kg,BMI < 18.5kg/m²,营养评分 3 分,加上疾病评分 1 分,总分 4 分,存在营养风险。

40. 该患者术前理想的营养支持方式为( )

    A.经口进食加营养宣教   B.肠内联合肠外营养支持

    C.肠外营养支持   D.经口进食联合口服营养补充

【答案】D

【解析】患者胃肠道功能正常,进食有哽咽感,不是完全不能进食,可以通过改变食物质地帮助患者吞咽,同时口服营养补充增加摄入量。

题 41 ~ 42 共用题干

    患者男性,48 岁。反复腹胀、腹痛 2 个月,诊断为霍奇金淋巴瘤,于半个月前行小肠部分切除术 + 回肠双腔造口。目前体重进行性下降,营养不良,请营养医师会诊协助营养治疗。

41. 营养医师会诊时须评价的指标不包括( )

    A.营养摄入情况(经口摄入、肠内营养、肠外营养)

    B.营养疗效评价

    C.实验室检查(生化、血常规、尿常规、便常规等)

    D.体重、握力、体成分等

【答案】B

【解析】给予营养干预后进行监测和随访时需要进行营养疗效评价。

42. 经营养医师询问,得知患者切除部位主要是回肠远端,吸收受影响的营养素是( )

    A.脂溶性维生素   B.水溶性维生素   C.电解质   D.蛋白质

【答案】A

【解析】肝肠循环主要在回肠,回肠切除,该循环被阻断,胆盐贮备缺乏易导致脂肪泻,故脂溶性维生素吸收受影响。

题 43 ~ 44 共用题干

    某哺乳期妇女因血钙低,经常出现腿部抽搐,听从他人建议后喝牛奶补钙,但在食用牛奶后出现腹胀、腹痛、产气增多等症状。为了改善低钙血症,就诊营养门诊。

43. 该女性食用牛奶后出现这些症状的原因是( )

    A.谷胱甘肽过氧化物酶缺乏   B.乳糖酶缺乏

    C.半乳糖激酶缺乏   D.胃蛋白酶缺乏

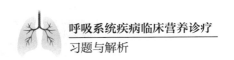
【答案】B

【解析】食用牛奶后出现腹胀、腹痛、产气增多等症状,为乳糖不耐受的表现,原因为小肠黏膜缺乏乳糖酶。

44. 给予其合适的防治措施不包括（　　　）

    A. 选用低脂奶、脱脂奶　　　　　　　　B. 选用酸奶、奶酪、舒化奶

    C. 少量多次食用　　　　　　　　　　　D. 使用乳糖酶

【答案】A

【解析】乳糖不耐受与奶里的脂肪无关。

题 45 ～ 46 共用题干

    患者女性,37 岁。怕热、多汗、易激动,消瘦 1 年。体格检查:身高 165cm,体重 43kg,皮肤湿润不干燥,甲状腺增大,随吞咽上下移动,心率 98 次 / 分。实验室检查:T_3、T_4 增高。

45. 该患者最可能的诊断为（　　　）

    A. 结核病　　　　B. 甲状腺功能亢进　　C. 甲状腺功能减退　　D. 自主神经功能紊乱

【答案】B

【解析】该患者符合甲状腺功能亢进的临床表现,即高代谢、交感神经兴奋症状、甲状腺肿大,辅助检查结果也支持该诊断。

46. 关于该患者饮食注意事项,以下不正确的是（　　　）

    A. 高蛋白饮食　　　　　　　　　　　　B. 能量摄入较正常增加

    C. 保证摄入足量的 B 族维生素、维生素 D　　D. 摄入含碘丰富的食物,如紫菜、海带等

【答案】D

【解析】甲状腺功能亢进患者的饮食原则是补充代谢亢进引起的能量及各类营养素的消耗。每日供给充足的能量,比常人增加 50% ～ 70%;甲状腺功能亢进患者由于代谢加快,需要补充充足的蛋白质和维生素。甲状腺功能亢进患者须实行限碘饮食,避免含碘丰富的食物和药物,使用无碘盐。

    患者男,68 岁。1 个多月前因受凉出现咳嗽,咳黄浓痰,量不多,偶有胸闷,无胸痛,后上述症状加重,伴发热,最高 38.8℃,行 CT 检查示右肺下叶肺动脉不均、间质性肺炎、肺间质纤维化。

47. 该患者不宜选用的食物是（　　　）

    A. 蛋黄　　　　　　B. 芝麻酱　　　　　　C. 瘦肉　　　　　　D. 洋葱

【答案】D

【解析】该患者应多饮水,给予低盐、清淡、高营养饮食;多吃高蛋白、富含维生素、易消化、无刺激性的食物。

男,16岁。与同学在操场打球,突然下起大雨,第二天上学感到上呼吸道疼痛,干咳伴少量黏痰,痰量逐渐增多,咳嗽症状加剧,偶可见痰中带血,胸闷,气急。到医院检查,两肺呼吸音粗糙,可闻及散在干、湿啰音。实验室检查:外周血白细胞计数和分类无明显改变。

48. 该病首选的营养治疗原则是(   )

    A. 高能量、高碳水化合物、高蛋白　　　B. 高能量、高蛋白、足量矿物质

    C. 高能量、高碳水化合物、给予开胃食品　　D. 低能量、高蛋白、低脂肪

【答案】B

【解析】该患者所得判定为急性支气管炎,饮食应保证高能量、高蛋白、高维生素以及足够的矿物质。

题 49 ~ 51 共用题干

女,65岁。从10年前开始每年冬季都有咳嗽、咳痰、呼吸困难、气喘等症状。近2年加重,稍微活动就会出现气短症状,体重减轻,并有轻度贫血,吃海鲜会出现呼吸急促的症状。该患者现在每天服用茶碱类药物,病情有所缓解。

49. 该患者疑似患有(   )

    A. 大叶性肺炎　　　　　　　　　B. 急性支气管炎

    C. 过敏性哮喘　　　　　　　　　D. 慢性阻塞性肺疾病(喘息型)

【答案】D

【解析】该患者疑似患有慢性阻塞性肺疾病(喘息型),呼吸困难、咳嗽咳痰、胸闷气急、气喘、体力活动能力下降等均为典型症状。

50. 营养治疗原则是(   )

    A. 高能量、高碳水化合物、高蛋白、低脂肪

    B. 高能量、低碳水化合物、高蛋白、高脂肪

    C. 高能量、高碳水化合物、高蛋白、高脂肪

    D. 低能量、低碳水化合物、高蛋白、低脂肪

【答案】B

【解析】慢性阻塞性肺疾病饮食治疗原则为高能量、低碳水化合物、高蛋白、高脂肪。

51. 比较合理的食物选择是(   )

    A. 猪肉、豆制品、萝卜、水果　　　　　B. 鸡肉、牛奶、姜、苹果

C. 猪肉、豆腐、辣椒、冬瓜　　　　　　D. 鱼虾、牛肉、蘑菇

【答案】A

【解析】慢性阻塞性肺疾病饮食治疗原则为高能量、低碳水化合物、高蛋白、高脂肪,且不应含刺激性食物。

题 52 ～ 53 共用题干

　　女性,50 岁,冠状动脉搭桥术后 1 年,现胸痛、憋气、喘息近 3 个月,胸部 X 线检查示双侧胸腔积液,诊断为"创伤性乳糜胸"。

52. 该患者膳食原则和要求为(　　　　)

　　A. 低脂肪、低钠、低蛋白、高糖

　　B. 低盐、低糖、低脂肪、高蛋白

　　C. 低脂肪、少渣、适量蛋白质和热量、高维生素

　　D. 低脂肪、低钠、高蛋白质、高维生素

【答案】D

【解析】乳糜胸患者在保证能量充足的情况下应给予低脂或无脂饮食,因渗出液中常常含有大量蛋白,因此应提高蛋白供能比。高钠饮食可能导致水肿和淋巴液积聚,因此应限制钠的摄入量,避免高盐饮食。乳糜胸患者还应多吃富含维生素的食物,如水果、蔬菜、坚果等。

53. 该患者最先考虑的膳食因素是(　　　　)

　　A. 优质大豆蛋白占总蛋白质 50% 以上　　B. 新鲜的水果和蔬菜以补充维生素

　　C. 用中链三酰甘油代替大部分烹调油　　D. 避免动物脂肪

【答案】C

【解析】乳糜胸患者应给予低脂或无脂饮食,必要时用中链脂肪酸代替烹调油。因中链脂肪酸可经门静脉血流直接输送至肝脏被快速代谢,不需要在肠细胞内形成乳糜微粒经淋巴系统再入血液循环,因此存在脂肪代谢异常等相关疾病时可通过应用中链脂肪酸替代大部分长链脂肪酸来控制或缓解病情。

题 54 ～ 56 共用题干

　　男性,43 岁,身高 167cm,体重 109kg,患阻塞型睡眠呼吸暂停综合征(OSAS)。

54. 该患者在营养治疗上应首先考虑(　　　　)

　　A. 高纤维膳食　　　B. 低热量饮食　　　C. 低脂肪饮食　　　D. 低盐饮食

【答案】B

【解析】患者身高 167cm,体重 109kg,BMI 为 39kg/m^2,体重超理想体重 74%,为重度肥胖,此时该患者饮食应最先考虑低热量饮食,控制总能量的摄入。

55. 该患者营养宣教应突出强调（　　　）

    A. 多吃蔬菜、水果　　　　　　　　B. 补充维生素、钙片

    C. 少吃零食和甜食　　　　　　　　D. 每天锻炼不少于 40 分钟

【答案】D

【解析】患者身高 167cm，体重 109kg，BMI 为 39kg/m²，体重超理想体重 74%，为重度肥胖，此时对患者进行营养教育应突出强调每天锻炼，时间不少于 40 分钟。

56. 该患者蛋白质供给原则为（　　　）

    A. 2g/（kg·d）　　　　　　　　　　B. 3g/（kg·d）

    C. 占总能量 15%～20%　　　　　　D. 占总能量 30%～35%

【答案】C

【解析】患者为重度肥胖，饮食应控制总能量摄入，低脂、高优质蛋白，因此蛋白质供能应提高至 15%～20%。

题 57～60 共用题干

    男性，80 岁，患大叶性肺炎，持续高热 1 周，咳嗽，咳铁锈色痰，经治疗体温正常，但呼吸困难加重，口周发绀，消瘦，食欲差，体重进行性下降，既往有慢性支气管炎史。临床诊断为"肺恶病质综合征"。

57. 关于该患者的饮食治疗，下列错误的是（　　　）

    A. 半流食　　　　　　　　　　　　B. 流食＋肠外营养

    C. 软食　　　　　　　　　　　　　D. 高能量饮食

【答案】D

【解析】呼吸衰竭患者，尤其是严重的"肺恶病质综合征"患者不宜进食碳水化合物（淀粉）比例过高的食品，因碳水化合物的呼吸商高于脂肪和蛋白质，过多地摄入碳水化合物会消耗大量的氧气，产生大量的二氧化碳，势必会增加通气负担，所以对此类患者不能给予过多的碳水化合物。

58. 该患者饮食中的脂肪提供热量应占总能量的（　　　）

    A. 20%　　　　B. 30%～35%　　　　C. 5%　　　　D. 10%

【答案】B

【解析】脂肪的呼吸商为 0.7，在三大供能营养素中最低，因此高脂肪饮食有助于减少二氧化碳生成量和增加热能，减少患者呼吸负担。呼吸功能减退的患者脂肪提供热量应增加至占总能量的 30%～35%。

59. 该患者应限制摄入的食物是（　　　）

　　A. 米饭、豆沙包、冰激凌　　　　　　　B. 油条、水果

　　C. 植物油、蔬菜　　　　　　　　　　　D. 坚果、水果

【答案】A

【解析】该患者不宜进食碳水化合物（淀粉）比例过高的食品，否则会加重呼吸困难

60. 该患者糖类提供能量占总能量的比例应为（　　　）

　　A. 1.0　　　　　　B. 0.8　　　　　　C. 0.7　　　　　　D. < 50%

【答案】D

【解析】碳水化合物的呼吸商高于脂肪和蛋白质，过多地摄入碳水化合物会消耗大量的氧气，产生大量的二氧化碳，势必会增加通气负担，所以对于呼吸功能减退的患者不能给予过多的碳水化合物，糖类提供能量占总能量的比例应 < 50%。

题 61 ～ 64 共用题干

　　患者，男，26 岁，身高 182cm，体重 60kg。因咳嗽 4 个月，意识不清 4 天于昨日收治于医院结核病中心重症监护病房（ICU）。患者既往体健，无特殊病史，1 个月前出现腹胀、食欲缺乏、腹泻，便量及性状不详，未就医。4 天前患者突发意识不清、呼之不应，入住当地医院诊治。入院完善相关检查后诊断为重症感染、低蛋白血症、肝功能异常、电解质紊乱，继发性肺结核、结核性脑膜炎可能。

61. 该患者营养风险筛查（NRS 2002）的评分应当为（　　　）

　　A. 3 分　　　　　　B. 4 分　　　　　　C. 5 分　　　　　　D. 6 分

【答案】D

【解析】患者收治于结核病中心重症监护病房，意识不清、呼之不应，疾病评分可评为 3 分；BMI 为 18.1kg/m²，低于 18.5kg/m² 且一般情况差，营养状态可评为 3 分；年龄评分 0 分；故该患者 NRS 2002 的评分总分为 6 分。

62. 该患者每天热量应给予的基本需要量为（　　　）

　　A. 2 700 ～ 3 100kcal　　　　　　　B. 1 800 ～ 2 000kcal

　　C. 2 100 ～ 2 300kcal　　　　　　　D. 2 200 ～ 2 400kcal

【答案】A

【解析】以维持患者正常体重为原则，可按 35 ～ 40kcal/（kg·d）供给。

63. 该患者每天蛋白质供给量为（　　　）

　　A. 72 ～ 90g/d　　　B. 48 ～ 60g/d　　　C. 100 ～ 120g/d　　　D. 180 ～ 200g/d

【答案】A

【解析】结核病重症患者在住院期间,可逐步给予 1.2 ~ 1.5g/(kg·d) 的蛋白质,再根据其体重算出每日蛋白质供给量。

64. 对于该患者营养治疗的推荐,下列正确的是(　　)
    A. 危重症早期采用允许性低热量营养策略,该患者肠内营养支持时应注意纠正肠道微生态紊乱
    B. 患者接受营养支持治疗后进行血糖监测,通常前 2 天至少每 4 小时测量 1 次,适时给予胰岛素治疗
    C. 采用全营养支持,首选肠内营养,为达到目标喂养量,建议与肠外营养联合应用,如有肠内营养禁忌证,则尽早开始完全肠外营养治疗
    D. 以上都是

【答案】D

【解析】危重症早期允许低热量营养策略,逐渐增加热量,为达到目标喂养量,可采用肠内营养+肠外营养的营养支持。进行营养支持后应及时观测血糖情况,且注意调整肠道微生态紊乱。

题 65 ~ 67 共用题干

患者,女,47 岁,身高 160cm,体重 46kg。因"腹痛、腹泻 1 个月余"于 1 日前入住我院。患者于 1 个月前无明显诱因开始出现腹痛,进食后明显,伴腹泻,每天 1 ~ 4 次不等,黄色稀水样便,伴咳嗽、咳白痰,偶有盗汗,无发热、头晕、头痛等不适。当地检查后,提示回盲部可见广泛增生溃疡,双肺感染性病变,结核可能,为进一步诊治入住我院。患者自起病以来,饮食、睡眠一般,小便正常,体重下降 10kg。入院完善相关检查后诊断为:①肠结核;②不完全性肠梗阻;③继发性肺结核,双肺,复治。

65. 该患者营养风险筛查 2002(NRS 2002)的营养状态评分应当为(　　)
    A. 0 分　　　　　B. 1 分　　　　　C. 2 分　　　　　D. 3 分

【答案】D

【解析】该名患者 BMI < 18.5kg/m^2 为 3 分,一个月内体重下降 10kg,> 5%,为 3 分,取最高分,则营养评分为 3 分。

66. 在对该患者实施营养治疗前须进行营养评定,包括(　　)
    A. 膳食调查　　　　　　　　　　　B. 人体测量和实验室检测
    C. 临床症状和体征　　　　　　　　D. 以上都是

【答案】D

【解析】营养评定包括膳食调查(既往和近期进食情况、食物安全等)、人体测量(身高、体重和

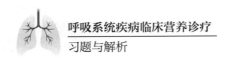

皮褶厚度等)、实验室检测、临床症状和体征 4 个方面。

67. 关于该患者营养治疗的论述错误的是(　　)

　　A. 给予少渣半流食或流食,少量多餐

　　B. 限制膳食纤维含量高的食物,以减少对炎性病灶的刺激,减少肠道蠕动与粪便形成

　　C. 根据患者病情提供能量,避免过高或过低能量摄入

　　D. 采用肠外营养给予营养支持

【答案】D

【解析】结核性不完全性肠梗阻患者应视梗阻情况给予治疗饮食或肠内营养,既要维持一定的营养供给并维护肠道功能,又要避免加重梗阻病情。

题 68 ~ 71 共用题干

　　男性,70 岁,身高 165cm,体重 43kg,患糖尿病、慢性支气管炎多年。近 2 个月来低热,咳喘加重并有白色黏痰,胸部 X 线检查发现右中下肺野片絮状阴影,痰细菌培养阴性,多种抗菌药物治疗未见好转,食欲降低。

68. 该患者应考虑的诊断是(　　)

　　A. 慢性支气管炎合并细菌感染　　　　B. 肺结核

　　C. 大叶性肺炎　　　　　　　　　　　D. 病毒性肺炎

【答案】B

【解析】首先应考虑感染的诊断,但是痰细菌培养阴性,对多种抗生素治疗无效,且病情已有较长时间。病毒性肺炎为自限性,很难持续 2 个月的时间。病变部位虽然在中下肺野,不是结核的好发部位,但是考虑到患者有糖尿病史,年龄较大,并且对抗生素疗效不好,结核的可能性大大增加。

69. 建议该患者每日摄入能量比普通糖尿病患者增加(　　)

　　A. 5% ~ 10%　　　　B. 10% ~ 20%　　　　C. 20% ~ 25%　　　　D. 25% ~ 30%

【答案】B

【解析】由于结核病本身会消耗大量能量,故建议结核病合并糖尿病患者每日摄入能量比普通糖尿病患者多 10% ~ 20%。

70. 该患者三大产能营养素供给比例为(　　)

　　A. 碳水化合物占总能量的 45% ~ 50%,蛋白质占总能量的 20% ~ 25%,脂肪占总能量的 20% ~ 30%。

　　B. 碳水化合物占总能量的 50% ~ 55%,蛋白质占总能量的 15% ~ 20%,脂肪占总能量

的 20% ~ 25%。

    C. 碳水化合物占总能量的 50% ~ 65%,蛋白质占总能量的 15% ~ 20%,脂肪占总能量的 20% ~ 30%。

    D. 碳水化合物占总能量的 55% ~ 65%,蛋白质占总能量的 20% ~ 25%,脂肪占总能量的 20% ~ 30%。

【答案】C

【解析】糖尿病合并结核病患者碳水化合物占总能量的 50% ~ 65%,蛋白质占总能量的 15% ~ 20%,脂肪占总能量的 20% ~ 30%。碳水化合物宜选用低血糖生成指数食物,可降低餐后血糖,使血糖平稳。蛋白质宜选用优质蛋白质,比例超过三分之一,以提高吸收利用率。减少反式脂肪酸的摄入,增加 ω-3 脂肪酸的比例。

71. 该患者在选用营养素种类时,可选择(　　　　)

    A. 低血糖生成指数型　　　　　　　B. 整蛋白型

    C. 短肽型　　　　　　　　　　　　D. 肿瘤型

【答案】A

【解析】在给予糖尿病患者营养治疗的过程中,常会引起血糖升高,因此对存在营养风险或营养不良的结核病合并糖尿病患者,可选择糖尿病专用肠内营养制剂,血糖生成指数较低,以保证营养摄入和维持血糖稳定。

题 72 ~ 75 共用题干

    患者女,孕 20 周,诊为妊娠糖尿病合并肺结核,身高 165cm,体重 72kg,单纯饮食控制。

72. 其每日适宜的脂肪摄入为(　　　　)。

    A. 50g　　　　　　B. 65g　　　　　　C. 70g　　　　　　D. 80g

【答案】A

【解析】妊娠糖尿病饮食治疗既要保证足够的能量、蛋白质、钙、磷以及多种维生素,又不能使血糖波动过大,因此能量控制不应过严,多提供优质蛋白质,脂肪每天 50g。

73. 营养师为其制订的食谱中,增加了海带、紫菜、裙带菜及海鱼,目的是保证能摄入充足的(　　　　)

    A. 钙　　　　　　B. 铁　　　　　　C. 碘　　　　　　D. 维生素 C

【答案】C

【解析】妊娠期缺碘尤其是孕早期碘缺乏,可导致胎儿甲状腺功能减退,从而引起以生长发育迟缓、认知能力下降为特征的不可逆的克汀病。海产品是碘含量丰富的食物,因此可在孕期适当增加海产品摄入,以保证充足的碘摄入。

74. 在为该患者制订的食谱中,既要保证优质蛋白质的摄入量,又不能增加脂肪的摄入量,下列哪道菜比较适合(　　)

　　A. 炖猪蹄　　　　　　　　　　　　B. 清蒸鱼

　　C. 水煮鱼　　　　　　　　　　　　D. 红烧肉

【答案】B

【解析】炖蹄筋——胶原蛋白不是优质蛋白,容易增加脂肪摄入;水煮鱼——增加脂肪摄入;红烧肉——增加脂肪摄入。鱼类富含优质蛋白质、必需氨基酸、不饱和脂肪酸、维生素和矿物质,清蒸鱼不仅能够保留这些营养成分,还能减少油脂的摄入。

75. 该患者营养治疗时要注意补充的微量元素包括(　　)

　　A. 钙、铁　　　　　　　　　　　　B. 铁、锌

　　C. 钙、叶酸　　　　　　　　　　　D. 锌、叶酸

【答案】B

【解析】钙为常量元素;叶酸属于水溶性维生素。该患者妊娠期,胎儿生长发育,铁的需求量增加;锌在巨噬细胞的防御机制中,以及促进维生素 A 代谢和限制炎症状态下自由基对膜造成的损伤中起着重要作用,因此结核病患者补锌很重要。

76. 患者女,47 岁。因空腹血糖 6.55mmol/L 来医院就诊,营养师为其制订膳食食谱。下列食物中最适宜该患者长期食用的是(　　)

　　A. 大米饭　　　　　　　　　　　　B. 面包

　　C. 荞麦　　　　　　　　　　　　　D. 馒头

【答案】C

【解析】一般正常人血糖水平相当恒定,维持在 3.9 ~ 6.1mmol/L。依题意得,"空腹血糖 6.55mmol/L",可诊断出该患者血糖水平高,因此膳食中要选择血糖生成指数(glycemicindex,GI)低的食物,荞麦最适宜该患者长期食用。

77. 某小学三年级学生,严重挑食,不喜欢进食肉类和奶类,只喜欢吃一些水果和谷类,近期出现手脚麻木,关节疼,并有"抽筋"现象,为加速症状的恢复,应该适当补充的营养素是(　　)

　　A. 维生素 B_2　　　　　　　　　　B. 维生素 D

　　C. 铁　　　　　　　　　　　　　　D. 锌

【答案】B

【解析】患者不喜欢进食肉类和奶类,有维生素 D 摄入不足的可能,同时,手脚麻木、"抽筋"等为维生素 D 缺乏的临床表现。

78. 某产妇,35 岁,现在二胎娩出 4 个月,母乳喂养中。二胎为剖宫产,生产时出血较多。平素不喜欢进食肉类和蛋类,以蔬果类食物为主。近期产妇常有乏力、疲倦、头晕、口角炎、脱发等表现,这些症状可能与哪种营养素摄入不足有关(　　)

A. 维生素 B_2　　　　B. 维生素 B_1　　　　C. 铁　　　　D. 锌

【答案】C

【解析】该产妇存在成人缺铁性贫血的高危因素,例如哺乳期、素食和铁丢失过多。同时又具有乏力、疲倦、头晕、口角炎、脱发等缺铁性贫血的临床表现。

79. 患儿,男,9 月龄,因"咳嗽、咳痰 7 天,加重伴呼吸困难 1 小时"入儿童重症监护病房,目前诊断为重症肺炎。患儿入院体格检查:身长 68cm($-1SD$),体重 6.1kg($-3SD$)。入院后,经积极的呼吸支持、抗炎、营养支持等综合治疗,患儿已经成功转入普通病房。目前已经度过稳定期,处于恢复期。复测体重 6.7kg,为促进体重追赶,此时营养支持的目标能量应如何计算(　　)

注:9 月龄婴儿体重 P_{50} 水平为 9.3kg,68cm 的身长的体重 P_{50} 为 8.4kg,9 月龄婴儿能量需求以 90kcal/kg 计。

A.(6.1×90)kcal　　　　　　　　B.$(6.7 \times 90 + 10)$kcal

C.$(8.4 \times 90 + 8)$kcal　　　　　　　　D.(9.3×90)kcal

【答案】D

【解析】世界卫生组织建议 5 岁以下重度营养不良儿童恢复期的能量摄入按实际年龄的体重(P_{50} 或均值)计算。因此,营养支持的目标能量为(9.3×90)kcal。

80. 某男性结核病患者,65 岁,神志清醒,住院时应使用哪种量表行营养评估(　　)

A. 营养风险筛查 2002(NRS 2002)　　　B. 主观全面评定(SGA)

C. 患者参与的主观全面评定(PG-SGA)　　　D. 微型营养评定(MNA)

【答案】D

【解析】微型营养评定(mini-nutritional assessment,MNA)是适用于老年人的营养筛查及评价方法。

81. 某结核病患者根据全球营养领导层倡议的营养不良诊断标准(Global Leadership Initiative on Malnutrition,GLIM)诊断为营养不良,该患者过去半年内体重降低 7%,体重指数(BMI)处于正常范围,可评价为(　　)

A. 无营养不良　　　B. 轻度营养不良　　　C. 中度营养不良　　　D. 重度营养不良

【答案】C

【解析】过去半年内体重降低 7%,BMI 处于正常范围,则为中度营养不良。

参考文献

[1] 世界中医药学会联合会呼吸病专业委员会. 支气管扩张症中西医结合诊疗专家共识 [J]. 中医杂志, 2022, 63(22):2196-2220.

[2] 支气管扩张症专家共识撰写协作组, 中华医学会呼吸病学分会感染学组. 中国成人支气管扩张症诊断与治疗专家共识 [J]. 中华结核和呼吸杂志, 2021, 44(4):11.

[3] 葛均波, 徐永健. 内科学 [M]. 9 版. 北京: 人民卫生出版社, 2018.

[4] 中华医学会呼吸病学分会哮喘学组. 变应性支气管肺曲霉病诊治专家共识: 2022 年修订版 [J]. 中华结核和呼吸杂志, 2022, 45(12): 1169-1179.

[5] 中华人民共和国国家卫生健康委员会. 新型冠状病毒感染诊疗方案(试行第十版)[EB/OL].(2023-01-06). https://www.gov.cn/zhengce/zhengceku/2023-01/06/5735343/files/5844ce04246b431dbd322d8ba10afb48.pdf.

[6] 侯键. 医学影像学 [M]. 9 版. 北京: 人民卫生出版社, 2013.

[7] FAN E, GATTINONI L, COMBES A, et al. Venovenous extracorporeal membrane oxygenation for acute respiratory failure: A clinical review from an international group of experts[J]. Intensive Care Med,2016, 42(5):712-724.

[8] 中华医学会重症医学分会重症呼吸学组. 急性呼吸窘迫综合征患者俯卧位通气治疗规范化流程 [J]. 中华内科杂志, 2020, 59(10):781-787.

[9] 中国医师协会急诊医师分会, 中华医学会急诊医学分会, 中国急诊专科医联体, 等. 急诊成人经鼻高流量氧疗临床应用专家共识 [J]. 中华急诊医学杂志, 2021, 30(9):1041-1050.

[10] 中华医学会呼吸病学分会呼吸危重症医学学组, 中国医师协会呼吸医师分会危重症医学工作委员会. 成人经鼻高流量湿化氧疗临床规范应用专家共识 [J]. 中华结核和呼吸杂志, 2019, 42(2):83-91.

[11] 周林, 初乃惠. 结核病防治培训教材: 临床篇 [M]. 北京: 人民卫生出版社, 2023.

[12] 赵雁林, 张慧. 结核病防治培训教材: 防控篇 [M]. 北京: 人民卫生出版社, 2023.

[13] 成诗明, 成君. 结核病防治培训教材: 学校篇 [M]. 北京: 人民卫生出版社, 2023.

[14] 中华人民共和国国家卫生和计划生育委员会. 结核病分类:WS 196—2017[S/OL]. (2017-11-09). http://www.nhc.gov.cn/ewebeditor/uploadfile/2017/11/20171128164208411.pdf.

[15] 唐神结, 高文. 临床结核病学 [M]. 2 版. 北京: 人民卫生出版社, 2019.

[16] 中国防痨协会. 高危人群结核分枝杆菌潜伏感染检测及预防性治疗专家共识 [J]. 中国防痨杂志, 2021, 43(9):874-878.

[17] 中华人民共和国国家卫生健康委员会办公厅, 中华人民共和国教育部办公厅. 关于印发中国学校结核病防控指南的通知. [EB/OL].(2020-10-16). https://www.gov.cn/zhengce/zhengceku/2020-12/05/content_5567137.htm.

[18] 中国防痨协会. 非活动性肺结核诊断及预防发病专家共识 [J]. 结核与肺部疾病杂志, 2021, 2(3):197-200.

[19] 赵雁林, 陈明亭. 中国结核病防治工作技术指南 [M]. 北京: 人民卫生出版社, 2021.

[20] 王淑霞 , 高微微 . 耐药肺结核的诊断与治疗 [J]. 临床内科杂志 , 2020, 37(10):681-683.

[21] 高微微 . 老年肺结核患者治疗问题探讨 [J]. 中华结核和呼吸杂志 ,2014, 37(10):732-733.

[22] 中华医学会感染学分会艾滋病学组，中华医学会热带病与寄生虫学分会艾滋病学组 . HIV 合并结核
分枝杆菌感染诊治专家共识 [J]. 中华临床感染病杂志 ,2017, 10(2):81-90.

[23] 高微微 , 李琦 , 高孟秋 , 等 . 特殊人群结核病治疗 [M]. 北京：科学出版社，2011.

[24] 徐彩虹 , 赵雁林 . 中国结核病预防性治疗指南 [M]. 北京：人民卫生出版社，2023.

[25] 中国营养学会 . 中国居民膳食指南（2022）[M]. 北京：人民卫生出版社，2022.

[26] 中国营养学会 . 中国居民膳食营养素参考摄入量（2023 版）[M]. 北京：人民卫生出版社，2023.

[27] 焦广宇 , 李增宁 , 陈伟 . 临床营养学 [M]. 北京：人民卫生出版社，2017.

[28] 孙长颢 . 营养与食品卫生学 [M]. 8 版 . 北京：人民卫生出版社，2017.

[29] 杨月欣 , 葛可佑 . 中国营养科学全书 [M]. 2 版 . 北京：人民卫生出版社，2019.

[30] 范琳 , 唐细良 , 张哲民 . 临床结核病营养学 [M]. 北京：科学出版社，2022.

[31] 中国营养学会 . 食物与健康：科学证据共识 [M]. 北京：人民卫生出版社，2016.

[32] 中华医学会肠外肠内营养学会分会 . 成人口服营养补充专家共识 [J]. 消化肿瘤杂志 , 2017, 9(3):151-155.

[33] 中国防痨协会 . 住院结核病患者营养筛查与评估 :T/CHATA 029-2023 [S/OL].(2023-4-23). https://www.doc88.com/p-80187513234322.html.

[34] 中华医学会结核病学分会重症专业委员会 . 结核病营养治疗专家共识 [J]. 中华结核和呼吸杂志 ,2020, 43(1):17-26.

[35] 中华人民共和国国家卫生和计划生育委员会 . 食品安全国家标准 特殊医学用途配方食品通则 : GB 29922—2013[S]. 北京：中国标准出版社，2013.

[36] 葛可佑 . 中国营养师培训教材 [M]. 北京：人民卫生出版社 ,2005.

[37] 沈秀华 . 食物营养学 [M]. 2 版 . 上海：上海交通大学出版社 ,2020.

中英文对照词表

γ 干扰素释放试验	inferferon-γ release assay, IGRA
B	
贝达喹啉	bedaquiline, Bdq
必需脂肪酸	essential fatty acid, EFA
必要氮损失	obligatory nitrogen loss, ONL
变应性支气管肺曲霉病	allergic bronchopulmonary aspergillosis, ABPA
丙氨酸转氨酶（谷丙转氨酶）	alanine transaminase, ALT
部分肠内营养	partial enteral nutrition, PEN
部分肠外营养	partial parenteral nutrition, PPN
C	
肠内营养	enteral nutrition, EN
肠外营养	parenteral nutrition, PN
磁共振成像	magnetic resonance imaging, MRI
促甲状腺激素	thyroid stimulating hormone, TSH
D	
氮平衡	nitrogen balance, NB
德拉马尼	delamanid, Dlm
第 1 秒用力呼气容积	forced expiratory volume in one second, FEV_1
动脉血二氧化碳分压	partial pressure of carbon dioxide in arterial blood, $PaCO_2$
动脉血氧分压	partial pressure of oxygenin arterial blood, PaO_2
E	
二十二碳六烯酸	docosahexaenoic acid, DHA
二十碳五烯酸	eicosapentaenoicacid, EPA
F	
非结核分枝杆菌	nontuberculous mycobacteria, NTM
肺结核	pulmonary tuberculosis, PTB
肺外结核	extrapulmonary tuberculosis, EPTB
肺血栓栓塞症	pulmonary thromboembolism, PTE

肺一氧化碳弥散量   diffusion capacity of carbon monoxide of lung, D_LCO

G

改良版危重症营养风险   the modified nutrition risk in the critically ill, mNUTRIC

高效抗逆转录病毒治疗   highly active anti-retroviral therapy, HAART

公认安全   generally recognized as safe, GRAS

功能残气量   functional residual capacity, FRC

功能残气量肺总量百分比   ratio of functional residual volume to total lung capacity, FRC/TLC

固定剂量复合剂   fixed-dose-combination, FDC

广泛耐药结核病   extensive drugresistant tuberculosis, XDR-TB

过碘酸希夫染色   periodic acid-Schiff staining, PAS

H

核糖核酸   ribonucleic acid, RNA

患者参与的主观全面评定   patient-generated subjective global assessment, PG-SGA

J

基于结核分枝杆菌抗原的皮肤试验 *Mycobacterium tuberculosis* antigen-based skin test, TBST

计算机断层扫描   computed tomography, CT

间质性肺疾病   interstitial lung disease, ILD

健康人群高限   upper limit of normal, ULN

结核 / 人类免疫缺陷病毒   tuberculosis/human immunodeficiency virus, TB/HIV

结核分枝杆菌   *Mycobacterium tuberculosis*, MTB

结核菌素纯蛋白衍生物   tuberculin purified protein derivative, PPD

结核菌素皮肤试验   tuberculin skin test, TST

结核潜伏感染   latent tuberculosis infection, LTBI

聚合酶链反应   polymerase chain reaction, PCR

卷曲霉素   capromycin, CPM

K

抗逆转录病毒治疗   anti-retroviral therapy, ART

可耐受最高摄入量   tolerable upper intake level, UL

口服葡萄糖耐量试验   oral glucose tolerance test, OGTT

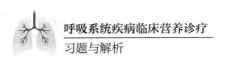

口服营养补充	oral nutritional supplement，ONS
L	
利福平	rifampicin，RFP
联合国粮农组织和世界卫生组织联合食品添加剂专家委员会	Joint FAO/WHO Expert Committee on Food Additives，JECFA
联合国粮食及农业组织和世界卫生组织联合专家委员会	
联合国粮食及农业组织	Food and Agriculture Organization，FAO
链霉素	streptomycin，SM
氯法齐明	clofazimine，Cfz
M	
慢性阻塞性肺疾病	chronic obstructive pulmonary disease，COPD
每日允许摄入量	acceptable daily intake，ADI
美国肠外肠内营养学会	American Society for Parenteral and Enteral Nutrition，ASPEN
美国重症医学会	Society of Critical Care Medicine，SCCM
弥散性血管内凝血	disseminated intravascular coagulation，DIC
免疫重建炎症综合征	immune reconstruction inflammatory syndrome，IRIS
莫西沙星	moxifloxacin，Mfx
N	
耐多药结核病	multidrug-resistant tuberculosis，MDR-TB
耐多药结核病/利福平耐药肺结核	multidrug-resistant tuberculosis/rifampicin resistant tuberculosis，MDR/RR-TB
耐药结核病	drug resistant tuberculosis
内因子	intrinsic factor，IF
脓肿分枝杆菌复合群	*Mycobacterium abscessus* complex，MABC
O	
欧洲肠外肠内营养学会	European Society for Parenteral and Enteral Nutrition，ESPEN
P	
吡嗪酰胺	pyrazinamide，PZA

平均需要量	estimated average requirement, EAR

Q

齐 - 内染色	Ziehl-Neelsen staining
全肠内营养	total enteral nutrition, TEN
全球营养领导层倡议的营养不良诊断标准	Global Leadership Initiative on Malnutrition, GLIM

R

人类免疫缺陷病毒	human immunodeficiency virus, HIV
人类免疫缺陷病毒 / 获得性免疫缺陷综合征	human immunodeficiency virus/acquired immunodeficiency syndrome, HIV/AIDS
人绒毛膜生长激素	human chorionic somatomammotropin, hCS

S

膳食营养素参考摄入量	dietary reference intake, DRI
膳食营养素推荐供给量	recommended dietary allowance, RDA
世界卫生组织	World Health Organization, WHO
视黄醇当量	retinol equivalent, RE
适宜摄入量	adequate intake, AI

T

特发性肺纤维化	idiopathic pulmonary disease, IPF
特殊医学用途配方食品	food for special medical purpose, FSMP
体外膜肺氧合	extracorporeal membrane oxygenation, ECMO
体重指数	body mass index, BMI
天冬氨酸转氨酶（谷草转氨酶）	aspartate transaminase, AST
推荐营养素摄入量	recommended nutrient intake, RNI
脱氧核糖核酸	deoxyribonucleic acid, DNA

W

完全肠外营养	total parenteral nutrition, TPN
危重病营养风险	nutrition risk in the critically ill, NUTRIC
微型营养评定	mini-nutritional assessment, MNA

X

血糖生成指数	glycemic index, GI

血氧饱和度	oxygen saturation, SaO$_2$
新型结核菌素皮肤试验	creation tuberculin skin test, C-TST

Y

一秒率	forced expiratory volume in one second/forced vital capacity, FEV$_1$/FVC
乙胺丁醇	ethambutol, EMB
乙二胺四乙酸	ethylenediaminetetraacetic acid, EDTA
异烟肼	isoniazid, INH
营养风险筛查 2002	nutritional risk screening 2002, NRS 2002
营养质量指数	index of nutrition quality, INQ
用力肺活量	forced vital capacity, FVC

Z

正电子发射计算机体层显像仪	positron emission computed tomography, PET/CT
重症监护病房	intensive care unit, ICU
重组结核杆菌融合蛋白（EC）	recombinant Mycobacterium tuberculosis fusion protein EC
主观全面评定	subjective global assessment, SGA
准广泛耐药结核病	pre-extensively drug-resistant tuberculosis, pre-XDR-TB
阻塞型睡眠呼吸暂停综合征	obstructive sleep apnea hypopnea syndrome, OSAS
最大自主通气量	maximal voluntary ventilation, MVV
左氧氟沙星	levofloxacin, Lfx